근골격계 질환의 통증해부학

개정판

Clinical Anatomy of Musculoskeletal Disorders

해부학 관점에서 본 근골격계 손상과 통증 치료

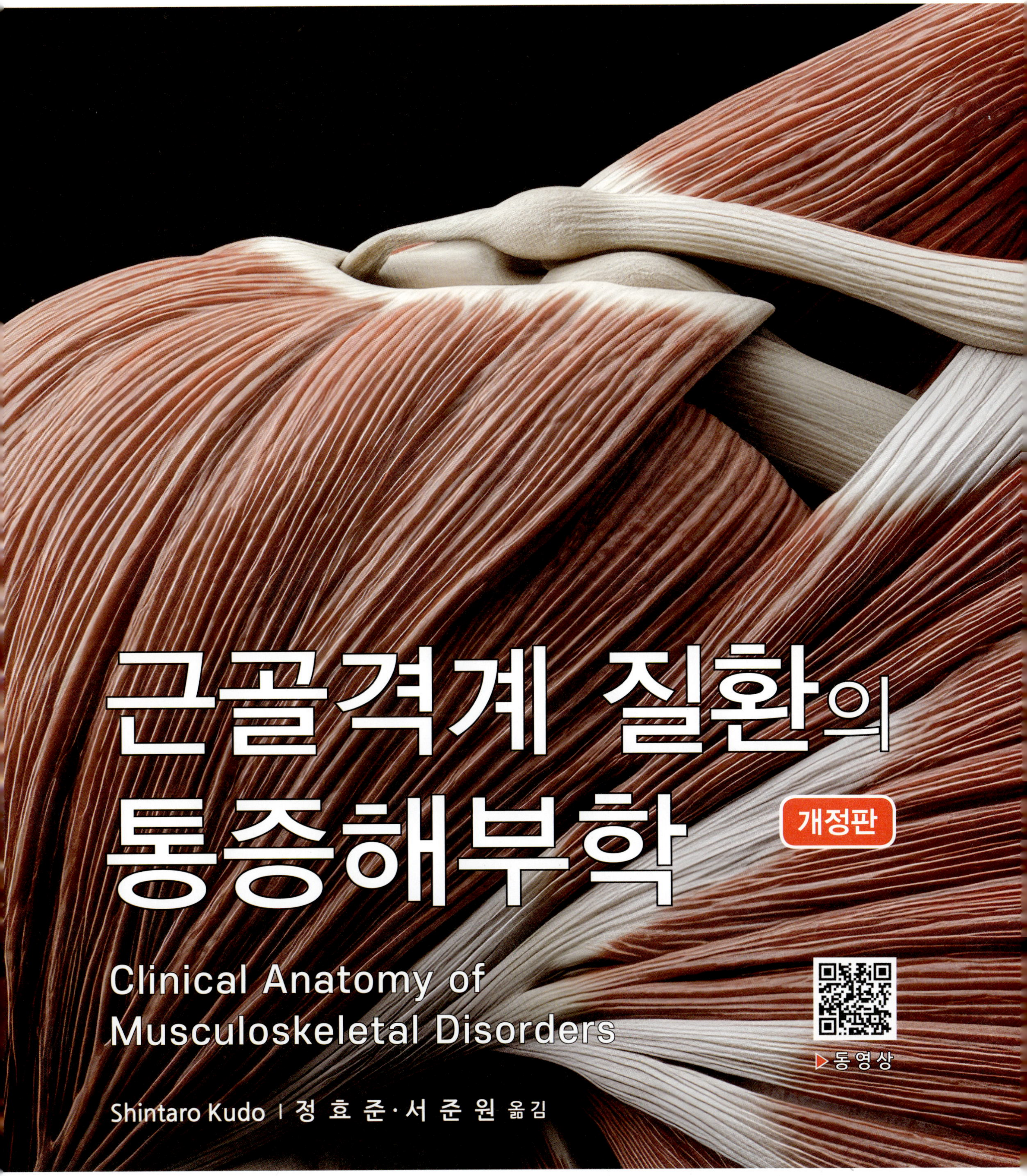

근골격계 질환의 통증해부학

개정판

Clinical Anatomy of Musculoskeletal Disorders

▷동영상

Shintaro Kudo | 정 효 준 · 서 준 원 옮김

신흥메드싸이언스

근골격계 질환의 통증해부학 개정판

Clinical Anatomy of Musculoskeletal Disorders

발　　행　2025년 10월 20일
지 은 이　Shintaro Kudo
옮 긴 이　정 효 준, 서 준 원(수재활의학과)
발 행 인　홍 성 혁
발 행 처　**신흥메드싸이언스**
기　　획　이 영 열
디 자 인　박 은 경
주　　소　경기도 고양시 덕양구 청초로 66(덕은동) 덕은리버워크 A동 808호
전　　화　02-6956-8670
팩　　스　02-6956-8671
홈페이지　www.shmed.co.kr
I S B N　978-89-6498-091-0 93510
정　　가　55,000원

추천사

이번에 '근골격계 질환의 통증해부학 : 해부학으로 이해하는 근골격계 손상과 통증'의 제2판이 한국어로 번역 출간되어 매우 기쁩니다.

이 책은 근골격계 질환의 기전과 통증의 원인, 운동치료의 선택을 해부학적 관점에서 설명하는 것이 목적이었습니다. 제1판으로부터 12년이 경과했는데, 그동안 물리치료의 임상은 크게 진화했습니다. 제2판에서는 최신 연구성과나 임상지식을 추가하고, 컬러로 인쇄하여 보다 실천적이며 알기 쉽게 내용을 구성하였습니다. 특히 초음파 영상의 사용이 진화했고, 심부 구조를 볼 수 있게 되어 물리치료의 대상 범위가 넓어지고, 의사와의 협업이 가속화되었습니다.

또한, 제2판의 새로운 부분으로는 Web 동영상을 활용한 구체적인 운동치료를 제시한 것입니다. 이를 통해 물리치료사가 실제 임상에서 어떻게 치료를 시행하는지 시각적으로 배울 수 있게 되었습니다. 또한, 증례별로 발생 원인이나 평가 포인트를 해부학적 관점에서 상세히 설명하여 치료 기술의 향상으로 이어지게 하였습니다.

아시아권에서 근골격계 질환의 치료는 최근 큰 진전을 이루었습니다. 특히 퇴행성 관절증을 비롯한 퇴행성 변화를 기반으로 한 질환에 대한 치료법의 진보가 현저하며, 재생의료나 저침습수술이 보급되었습니다. 한국과 일본의 물리치료는 모두 이러한 새로운 치료의 일익을 담당하는 물리치료사로서 고령화사회에 대응하게 위한 중요한 역할을 담당하고 있습니다. 한국에서도 물리치료사를 양성하는 학교가 증가하며 많은 물리치료사가 배출되는 것으로 알고 있습니다. 일본도 마찬가지로 물리치료사의 수가 증가해, 최신 지식과 기술을 공유하며 아시아의 물리치료를 이끌어가는 존재로서 발전하기를 기대합니다.

이 책이 한국의 물리치료사들의 임상 현장에 도움이 되고, 환자의 치료에 공헌할 수 있기를 진심으로 바라며 또한, 물리치료의 미래를 함께 만들어가며 아시아 전체의 건강과 복지에 기여하길 바랍니다!

모리노미야 의료대학
인클루시브 의과학연구소
Shintaro Kudo

옮긴이 서문

근골격계 질환을 진료하며 매일 공부하는 것은 해부학입니다. 책이나 논문과는 별개로 조금씩 다른 환자들이 너무도 많고, 기존에 제가 알고 있는 지식을 확신할 수 없을 때마다 해부학 책을 열어보게 됩니다. 그럴 때 쿠도 신타로 교수님의 임상해부학 책들을 여러모로 유용하게 활용하고 있습니다.

우선 저와 같은 보존적 치료를 담당하는 의사가 자주 접할 수 있는 책을 증례로 설명하여 흔한 질환에 대한 발생기전과 해부를 확인하기 쉽습니다. 그리고 간결한 그림과 초음파 영상을 첨부하여 빠르게 해부를 이해할 수 있습니다.

이처럼 임상 활용도가 매우 높은 책이기에 1판이 국내에서 발간되었을 때에도 큰 주목을 받았고, 현재까지도 베스트셀러가 될 수 있었다고 생각합니다.

다만, 내용 중 오역이나 이해하기 힘든 부분이 더러 있어 아쉬웠기에 2판의 번역에는 이를 다듬어 국내에서 주로 쓰는 표현으로 바꾸고, 잘못된 용어를 수정하였습니다. 번역 중에는 꾸준히 저자와 소통하며 정확성과 가독성을 높이고자 노력했습니다.

근골격계 질환을 다루는 의사, 물리치료사 등 모든 직역에서 널리 읽히게 되길 기원합니다. 번역에 도움을 주신 쿠도 신타로 교수님 및 여러 선생님, 신흥메드싸이언스 관계자 분께 감사드립니다.

2025년 9월
수재활의학과의원 정효준

서문

2012년에 이 책의 1판이 발간된 후 12년의 시간이 흘렀다. 근골격계 구조 자체는 그렇게 쉽게 진화하지 않지만, 물리치료의 임상은 12년의 시간 동안 상당히 진화하였다. 그에 맞추어 물리치료사에게 필요한 '인체 지도'도 진화해야 한다.

이 12년 동안 근골격계 물리치료에서 크게 진화한 것으로, '초음파 영상'의 이용이 있다. 지금까지 물리치료의 대상이 되는 구조는 체표에서 촉지할 수 있는 범위로 한정되었지만, 이제는 초음파 영상에 의해 가시화되는 심부 구조도 대상이 되었다. 그리고 임상에서 근골격계의 동태를 실시간으로 확인할 수 있게 되어 의사와의 협진이 가속화되었다. 이러한 배경으로 인해 우리의 임상은 진화했고, 지금까지 잘 알지 못했던 병태가 밝혀지거나 어렴풋이 시행하던 도수치료에 명확한 의도를 가지게 되었다. 내용을 개정하며 이 진화를 어떻게 2판에 담을 수 있을지 고민했다.

이 책은 '흔한 증례'를 시나리오로 제시하고, 그 병태에 기초해 근골격계 구조와 기능의 관점에서 물리치료를 풀어내고 있다. 시나리오 작성 과정에서는 12년 동안 담당한 증례의 기억을 되살리며 필요한 것들을 정리하였다. 그 과정에서 구조의 중요성을 다시금 인식할 수 있었고, 간혹 치료가 원활하지 않을 때도 있었다.

치료의 성패에 일희일비하며, 환자와 대치하는 긴장감은 물리치료사로서 20년이 경과해도 변하지 않는다. 교원이 되어 임상 근무 시간이 줄고 있지만 '물리치료사가 좋다'는 마음은 12년 전보다 더 깊고 선명해졌다.

이 책의 참신함은 공부한 것이나 연구 성과보다 환자가 호전되는 성공 체험과 물리치료를 좋아하는 마음이 쌓여 빚어진 것은 아닐까 생각한다. 그래서 근골격계 물리치료의 임상에 필요한 지식을 알기 쉽게 정리하는 방식은 바꾸지 않고, 환자의 물리치료에 필요한 새로운 지식이나 연구 성과를 추가하고, Web 동영상으로 구체적인 운동치료법을 적극적으로 제시하였다.

2판이 근골격계 질환을 겪는 환자를 돕는 물리치료사에게 도움이 되기를 간절히 바란다. 12년 동안 나를 둘러싼 환경이 크게 달라졌다. 나고야에서 오사카로 이동하고, 가족이 생기고, 연구실이 커졌으며, 관련된 임상 선생님들도 해마다 늘어났다. 그만큼 많은 분들이 지지해 주신 것에 감사한다. 특히 카와무라 선생님과 모리타 선생님에게 많은 지원을 받고 있다. 그리고 의학서원의 카나이 씨까지 세 분께 이 자리를 빌어 감사의 말씀을 전하고 싶다.

마지막으로 일 때문에 집을 자주 비우는 나를 용서해 주는 아내와 두 아들에게 감사드린다.

2024년 1월

Shintaro Kudo

목차

1 경추증
Cervical spondylosis

증례

52세, 남성. 3개월 전부터 사내 부서 이동을 계기로 사무 업무가 많아졌다. 이전부터 어깨 결림과 피곤할 때 편두통이 있었으나, 휴식을 취하면 증상이 완화되어 진료받지 않았다. 2주 전부터 경부에서 ✓1 **견갑골 내측면의 통증이 심해졌고**, 우측을 바라보거나 위를 바라보면 통증이 증가하여 본원에 내원하였다.

퇴행성 경추증을 진단받고 물리치료를 시행하였으며, 1개월 후 증상의 경미한 호전이 있었다.

X선상에서 제5-7경추(C5-7)의 변형이 있고, 제5경추 신경근이 압박되는 것을 확인하여 제5경추 신경근차단술을 시행한 결과, 경부에서 견갑골 내측면의 통증이 반감되었다. 또한, 견갑배신경 주위의 소성결합조직에 대해 도수치료를 시행한 결과, 통증이 더욱 감소하였다. 그러나 NRS 3-4 정도의 통증이 남아있어 의사가 제6-7경추 추간관절 차단술을 시행한 결과, 통증은 사라졌다.

의사는 경부의 정렬 개선을 위한 물리치료를 지시하였다. 그래서 후두하근 이완(▶ 영상 1)과 ✓3 **반극근 트레이닝**을 시행한 결과, 두부 전방 변위의 정렬이 개선되고 ✓2 **두통의 발생 빈도도 감소했다.**

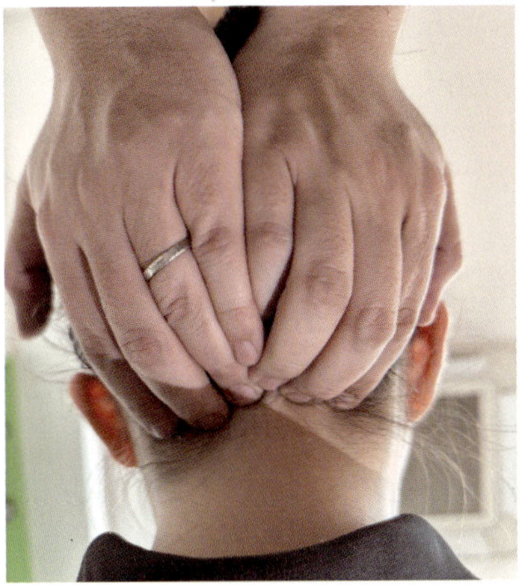

후두하근 이완

▶ 영상 1

질환노트

경추증
노화에 따른 추간판과 황색인대의 변성으로 발생한다. 척수가 손상되면 경추증성 척수증, 신경근이 손상되면 경추증성 신경근증이 된다. 신경근증에서는 편측 견갑부 주위나 상지에 통증이 발생하며 보존적 치료로 완화되는 경우가 많다.

본 증례의 해부학적 접근

- ✓1 왜 견갑골 내측면의 통증이 발생하였는가?
- ✓2 왜 후두하근에 대한 접근으로 두통이 개선되었는가?
- ✓3 왜 정렬의 개선에 반극근의 트레이닝이 효과적이었는가?

용어해설

NRS(numerical rating scale)
통증이 전혀 없는 상태를 '0', 견딜 수 없을 정도의 통증을 '10'으로 하여 통증 강도를 수치화한 평가 척도이다.

✓1 왜 견갑골 내측면의 통증이 발생하였는가?

경추증에서는 **경부 후면에서 견갑골의 상각 주위** 또는 **견갑골의 내측연 주위**에 둔통을 호소하는 경우가 많다. 통증을 호소하는 부위에는 견갑거근이나 대·소능형근이 존재한다. 따라서 단순히 이들 근긴장의 항진이 둔통의 원인이 되는 경우도 있다. 그러나 이러한 근육을 스트레칭해도 증상이 완화되지 않는 경우가 있다. 그러한 경우에는 '왜 둔통이 발생하는가?'를 다시 생각해 볼 필요가 있다.

1) 제5경추 신경근의 압박

척수신경은 척수의 전근과 후근이 합쳐져 신경근을 형성하고, 추간공을 통과하여 추골에서 나온다(**그림 1-1**). 이후 사지나 체간의 전방으로 향하는 **전지**와 배부에 분포하는 **후**

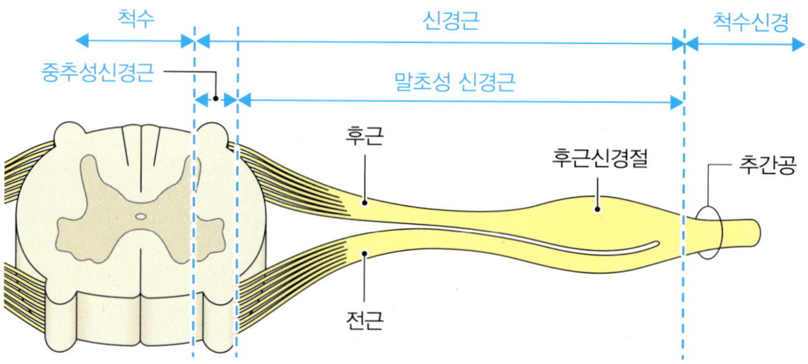

그림 1-1 척수신경의 신경근(nerve root)

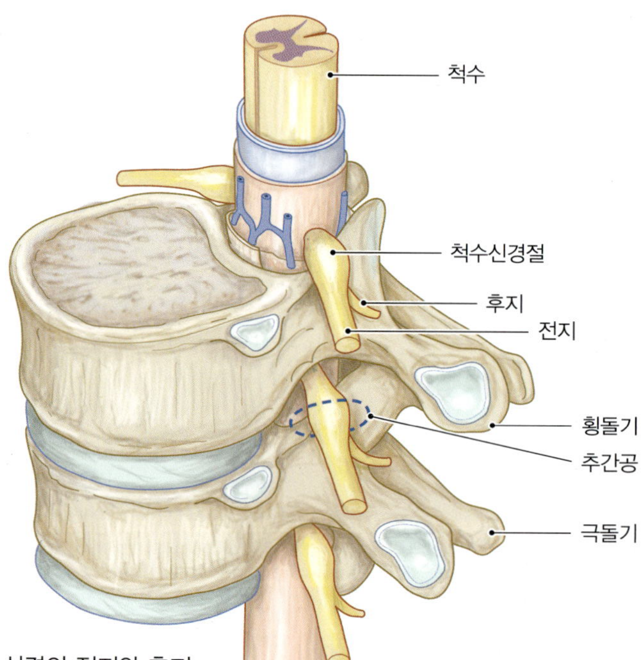

그림 1-2 척수신경의 전지와 후지

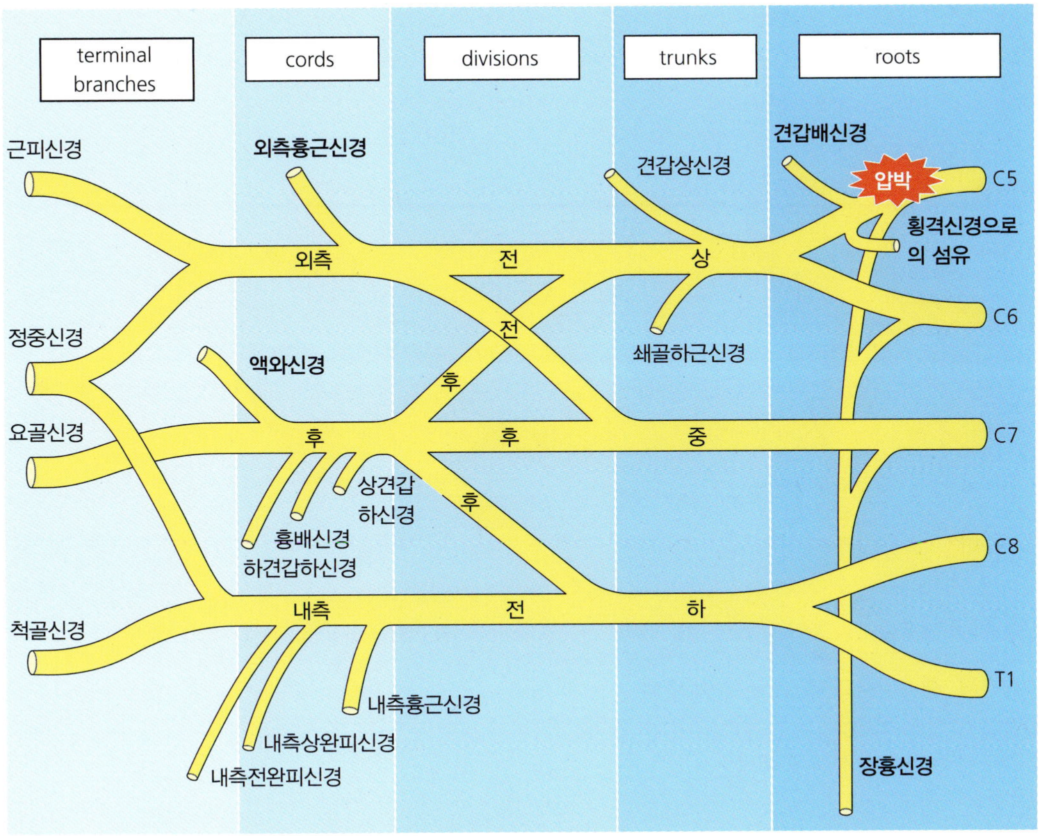

그림 1-3 제5-6경추 신경근과 견갑배신경의 위치 관계

지로 갈라진다(그림 1-2). 제5경신경에서 제1흉신경의 각 전지는 분기와 문합을 반복하여 **상완신경총**을 구성한다. 상완신경총 중에서도 상신경간(upper trunk)에서 분기한 견갑배신경이 견갑골 내측연에 분포한다. 상신경간은 제5-6경신경으로 구성되기 때문에 경추의 변형으로 제5-6경신경근이 압박되면(그림 1-3), 견갑골 내측에 방사통이 나타난다.

▸ **상완신경총**
brachial plexus

2) 견갑배신경의 주행

제5경신경근이 압박되는 경우 신경근 차단술을 시행할 수 있다. 이는 신경근에 직접 바늘을 자입하여 약제(마취제와 항염증제)를 주사하는 수기이며, 신경근이 통증의 원인인 경우에는 통증이 완화된다. 그러나 본 증례와 같이 통증은 완화되었으나 증상이 남아있는 경우도 임상적으로 자주 접하게 된다. 이러한 경우에는 증상이 나타나는 부위에 분포하는 견갑배신경의 주행에 대해 생각해 볼 수 있다.

견갑배신경은 상완신경총의 상신경간을 구성하는 제5경신경의 전지로 추간공을 나온 직후 중사각근을 관통하여 후방으로 주행하고(그림 1-4), 후사각근과 견갑거근 사이를 통과하면서 견갑거근에 지배신경을 낸다.[1)] 이후 대 · 소능형근의 심층을 견갑골 내측연을 따라 하행하고, 능형근에 지배신경을 내면서 하행한다(그림 1-5). 따라서 추간판의 협소화로 인한 가동범위 감소나 두부 전방 변위의 만성적인 불량 자세가 원인으로 **중사각근의 비대나 비후**가 발생하면 견갑배신경 및 동반 주행하는 동정맥이 압박되어 견갑대에 둔통이 발생할 수 있다.[2, 3)]

▸ **견갑배신경**
dorsal scapular nerve

▸ **중사각근**
middle scalene m.

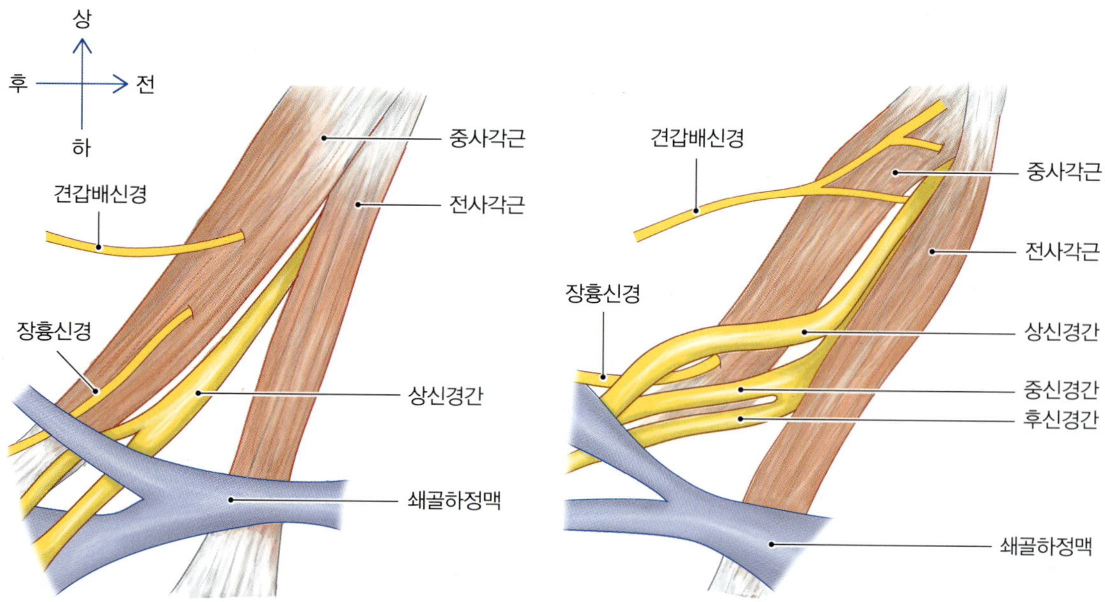

a 중사각근을 관통하는 유형

b 중사각근의 전방을 통과하는 유형

그림 1-4 중사각근과 견갑배신경의 주행

일본인의 경우 양측 모두 관통하는 유형이 60%, 나머지 40%는 양측 또는 좌우 중 어느 한쪽이 전방을 통과하는 유형으로 보고되었다.[1)]

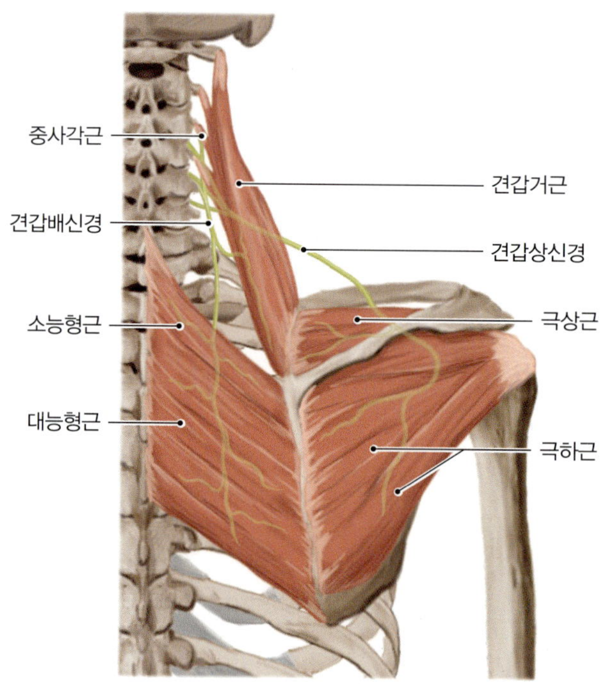

그림 1-5 배부 견갑배신경의 주행

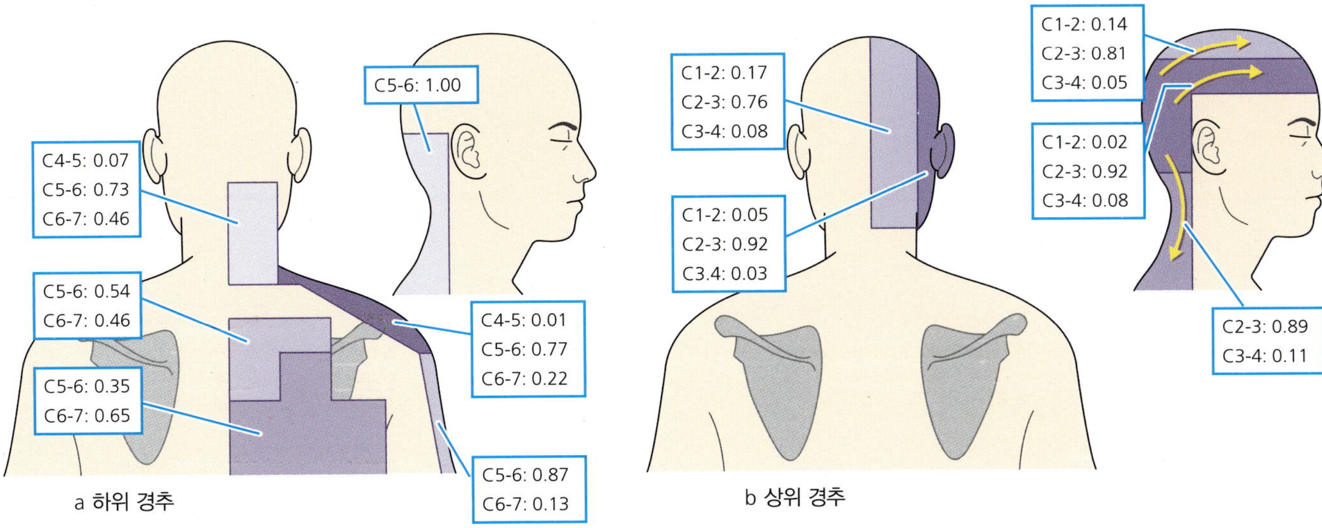

그림 1-6 추간관절의 고위별 통증 영역과 통증원(source of pain)이 될 확률

〔Cooper G, et al : Cervical zygapophysial joint pain maps. Pain Med 8(4) : 344–353, 2007〕

3) 제6-7경추 추간관절의 연관통

제6-7경추 사이에서는 제7경신경이 분기하여 주로 요골신경이나 액와신경을 구성하기 때문에 견갑골 내측의 통증과는 별 관계가 없는 것으로 생각된다. 그러나 상완신경총을 구성하는 것은 척수신경 전지이며, 후지는 배측으로 향해 추간관절이나 고유배근, 배부의 피부에 분포한다. Dwyer 등[4]은 정상인의 경부 추간관절에 관절 내 주사를 하였을 때 발통 부위를 조사하였고, Fukui 등[5]은 경추 추간관절이나 추간관절에 분포하는 후지 내측지를 자극했을 때 연관통(referred pain)의 출현 부위를 조사하였다. 또한, Windsor 등[6]은 정상인의 내측지를 전기 자극했을 때 감각이 유발되는 부위를 조사하였다.

또한, 2007년 Cooper 등[7]은 경부통 또는 두통을 호소하여 진단적 신경차단술 주사로 추간관절이 통증의 발통원으로 진단된 사람에서 신경차단술 주사로 어느 부위의 통증이 감소했는지를 조사하였다. 그 결과 C4-5에서는 경부 후면, C5-6에서는 경부 후면에서 견갑골 상부, 특히 상각부, C6-7에서는 견갑골 내측부에서 견갑골 하부 후면의 통증이 완화되었음을 보고하였다(**그림 1-6a**).

즉, 본 증례에서 발생한 **견갑골 내측면의 통증**은 C6-7 추간관절에서 기인했을 가능성이 있다. 경추를 신전, 동측 회전시키면 추간관절에 압축 부하가 가해지므로 견갑골 내측의 통증이 재현될 수 있었던 것으로 생각된다.

✓2 왜 후두하근에 대한 접근으로 두통이 개선되었는가?

1) 후두하근과 대후두신경의 주행

후두하근은 다음의 4가지 근육으로 구성된다.

▸ **소후두직근**
rectus capitis posterior minor m.

▸ **대후두직근**
rectus capitis posterior major m.

▸ **하두사근**
obliquus capitis inferior m.

▸ **상두사근**
obliquus capitis superior m.

▸ **후두삼각**
occipital triangle

▸ **대후두신경**
greater occipital nerve

> **소후두직근** : 환추의 후결절에서 기시하여 후두골의 하항선 내측에 정지한다.
> **대후두직근** : 축추의 극돌기에서 기시하여 후두골의 하항선 외측에 정지한다.
> **하두사근** : 축추의 극돌기에서 기시하여 환추의 횡돌기에 정지한다.
> **상두사근** : 환추의 횡돌기에서 기시하여 후두골의 상·하항선 사이에 정지한다.

이 근육들은 **후두삼각**을 형성하고 후두하신경(제1경신경 후지)의 지배를 받는다. **대후두신경**(제2경신경 후지)은 하두사근의 하연에서 후두삼각의 표층으로 나와 두측 내측으로 주행하면서 두반극근이나 두판상근을 지배한다. 또한, 두반극근을 관통하고 승모근의 기시건막을 관통함으로써 피하로 나와 후두부의 광범위한 부위를 지배하는 감각지로 분포한다(그림 1-7).

두부 및 상위 경추 신전위·하위 경추 굴곡위, 이른바 두부 전방 변위의 불량 자세는 후두하근이나 두반극근·두판상근의 근긴장을 높이고, 대후두신경을 압박하여 **긴장형 두통**을 유발할 수 있다.

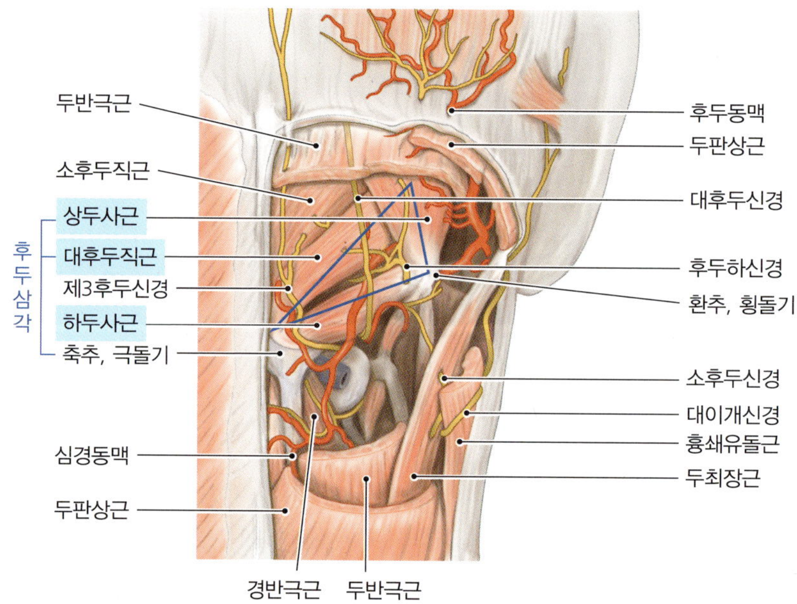

그림 1-7 후두삼각과 대후두신경의 주행

2) 제2-3경추 추간관절과 경반극근

앞서 언급한 Cooper 등[7]은 상위 경추에서도 추간관절 신경차단술의 효과를 검증하였으며, 측두부 통증에서 제2-3경추 추간관절의 신경차단술이 효과적임을 보여주었다(그림 1-6b).

제2경추(축추)의 하관절면(제3경추와 관절을 구성하는)은 전하방을 향하고, 제3경추의 상관절면은 후상방을 향하고 있다. 따라서 제2경추에 전하방으로 병진하는 힘이 가해지면 관절면에는 압축이 가해진다. 제2경추 극돌기에는 **대후두직근, 하두사근, 경반극근**이 부착되어 있으며, 이 3가지 근육의 벡터를 측방에서 관찰하면 축추를 전방으로 병진시키

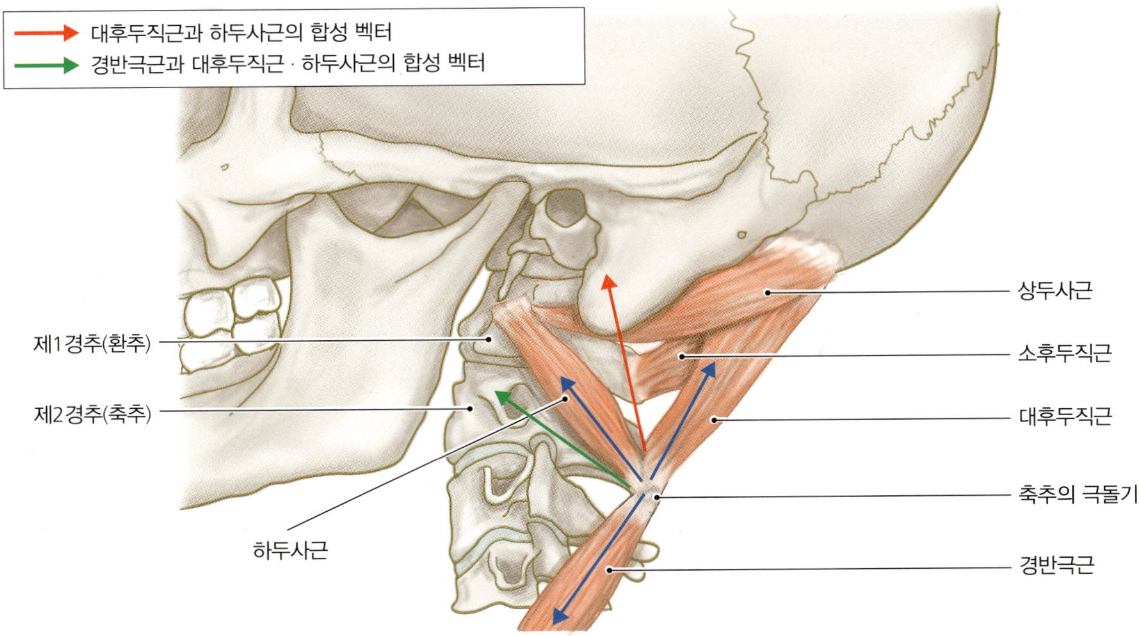

그림 1-8 축추를 전방으로 병진시키는 벡터

는 벡터를 생성하는 것을 상상할 수 있다(그림 1-8).

즉, 제2-3경추 추간관절의 안정성을 유지하기 위해서는 후두하근의 대후두직근과 하두사근과 경반극근이 필요하다. 또한, 이러한 비정상적인 근긴장의 항진은 제2-3경추 추간관절에 대한 과도한 압축 응력을 유발한다. 더불어 추간관절의 염증이 내측지를 자극하여 이들 근육의 경련을 일으킬 수도 있다. 따라서 물리치료에서는 후두하근이나 경반극근의 근긴장 조절이 중요하다.

✓3 왜 정렬의 개선에 반극근의 트레이닝이 효과적이었는가?

1) 경추의 동적 안정성

경부는 체중의 10% 정도의 두부 무게를 조절하면서 광범위한 가동범위를 확보하는 동시에 척수신경과 혈관을 보호해야 한다. 따라서 경추의 동적 안정성이 중요한데, 안정성에 관여하는 요인으로 인대성 지지의 관여는 낮고,[8] **근성 지지의 관여가 높은** 것으로 보고되고 있다.[9-11]

두부 전방 변위의 불량 자세를 개선하기 위해서는 경부 신전근의 활성화가 필요하다.[10,11] 경부 신전 토크의 약 40%를 발생[9]시키는 두 · 경반극근의 트레이닝은 효율적이고, 효과적인 트레이닝이라고 생각된다.

2) 반극근의 트레이닝에 필요한 기능해부

고유배근 내측군에서 6추체 이상, 상방으로 주행하는 근육을 **반극근**이라고 한다. 반극

▸ **반극근**
semispinalis m.

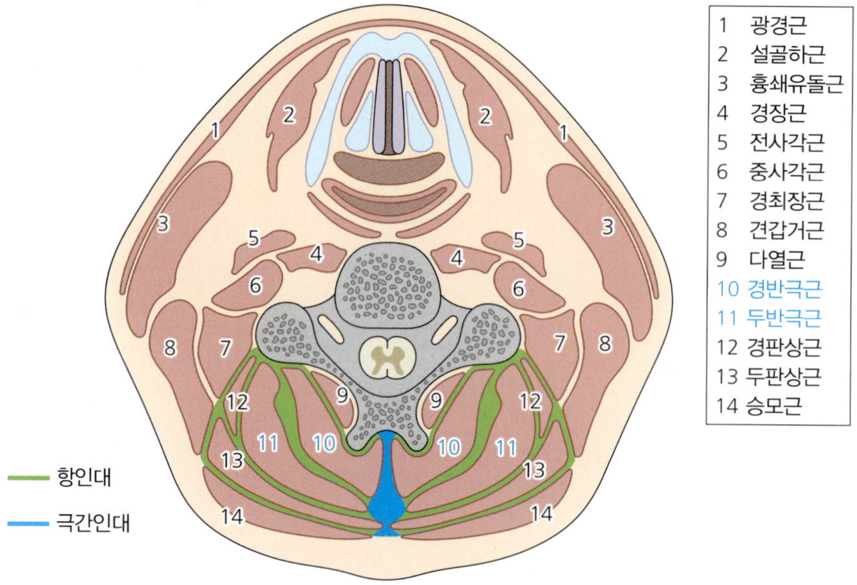

그림 1-9 반극근의 위치 관계

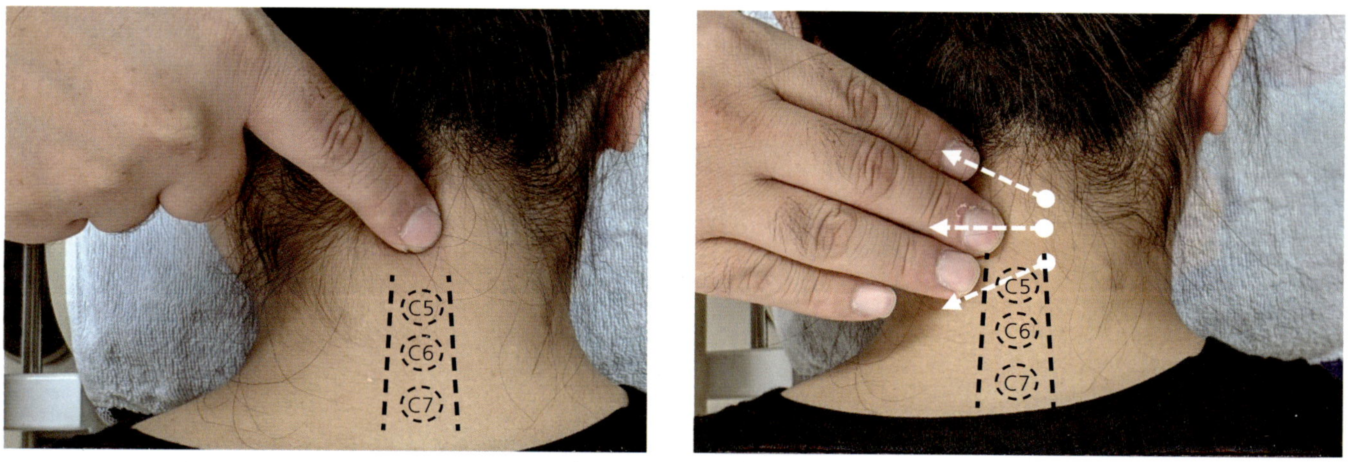

a C4 레벨의 항인대를 확인한다.
대상자는 턱을 당긴 상태로 엎드린 자세가 된다. 턱을 당기는 것으로 항인대가 촉진하기 쉬워진다. 검사는 C7 극돌기를 촉지하고, 원위의 극돌기로 손가락을 진행하여 C4 극돌기까지 촉진한다. 피하와 극돌기 사이에 위치한 항인대를 확인한다.

b 치료 측이 우측인 경우
피부 · 피하와 항인대에 경도의 압박을 가하면서 화살표 방향으로 당긴다. 당기는 범위는 극돌기를 넘는 정도면 된다. 접근은 1~2분이며, 당기는 방향은 피부 · 피하의 가동성이 나쁜 곳을 찾으면서 결정한다.

그림 1-10 항인대를 통한 반극근의 도수치료

근의 위치 관계를 **그림 1-9**에 나타낸다. 반극근은 다음의 3가지 근육으로 구성된다.

> **흉반극근** : 제6-12흉추의 횡돌기에서 기시하여 제6경추-제4흉추의 극돌기에 정지한다.
> **경반극근** : 제1-6흉추의 횡돌기에서 기시하여 제2-7경추의 극돌기에 정지한다.
> **두반극근** : 제3경추-제6흉추의 횡돌기에서 기시하여 후두골의 상항선과 하항선 사이에 정지한다.

두 · 경반극근은 항인대에 완전히 둘러싸여 있으면서 승모근 · 두판상근의 심층에 위치한다(그림 1-9).[12] 또한, 두반극근의 심층에는 후두삼각이 위치하고 있으며, 그 표층에는 대후두신경과 동반 주행하는 혈관이 많이 존재한다. 즉, 두·경반극근은 경부의 동적 안정성에 크게 기여하며, 근육을 포함한 그 주위 조직은 유연성의 유지가 중요한 환경이 되고 있다.

그러나 근육 이완을 목적으로 하는 횡단 마사지와 같은 도수치료는 체표에서 두·경반극근을 직접 만지기 어렵고, 게다가 항인대의 풍부한 치밀결합조직으로 인해 효과를 얻기 어렵다. 또한, 퇴행성 경추증 환자에게 두경부의 큰 가동성을 필요로 하는 스트레칭은 통증이나 저림 등의 신경증상이 발생하기 쉬우므로 위험성 측면에서도 피해야 한다.

두·경반극근 및 주위 조직의 유연성을 높이기 위해서는 **항인대**가 경부 후면의 피하조직인 항근막에 연속되어 있는 것을 이용한다. 즉, 경부 후면의 피하조직을 압박하면서 전단력을 가하면 항인대에도 전단력이 전달되고, 그 결과 두·경반극근이 신전하게 된다(그림 1-10). 또한, 항인대는 외후두융기에 정지하기 때문에 두부를 굴곡시키는(턱을 당기는) 동작을 가하면서 실시함으로써 더 큰 효과를 기대할 수 있다.

▸ **항인대**
nuchal ligament

경추증 : 정리

✓1 왜 견갑골 내측면의 통증이 발생하였는가?

견갑골 내측면은 제5-6경신경으로 구성된 견갑배신경에 의해 지배된다. 따라서 제5신경근이 압박을 받으면 견갑골 내측면에 방사통이 나타난다. 또한, 제6-7경추 레벨의 척수신경 후지내측지로부터의 연관통도 둔통이 발생하는 요인이 된다.

✓2 왜 후두하근에 대한 접근으로 두통이 개선되었는가?

대후두신경이 압박을 받으면 긴장성 두통을 유발하는 원인이 된다. 대후두신경은 후두삼각 및 경반극근의 표층과 두·판상근 및 두반극근의 심층을 통과하는데, 이 간격으로 근긴장의 항진에 따른 압박을 받기 쉽다. 따라서 후두하근 및 주위 조직의 유연성이 개선되면 대후두신경은 압박에서 벗어나 두통이 완화된다.

✓3 왜 정렬의 개선에 반극근의 트레이닝이 효과적이었는가?

두부 전방 변위의 불량한 정렬은 두·경반극근에 큰 부담을 주어 근긴장이 항진하는 요인이 된다. 특히 경반극근은 제2-3경추의 추간관절을 안정화시키는 작용을 하는데, 비정상적인 근긴장의 항진은 추간관절에 과도한 압축 응력을 가하여 불량한 정렬을 조장한다. 따라서 반극근의 근긴장을 적절히 조절하면서 근활동을 활성화하는 것이 중요하다.

참고문헌

1. Tetsu S, et al : Anatomical variants of dorsal scapular nerve in relation to the middle scalene muscle in Japanese population. Medicine(Baltimore) 97(47), 2018
2. Nguyen VH, et al : A Cadaveric Investigation of the Dorsal Scapular Nerve. Anat Res Int 2016 : 4106981, 2016
3. Muir B, et al : Dorsal scapular nerve neuropathy : a narrative review of the literature. J Can Chiropr Assoc 61 : 128–144, 2017

4. Dwyer A, et al : Cervical zygapophysial joint pain patterns I : A study in normal volunteers. Spine 15 : 453–457, 1990
5. Fukui S, et al : Referred pain distribution of the cervical zygapophyseal joints and cervical dorsal rami. Pain 68 : 79–83, 1996
6. Windsor RE, et al : Electrical stimulation induced cervical medial branch referral patterns. Pain Physician 6 : 411–418, 2003
7. Cooper G, et al : Cervical zygapophysial joint pain maps. Pain Med 8(4) : 344–353, 2007
8. Panjabi MM, et al : Critical load of the human cervical spine : an in vitro experimental study. Clin Biomech 13 : 11–17, 1998
9. David C Ackland, et al : Moment Arms of the Human Neck Muscles in Flexion, Bending and Rotation. J Biomech 44 : 475–486, 2011
10. Deborah Falla, et al : Effect of neck exercise on sitting posture in patients with chronic neck pain. Phys Ther 87 : 408–417, 2007
11. Marloes Thoomes–de Graaf, et al : The effect of training the deep cervical flexors on neck pain, neck mobility, and dizziness in a patient with chronic nonspecific neck pain after prolonged bed rest : a case report. J Orthop Sports Phys Ther 42 : 853–860, 2012.
12. Johnson GM, et al : The fine connective tissue architecture of the human ligamentum nuchae. Spine 25 : 5–9, 2000

2 흉곽출구증후군
Thoracic outlet syndrome

증례

21세, 여성. 주유소에서 아르바이트를 하고 있다. 연말이 되어 세차할 차량이 많아진 무렵부터 아르바이트 후 우측 상지에 둔통과 냉감을 느끼게 되었다. 이후 1~2개월이 지나 통학 시에 전철 손잡이를 잡는 것만으로도 어깨 및 상지 전체가 저리고, ✓2 **둔통과 냉감이 발생하여** A 병원에 내원하였다.

✓1 **상완신경총의 압박에 의해 발생하는** ✓4 **흉곽출구증후군(TOS)으로 진단받고** 재활치료를 시작하였다.

주 증상은 우측 상지의 둔통과 전완부의 냉감이며, 우측 상지를 거상위로 하면 증상이 악화된다. 증례는 ✓3 **'처진 어깨'였다**.

사각근에 대한 도수치료를 시행한 결과(▶ 영상 2), NRS가 3까지 낮아졌다. 또한, 견갑골을 내전위로 유지하면 상지 전체의 피로함도 사라졌다. 그래서 승모근이나 능형근의 트레이닝을 지도하였다.

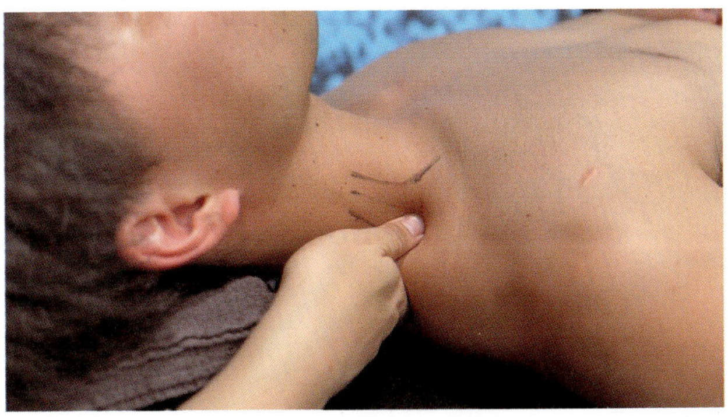

사각근에 대한 도수치료

▸ **흉곽출구증후군**(TOS)
thoracic outlet syndrome

▶ 영상 2

본 증례의 해부학적 접근

- ✓1 상완신경총의 압박 부위는 어디인가? 또한, 압박되는 조건으로 무엇을 고려할 수 있는가?
- ✓2 왜 둔통과 냉감이 발생하는가?
- ✓3 처진 어깨(불량 자세)와 증상과의 관계는?
- ✓4 흉곽출구증후군에 대한 재활치료의 접근을 기능해부학적으로 살펴본다면?

질환노트

흉곽출구증후군
상완신경총이 경부에서 상지에 이르는 사이에, 좁은 간격에서 압박되는 압박성 신경병증(compression neuropathy)이다. 압박 부위에서 받는 역학적 스트레스에 따라 압박형과 견인형으로 크게 나눌 수 있다.

✓1 상완신경총의 압박 부위는 어디인가? 또한, 압박되는 조건으로 무엇을 고려할 수 있는가?

▸ **상완신경총**
brachial plexus

상완신경총은 C5-Th1까지의 신경근이 추간공을 나온 후 분기와 문합을 반복하여 형성되어 상지의 운동과 감각을 지배하기 위해 수부로 향한다. 많은 말초신경은 압박 부위라고 하는 몇 개의 '터널'을 통과하는데, 상완신경총도 마찬가지로 아래에서 설명할 3개의 터널을 통과한다. 이 터널에서 상완신경총이 압박된 상태를 **흉곽출구증후군(TOS)**이라고 한다.

1) 사각근간 : 첫 번째 터널

▸ **사각근간**
scalene space

▸ **전사각근**
anterior scalene m.

▸ **중사각근**
middle scalene m.

▸ **제1늑골**
first rib

상완신경총이 경부에서 상지에 이르는 길에 첫 번째 터널이 **사각근간**이다. 이 터널은 전벽이 **전사각근**, 후벽이 **중사각근**, 바닥면은 **제1늑골**로 구성되어 있다(**그림 2-1**). 상완신경총은 전사각근과 중사각근 사이를 외측 하방으로 향해 비스듬히 주행한다. 전·중사각근은 경추의 횡돌기에서 제1늑골에 부착되어 경부의 굴곡이나 회전에 작용한다. 경부가 고정된 상태에서는 제1늑골의 거상(elevation)에 작용한다.

사무업무 등으로 경부의 피로가 누적되어 전사각근과 중사각근의 긴장이 항진하면 전벽과 후벽 사이는 좁아진다. 두 근육이 제1늑골을 끌어올리면, 바닥면도 상승하기 때문에 이 터널을 통과하는 상완신경총이 압박을 받는다(**그림 2-2**). 이 터널에서 상완신경총이 압박된 상태를 **사각근증후군**이라고 한다.

해보자!

Wright test
상지 중립위(하수위)에서 요골동맥을 만져보고, 상지를 외전·외회전위로 유지했을 때 요골동맥 박동의 감약 및 상지 방사통의 재현성을 확인하는 검사이다.

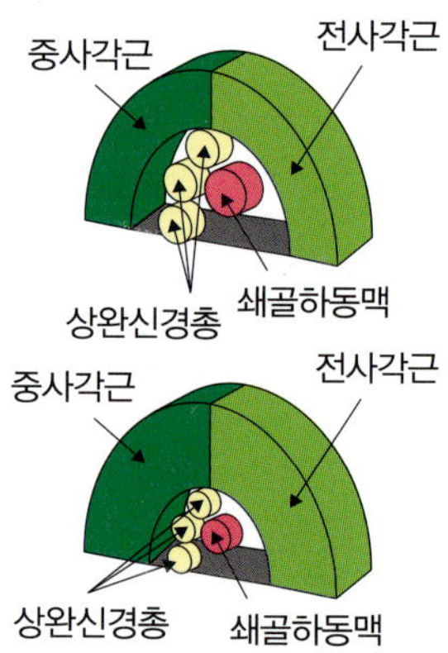

그림 2-2
사각근증후군의 발생기전
전사각근과 중사각근의 긴장이 항진하면 전벽과 후벽 사이는 좁아지고, 바닥면도 상승하여 이 터널을 통과하는 상완신경총과 쇄골하동맥은 압박을 받는다.

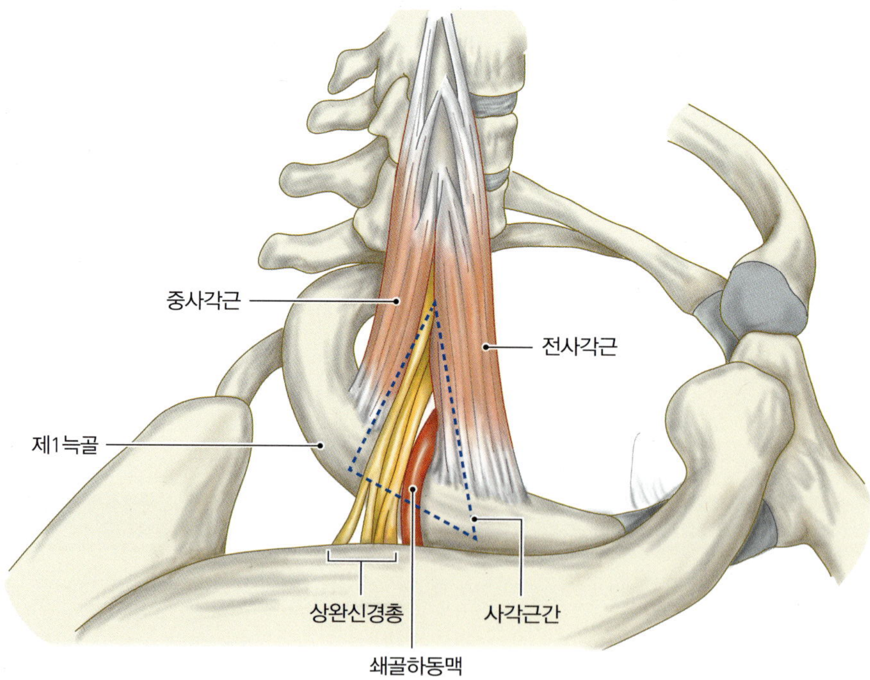

그림 2-1 사각근간
전벽을 전사각근, 후벽을 중사각근, 바닥면을 제1늑골이 둘러싸고 있다. 상완신경총은 이 터널(사각근간)을 외측 하방으로 향해 비스듬히 주행한다. 그림은 우측 경부를 우측상방에서 관찰한 것이다.

쇄골하동맥은 상완신경총과 함께 이 터널을 통과하지만, **쇄골하정맥**은 이 터널이 아닌 전사각근의 전방을 통과한다. 따라서 쇄골하동맥은 압박을 받지만 쇄골하정맥은 압박을 받지 않는다.

2) 늑쇄간격 : 두 번째 터널

사각근간을 통과한 상완신경총과 쇄골하동맥을 기다리는 다음 터널은 **늑쇄간격**이다. 이 터널은 상면이 **쇄골(쇄골하근)**, 바닥면이 **제1늑골**로 구성된 **'골성 터널'**이다(그림 2-3). 또한, 사각근간을 통과하지 않았던 **쇄골하정맥**도 늑쇄간격은 통과한다. 처진 어깨 자세와 같이 쇄골이 내려간 상태에서는 터널의 상면이 낮아져 상완신경총과 쇄골하동 · 정맥은 압박을 받는다(그림 2-4). 또한, 상지를 거상하고, 쇄골이 후방으로 회전하는 경우, 터널의 전벽을 구성하는 늑쇄인대도 후방으로 이동하기 때문에 터널은 좁아지고, 상완신경총과 쇄골하동 · 정맥은 압박을 받는다.

이 터널에서 상완신경총과 쇄골하동 · 정맥이 압박된 상태를 **늑쇄증후군**이라고 한다. 즉, 쇄골이 내려가 늑쇄증후군이 발생한다.

▸ **늑쇄간격**
costoclavicular space

▸ **쇄골**
clavicle

▸ **쇄골하정맥**
subclavian vein

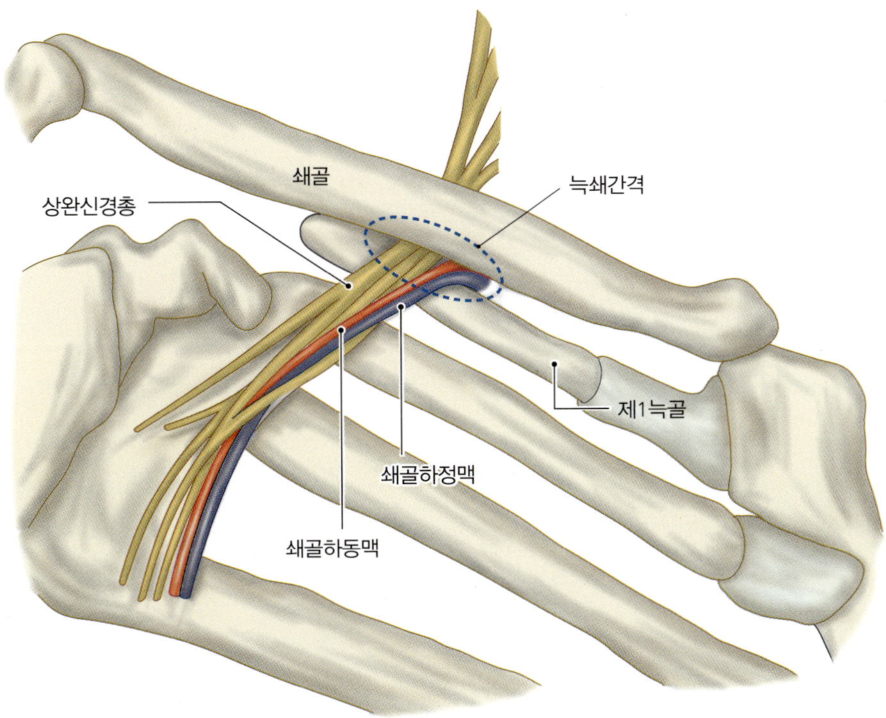

그림 2-3 늑쇄간격의 구조

늑쇄간격의 상면은 쇄골로 구성되어 있고, 바닥면은 제1늑골로 구성되어 있다. 그림은 우측 흉부를 전하방에서 관찰한 것이다.

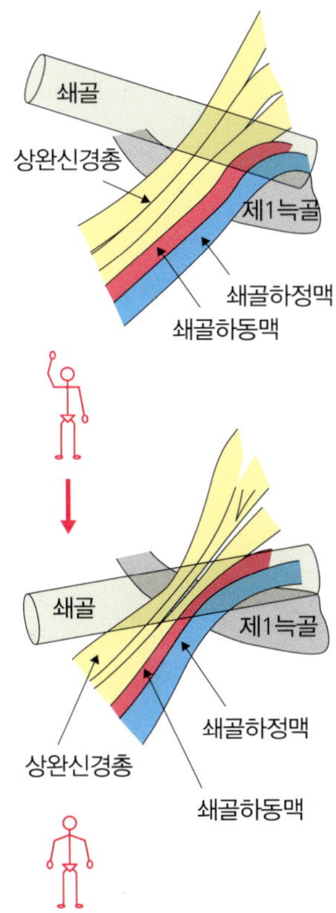

그림 2-4
늑쇄증후군의 발생기전

쇄골은 터널의 상면을, 제1늑골은 바닥면을 구성한다. 상면의 쇄골이 내려가 늑쇄간격이 좁아지고, 그 안을 통과하는 상완신경총과 쇄골하동 · 정맥이 압박된다.

3) 소흉근하간격 : 세 번째 터널

상완신경총과 쇄골하동 · 정맥이 상지에 이르기까지 통과하는 마지막 터널이 **소흉근하간격**이다(그림 2-5). 이 터널은 오구돌기에서 기시하는 **소흉근**이 상면을 구성하고, 강인한

▸ **소흉근하간격**
subpectral space

▸ **소흉근**
pectoralis minor m.

column

쇄골은 상지와 체간을 연결하는 '사슬'

쇄골은 흉골과 흉쇄관절을, 견갑골과 견쇄관절을 만들어 상지와 체간을 연결한다. 견관절의 위치 자체를 바꾸는 역할을 하므로 쇄골의 운동은 견갑골의 운동과 연동한다. 상지 거상 시 견갑골은 상방회전 운동을 하는데, 이때 쇄골에는 거상 · 후퇴 · 후방회전 운동이 발생한다. 따라서 견갑골의 정렬을 교정할 때는 쇄골의 운동을 평가하는 것도 중요하다.

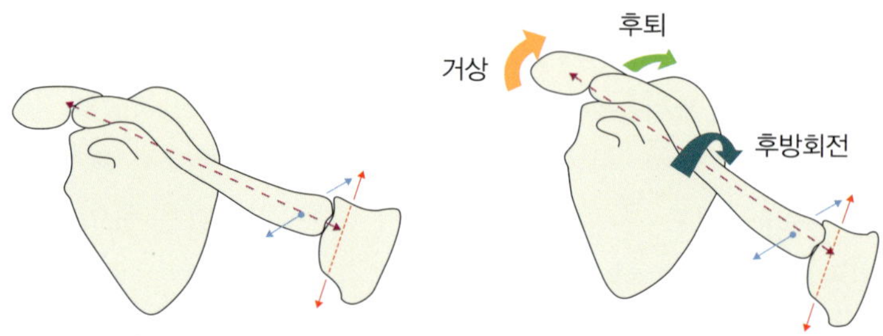

쇄골의 운동

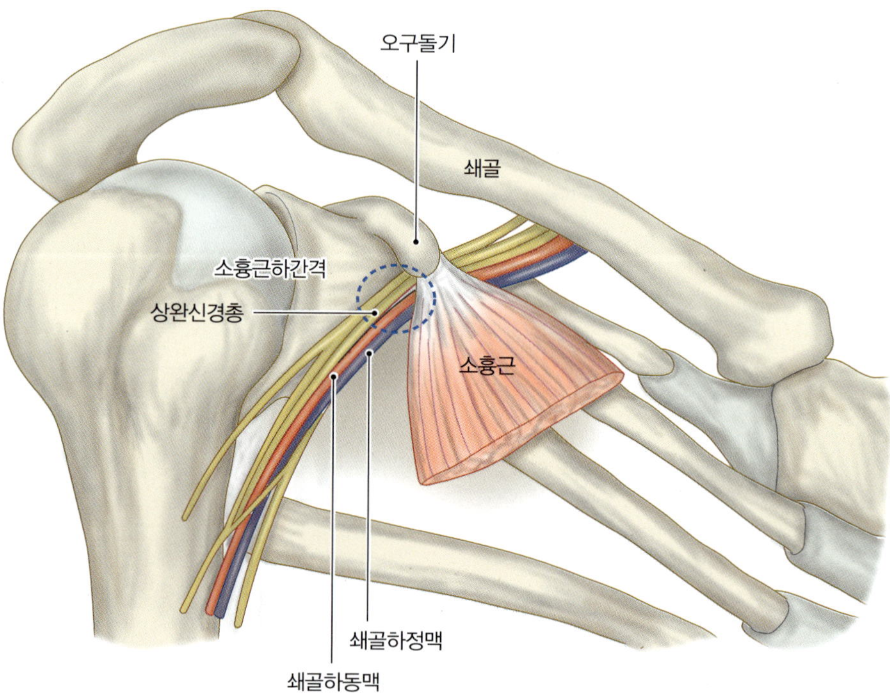

그림 2-5 소흉근하간격의 구조

소흉근이 상면을, 오구쇄골인대가 바닥면을 구성하는 터널이다. 그림은 우측 상지를 외측 하방에서 관찰한 것이다.

▸ **오구쇄골인대**
coracoclavicular ligament

오구쇄골인대가 바닥면을 구성하는 **'섬유성 터널'**이다.

견관절을 외전시키면 하행하던 상완신경총과 쇄골하동 · 정맥은 이 터널을 지점으로 방향을 바꾸어 상행하게 된다. 따라서 소흉근하간격에서 상완신경총과 쇄골하동 · 정맥의 지점 부분에 부하가 걸린다(**그림 2-6**). 이와 같이 견관절 외전으로 상완신경총의 포착이 생기는 증후군을 **과외전증후군**이라고 한다.

상지 거상위에서 증상이 나타나는 경우가 많으며, 세차나 낚싯대를 잡는 등 상지를 거상위에서 사용해 발병한 본 증례는 이 과외전증후군으로 생각된다.

column

상완신경총의 분기 패턴과 견갑대 주위의 방사통

견갑대 주위에 분포하는 말초신경(견갑배신경, 견갑상신경, 장흉신경 등)은 사각근간(첫 번째 터널)과 늑쇄간격(두 번째 터널) 사이에서 분기한다. 따라서 견갑대 주위의 방사통은 사각근간에서 상완신경총이 압박되었을 때에는 발생하지만, 늑쇄간격이나 소흉근하간격(세 번째 터널)에서 압박되었을 때에는 드물게 발생한다.

즉, 흉곽출구증후군(TOS)으로 견갑대에 둔통이 있는 증례에 대해서는 사각근간에서 압박되었을 가능성을 염두에 두고 평가 및 치료를 하는 것이 좋다.

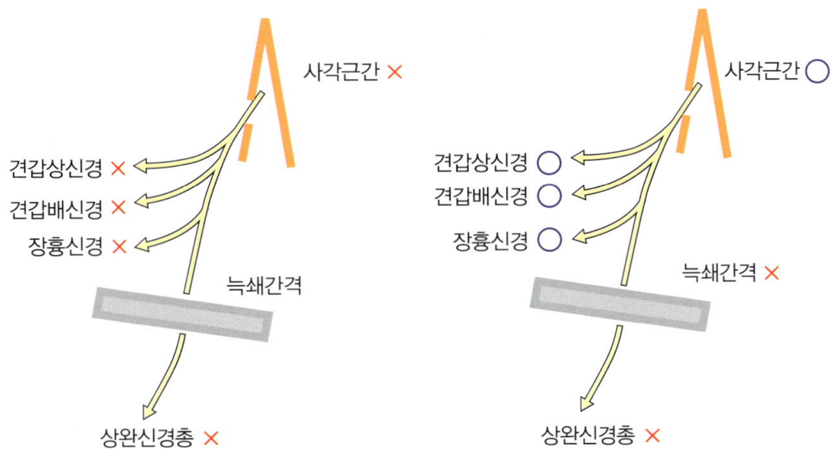

상완신경총의 분기 패턴과 압박 부위

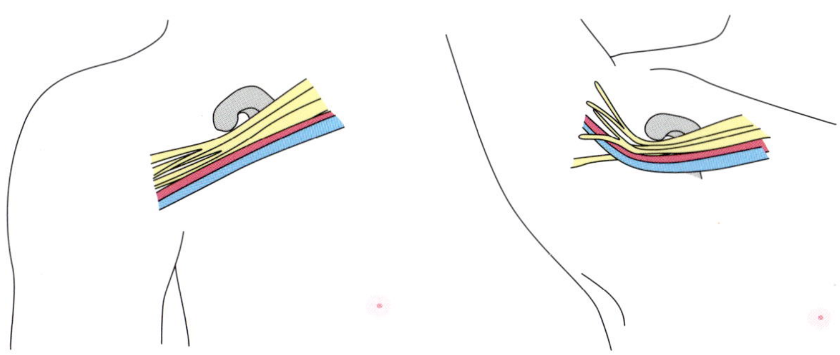

그림 2-6 과외전중후군의 발생기전

상지를 중립위(a)에서 거상위(b)로 유지하면 상완신경총과 쇄골하동·정맥은 소흉근하간격을 지점으로 하여 그 주행이 바뀐다. 따라서 소흉근하간격에서 상완신경총과 쇄골하동·정맥에 견인력이 가해져 과외전중후군이 발생한다.

column

▸ **경늑골**
cervical rib

사각근간의 방해물 : 경늑골[1, 2]

인간의 경우 늑골은 흉추에만 존재한다. 그러나 경추 횡돌기 전방 부분의 융기는 경부의 늑골에 해당하는 부분이 추골과 유합된 것으로 **경늑골**이라고 한다. 이는 C7에 유합되어야 할 늑골이 분리되어 생긴 것이다. 경늑골의 형태는 제1늑골이나 흉늑관절과 관절을 형성하는 것부터 흔적 정도까지 개인차가 있다. 흔적 정도의 짧은 것이라도 제1늑골과의 사이는 건(힘줄)과 같은 구조가 존재하는 경우가 많아 포착 요인이 될 수 있다.

경늑골의 존재는 X선으로 확인할 수 있다. 경늑골의 존재가 흉곽출구증후군의 원인이 되는 비율은 10~20% 정도라고 알려져 있다. 따라서 X선에서 경늑골이 존재한다고 해서 압박의 원인을 경늑골에서 찾는 것은 너무 성급하다. 반드시 쇄골상와에서 뼈를 촉지하고, 압통의 유무를 확인해야 한다. 압통이 있다면 경늑골이 원인이다.

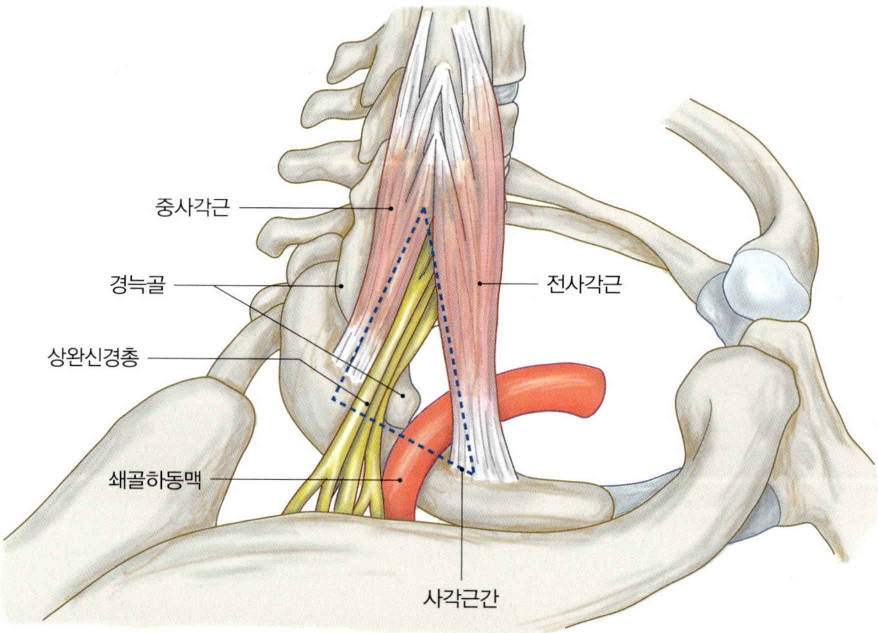

✓2 왜 둔통과 냉감이 발생하는가?

말초신경이 압박되면 감각장애나 운동장애가 발생한다. 그러나 **흉곽출구증후군(TOS)**에서는 상지의 감각장애와 더불어 본 증례와 같이 **냉감**이나 **청색증**, **부종**이 생기기도 한다. 이러한 증상은 말초혈관에 순환장애가 생긴 경우에 일어나는 증상이다. 하지만 상완신경총과 함께 터널을 통과하는 쇄골하동·정맥이 압박을 받는다면 상당히 강한 압박을 받는 것이므로 현실적이지 않다.

▸ **교감신경**
sympathetic nerve

그렇다면 상지의 말초혈관을 지배하는 **교감신경**이 압박을 받고 있다고 생각하는 것은 어떨까? 제3-6흉추의 측각(lateral angle)에서 일어난 교감신경섬유는 교감신경간(sympathetic trunk)에 이르러 내장에 분포한다. 동시에 교감신경간 내를 상행하여 하경신경절(inferior cervical ganglion), 중경신경절(middle cervical ganglion)을 형성하고 경신경에 합류하여 상완신경총이 되며, 상지의 말초혈관에도 분포한다(그림 2-7). 교감신경계의 흥분에 의해 말초혈관은 확장되지만, TOS로 인해 상완신경총이 압박되면 교감신경계의 흥분이 전달되지 않으므로 말초혈관이 확장되지 않아 순환장애가 발생한다. 특히, 상완신경총 중에서도 **정중신경**이나 **척골신경**에는 교감신경섬유가 많이 포함되어 있다. 따라서 TOS로 인한 냉감은 전완부에 생기는 경우가 많다.

▸ **정중신경**
median nerve

▸ **척골신경**
ulnar nerve

이처럼 상지의 냉감이 발생하는 원인은 상지의 말초혈관에 분포하는 교감신경이 압박을 받기 때문이라고 할 수 있다.

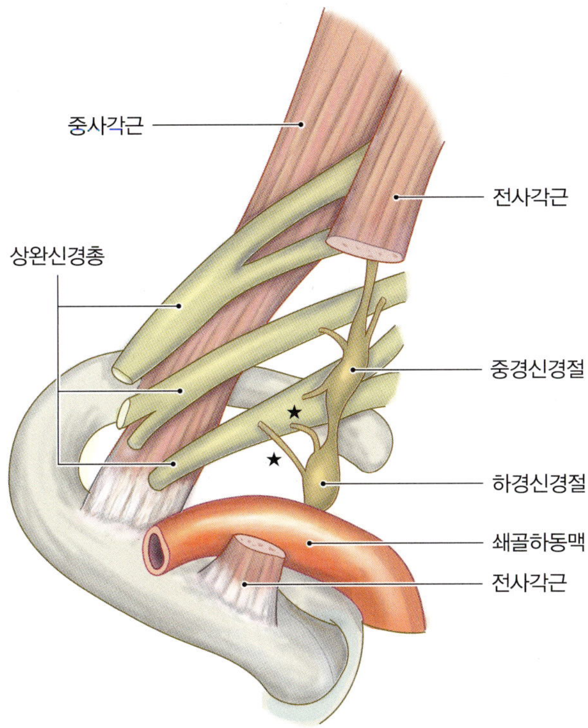

그림 2-7 상완신경총과 교감신경절

전사각근의 근복(belly) 중앙을 제거한 사각근간을 나타낸다. 하경신경절, 중경신경절에서 분기된 절후섬유(★)는 상완신경총에 문합하여 사각근간을 통과한다.

column

경부 교감신경계의 구조

교감신경섬유는 척수 측각에서 기시하여 교감신경간을 형성한다. 이 교감신경간에는 경부에 3개(상 · 중 · 하경신경절), 흉부에 11~12개, 요부에 2~5개, 천골부에 4~5개, 미골부에 1개의 교감신경절이 존재한다. 이 교감신경절에 이르기 전의 교감신경섬유를 **신경절이전섬유**, 신경절에서 시냅스를 매개한 후의 교감신경섬유를 **신경절이후섬유**라고 한다.

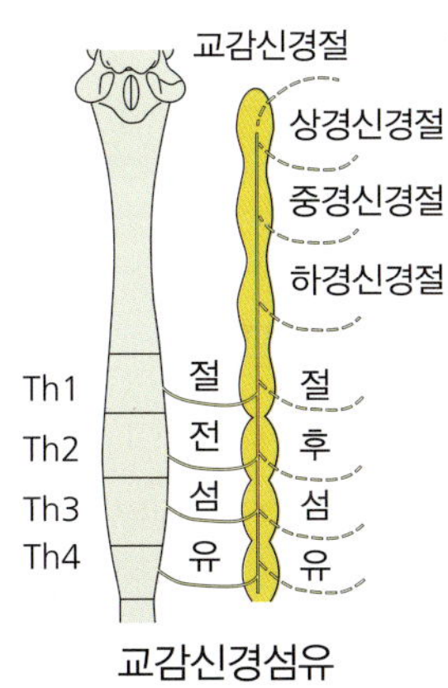

▸ **교감신경절**
sympathetic ganglion

▸ **신경절이전섬유**
preganglionic nerve fibres

▸ **신경절이후섬유**
postganglionic nerve fibres

✓3 처진 어깨(불량 자세)와 증상과의 관계는?

흉곽출구증후군(TOS) 증례들의 자세를 관찰하다 보면 특징적인 자세를 알 수 있다. 바로 남성에게 흔한 **솟은 어깨**와 여성에게 흔한 **처진 어깨**이다. 솟은 어깨와 처진 어깨는 대조적인 자세임에도 불구하고 왜 같은 TOS에서 많이 나타나는 것일까?

1) 솟은 어깨의 특징

솟은 어깨에서는 쇄골이 거상하고, 견갑골은 상방회전 · 내전위가 된다. 또한, 흉추도 신전위가 되고, 상위 늑골은 거상위가 된다. 이 자세는 중력에 의해 상지나 견갑대가 하방으로 당겨지는 힘에 경부의 근육들이 과도하게 길항하기 때문에 발생한다고 생각된다. 따라서 경부 근육이 발달하고, 사각근간은 협소화되어 상완신경총이 압박되기 쉬운 상태가 되는 것으로 생각된다(**그림 2-8a**).

이러한 증례에서는 상지를 거상위로 유지시키면 증상을 재현할 수 있는 경우가 많다.

2) 처진 어깨의 특징

처진 어깨에서는 경부 근육도 발달하지 않아, 솟은 어깨와 비교하면 상완신경총이 압박되기 어려운 것처럼 느껴진다. 그러나 임상에서 TOS로 진단되는 증례는 성인 여성에서 처진 어깨인 경우가 많다.[3, 4]

처진 어깨에서는 쇄골이 내려가고, 견갑골은 외전 · 하방회전위, 흉추는 굴곡위가 되며, 상위 늑골도 내려간다. 솟은 어깨가 중력에 의해 상지나 견갑대가 아래로 당겨지는 힘에 과도하게 길항하고 있다고 생각한다면, 처진 어깨는 중력을 이기지 못하고 상지나 견갑대가 하방으로 견인되고 있다고 볼 수 있다. 따라서 상완신경총에도 견인력이 가해져 포착

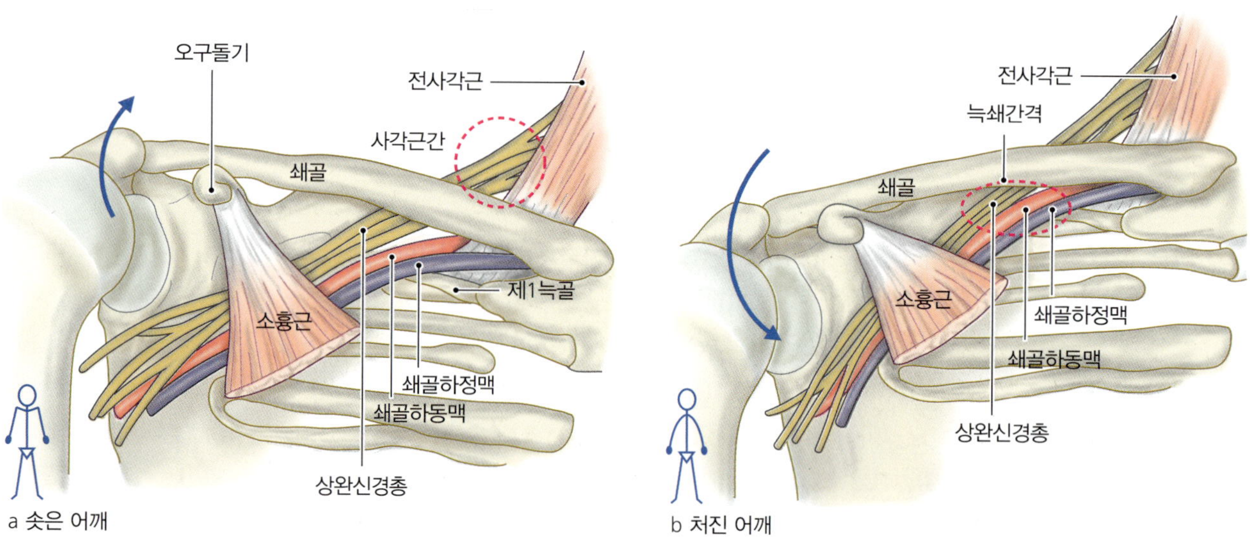

그림 2-8 솟은 어깨(a)와 처진 어깨(b)의 해부학적 구조

각각 흉곽출구부를 나타낸다. 솟은 어깨에서는 사각근간이 협소하고, 처진 어깨에서는 늑쇄간격이 협소하다.

된다고 생각된다(그림 2-8b).

이러한 증례에서는 치료사가 견갑대를 내전·상방회전위로 유지하거나 상지를 치료사가 지지하면 증상이 완화되는 경우가 많다.

3) 불량자세와 증상과의 관계

상완신경총에 대해 **솟은 어깨**에서는 압박력이 증가하고, **처진 어깨**에서는 견인력이 증가하여 TOS가 발생하기 쉽다. 즉, TOS 발병에는 해부학적인 압박 부위와 불량 자세가 밀접하게 관여한다고 생각된다.

4 흉곽출구증후군에 대한 재활치료의 접근을 기능해부학적으로 살펴본다면?

TOS는 사각근간이나 늑쇄간격, 소흉근하간격이라는 좁은 터널이 불량 자세나 과도한 사용으로 인해 더 좁아져 상완신경총에 대한 압박이나 견인, 마찰과 같은 기계적 자극이 증강되어 발병한다. 따라서 TOS에 대한 운동치료 목적은 불량 자세를 개선하고, 터널을 넓히는 것이다.

1) 솟은 어깨에 대한 재활치료 접근

솟은 어깨에서는 경부의 근긴장이 증강되어 **사각근간**이 협소화되는 것이 문제가 된다. 따라서 **사각근**을 이완시켜 사각근간에 있어서 상완신경총에 대한 압박력을 완화시키는 것이 필요하다.

또한, '상지가 중력에 의해 아래로 당겨지는 힘에 과도하게 길항하여 솟은 어깨가 된다'라고 해석하면, 포착 부위와는 직접적인 관계가 없지만 승모근 등의 이완도 중요할 것으로 생각된다.

2) 처진 어깨에 대한 재활치료 접근

처진 어깨에서는 쇄골이 내려가서 **늑쇄간격**이 협소해지는 것이 문제가 된다.

처진 어깨 자세에서는 쇄골이 내려감에 따라 견갑골은 외전·하방회전위를 보인다. 따라서 견갑골을 내전·상방회전위에서 유지하는 **승모근**의 근력강화가 중요하다고 생각된다.[5)]

▸ **승모근**
trapezius m.

또한, 견갑골을 내전위로 유지하지 못하고 외전하게 되면 상지의 무게로 인해 견갑골에는 하방회전 방향으로의 힘이 가해지기 때문에 견갑골은 외전·하방회전위(처진 어깨)가 된다. 따라서 견갑골을 내전위로 유지하는 **능형근**의 근력강화도 중요하다.

처진 어깨가 정착되면 견갑골이 하방회전위가 되어 소흉근의 신장성이 저하되고, **과외전증후군**의 발병을 유발한다. 따라서 승모근이나 능형근의 근력강화를 시행하기 전에 **쇄골·견갑골**의 가동성 평가나 **소흉근**의 스트레칭도 중요하다(그림 2-9).

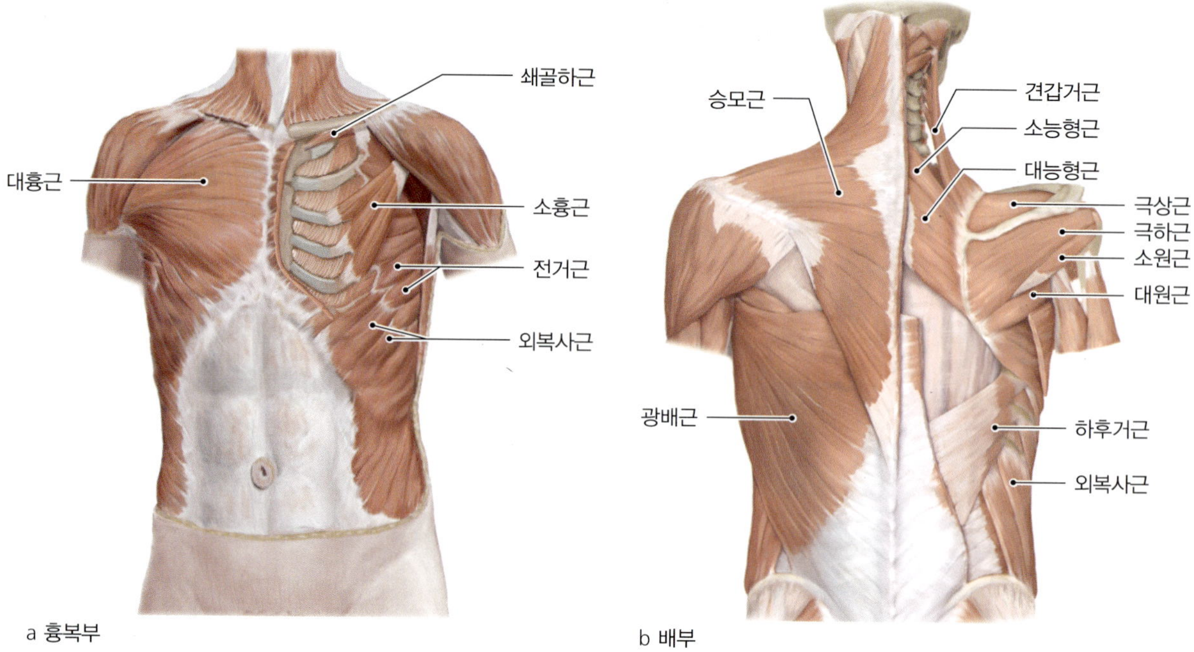

그림 2-9 체간 천층의 근육
소흉근은 대흉근의 심층에 위치하며, 흉곽으로 오구돌기를 끌어당긴다.

3) 사각근 주위에 대한 접근

▸ **사각근**
scalenus m.
▸ **후경삼각**
posterior triangle

사각근은 흉쇄유돌근과 승모근, 쇄골로 구성된 **후경삼각** 내에 위치하며, 견갑거근의 전방에서 촉지할 수 있다(**그림 2-10**). 사각근간을 상완신경총이나 그 분지가 통과하고, 말초 신경의 분포가 많아 통증없이 치료하기는 어렵다. 그러나 치료 시 통증이 심하면 방어 수축으로 인해 근긴장이 점점 더 높아지게 된다. 그래서 최대한 통증을 유발하지 않고 치료하려는 부분이다.

사각근은 **경부의 동측 측굴에 작용**하는 근육이므로 경부를 반대쪽으로 측굴시키면 스트레칭이 가능하다. 그러나 견인형 TOS에서는 상완신경총이 신장되기 때문에 통증을 유발할 수 있다. 한편, 두경부가 고정된 경우 사각근은 늑골에 부착되어 **강제 흡기에 작용**한다. 따라서 통증이 없는 범위에서 사각근의 표층 근막을 만지듯 압박한 상태로 심호흡을 하게 한다. 그 때, 호흡에 맞춰 근육을 미측으로 신장하도록 도수적으로 이동시킨다.

TOS의 증례를 관찰하다 보면 약간 '처진 어깨'에서 사각근의 긴장도 항진되어 있는 경우를 자주 접하게 된다. 사각근에 약간 압박된 상태로 늑쇄간격에서 약간 견인되고, 또한 상지를 거상하면 소흉근하에서도 약간 견인된다. 하나의 포착 부위에서 신경에 가해지는 기계적 스트레스는 강하지 않더라도 2개 이상의 부위에서 기계적 스트레스에 노출되면 증상이 나타날 수 있다. 포착 부위를 '점'으로만 볼 것이 아니라 신경의 주행에 의한 '선', 나아가 주위 근막 등을 포함한 소성결합조직의 확산에 의한 '면'으로 생각할 필요가 있다.

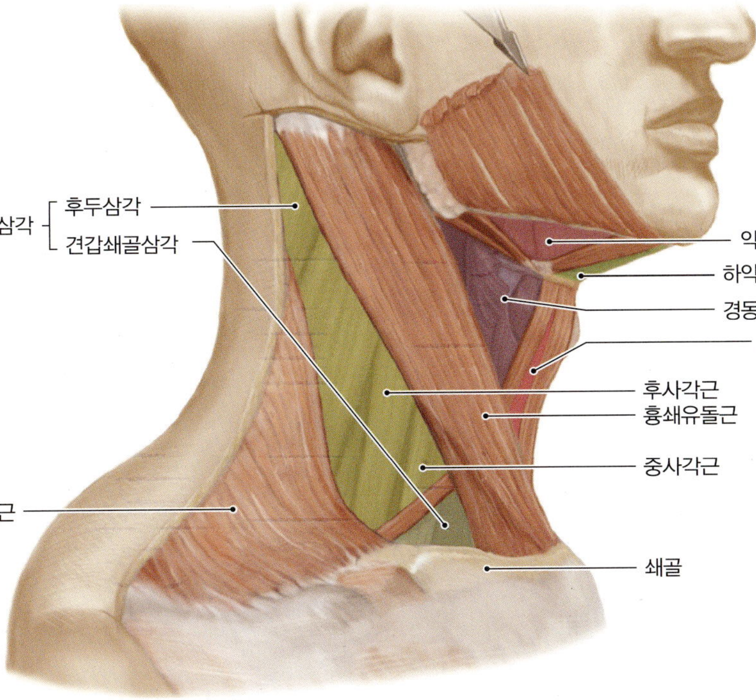

그림 2-10 경부의 삼각

column

익상견갑과 견갑골 하각의 돌출

견갑골의 내측연이 돌출한 **익상견갑**과 **견갑골 하각의 돌출**은 외관상 매우 유사하다. **장흉신경 마비**에서는 전거근 전체가 근력을 발휘하지 못해 견갑골 내측연 전체가 돌출된다. 반면, 견갑골 하각부만 돌출하는 증례도 많다. 이 경우는 장흉신경 마비를 의심하기보다 **IST muscles**(견갑흉곽관절의 운동에 관여하는 근육들의 총칭), 특히 하각에 부착하는 **대능형근**과 **전거근**의 근력저하가 관계되어 있을 것으로 생각된다.

대능형근은 Th2-5까지의 극돌기에서 기시하여 견갑골 내측연 하방 1/2에 정지한다. 기시부는 건막상으로 얇고, 정지부에 가까워질수록 근복이 두꺼워진다. 대능형근의 작용은 견갑골의 내전과 하방회전이지만, 전거근과 함께 하각부에 부착되므로 전거근과 공동으로 하각을 흉곽으로 끌어당기는 작용을 하는 것으로 생각된다.

▸ **익상견갑**
winged scapula

▸ **대능형근**
rhomboid major m.

▸ **전거근**
serratus anterior m.

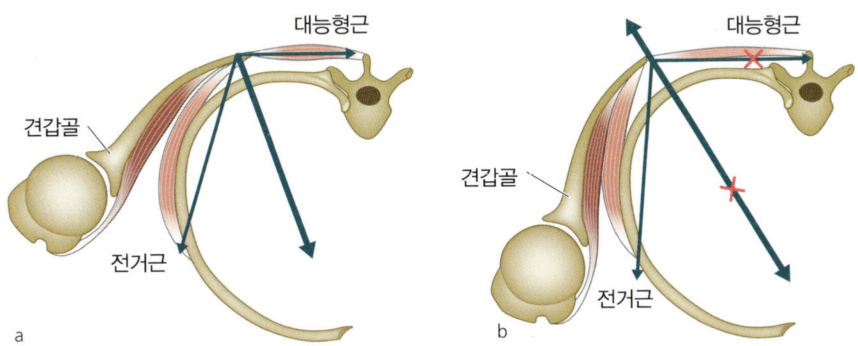

대능형근과 전거근의 작용

흉곽출구증후군 : 정리

Q1 상완신경총의 압박 부위는 어디인가? 또한, 압박되는 조건으로 무엇을 고려할 수 있는가?

1) 사각근간 : 전사각근과 중사각근, 제1늑골로 구성된 섬유성 골성 터널. 전사각근과 중사각근의 긴장 항진에 의해 압박된다.

2) 늑쇄간격 : 쇄골과 제1늑골로 구성된 골성 터널. 쇄골의 내림이나 후방회전에 의해 압박된다.

3) 소흉근하간격 : 소흉근, 오구쇄골인대로 구성된 섬유성 터널. 소흉근의 긴장 항진이나 견관절의 외전에 의해 압박된다.

Q2 왜 둔통과 냉감이 발생하는가?

상지의 말초혈관을 지배하는 교감신경은 상완신경총에 문합하여 상지에 분포한다. 따라서 상완신경총이 압박되면 교감신경이 압박을 받아 순환장애가 생겨 둔통과 냉감이 발생한다.

Q3 처진 어깨(불량 자세)와 증상과의 관계는?

솟은 어깨에서는 압박력이, 처진 어깨에서는 상완신경총에 견인력이 가해져 TOS가 발생한다.

Q4 흉곽출구증후군에 대한 재활치료의 접근을 기능해부학적으로 살펴본다면?

1) 솟은 어깨 : 전 · 중사각근의 이완(relaxation)을 통해 사각근간에서의 압박력을 완화한다.

2) 처진 어깨 : 승모근이나 능형근의 근력강화를 통해 견갑골의 정렬을 교정하고, 소흉근의 스트레칭을 통해 늑쇄간격, 소흉근하간격을 확대한다.

3) 사각근 주위 : 사각근의 표층 근막을 가볍게 압박한 상태에서 심호흡을 하게 하고, 내쉬는 호흡에 맞춰 사각근을 도수적으로 미측 방향으로 신장한다.

인용문헌

1. 廣谷速人：末梢神経絞扼障害—しびれと痛み. pp105-122, 金原出版, 1997
2. 北村歳男, 高木克公：胸郭出口症候群とは. J Clin Rehabil 6：227-234, 1997
3. 高木克公, 北村歳男：胸郭出口症候群の最近の動向. 整形・災害外科37：1111-1116, 1994
4. 山鹿眞紀夫, ほか：胸郭出口症候群の保存的治療. 整形・災害外科37：1135-1142, 1994
5. 林典雄, ほか：胸郭出口症候群に対する我々の運動療法とその成績について. J Clin Phys Ther 7：6-9, 2004

참고문헌

6. 中野隆：機能解剖で斬る神経系疾患. pp279-290, 360, メディカルプレス, 2011
7. 中野隆, ほか：マスターの要点　機能解剖学—末梢神経の機能解剖(4). 理学療法24(3)：496-507, 2007
8. 中野隆, ほか：マスターの要点　機能解剖学—末梢神経の機能解剖(10). 理学療法24(9)：1248-1263, 2007
9. 9) 平澤泰介：臨床医のための末梢神経損傷・障害の治療. pp99-102, 金原出版, 2000

3 회전근개 손상
Rotator cuff injury

증례

16세, 남성. 야구부에서 투수(우완 투수)를 맡고 있으며, 2개월 전부터 투구 시 우측 어깨에 통증을 느꼈다. 통증을 참으며 연습을 하다가 점차 통증이 심해져 투구 시 견관절 외전 시에 최대 외회전위에서 힘이 들어가지 않아 내원하였다.

✓1 **스스로의 힘으로 오른손을 들어 올릴 때는 어깨 거상 110° 부근에서 통증이 발생**하였으나, 왼손으로 받쳐주면 오른손을 160° 정도까지 올리는 것이 가능하였다. MRI상 ✓2 **관절낭 측의 회전근개 손상이 확인되어 우측 회전근개 손상**을 진단받았다. 투구를 금지하고 보존적 치료를 시행하였다. 시진상 ✓4 **극하근의 위축이 보였고**, 견관절 굴곡 · 외전 · 외회전의 근력 저하가 관찰되어 3주간 회전근개 근육의 근력강화를 시행하였다(▶ 영상 3). 그러나 증상은 호전되지 않았고, ✓3 **견봉하활액낭염이 의심되었다.** 그래서 진찰 시 견봉하활액낭에 대해 소염제를 주사하였다. 이후 통증이 완화되어 ✓5 **견갑골 정렬을 교정하기 위해** 견갑골 주위 근육의 근력강화를 시행하였고, 3개월 만에 완전 복귀하였다.

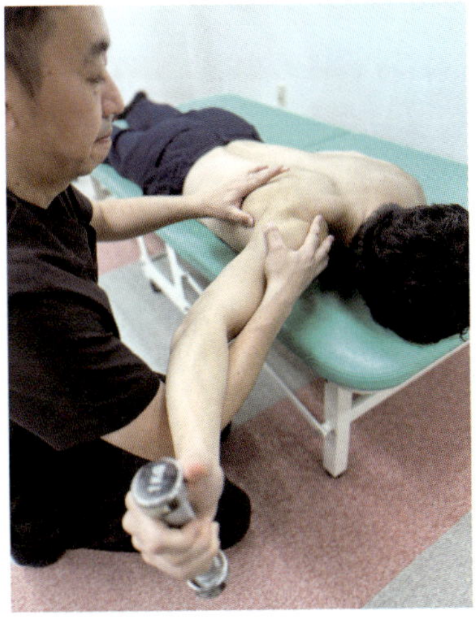

회전근개 근육의 근력강화 트레이닝

▶ 영상 3

질환노트

회전근개 손상
견관절에 관여하는 4개의 회전근(극상근, 극하근, 소원근, 견갑하근)의 건을 회전근개라고 하며, 회전근개 손상은 이 근육이 파열된 상태이다. 젊은 운동선수들은 관절면의 불완전 파열이 많고, 고령자가 되면 회전근개의 변성으로 인한 완전 파열이 많다. 만성적인 역학적 스트레스나 사고로 인한 외상에 의해 발생한다.

본 증례의 해부학적 접근

- ✓1 왜 스스로의 힘으로는 오른손을 들 수 없는 것일까?
- ✓2 왜 관절낭면에 회전근개 손상이 발생하였는가?
- ✓3 왜 견봉하활액낭염이 발병하였는가?
- ✓4 왜 극하근의 위축이 발생하였는가?
- ✓5 왜 견갑골 정렬의 교정이 효과적이었는가?

✓1 왜 스스로의 힘으로는 오른손을 들 수 없는 것일까?

스스로의 힘으로 팔을 거상하는 운동, 즉 능동 운동에서는 견관절을 거상시키는 근육의 작용이 필요하다. 왼손으로 오른손을 받치는, 즉 능동보조 운동이나 수동 운동에서는 오른손을 거상할 수 있으므로 견관절에 구축은 없다. 어떠한 원인으로 견관절을 거상시키는 근육이 작용하지 않기 때문에 스스로의 힘으로 거상할 수 없다고 생각된다. 견관절을 거상시키는 근육에는 **삼각근**이 있다.

▸ **삼각근**
deltoid m.

1) 삼각근의 구조

삼각근은 견갑골의 견갑극, 견봉, 쇄골 외측에서 상완골 삼각근조면에 부착하는 표층의 근육으로, 견관절 중심으로부터 먼 위치에 정지하므로 큰 벡터를 가진다. 그러나 견관절을 구성하는 **견갑골의 관절와**는 함몰이 얕고 작은 반면, **상완골두**는 둥글고 크기 때문에(**그림 3-1**) 견관절의 안정성은 낮다. 삼각근의 큰 장력이 역점인 삼각근조면에 작용하여 상완골을 외전시키는 벡터가 발생하더라도 지점이 되는 견관절이 안정적이지 않으면 원활한 견관절 외전 운동은 일어나지 않는다.

▸ **견갑골의 관절와**
glenoid cavity

▸ **상완골두**
humeral head

따라서 견관절을 안정시키는 역할을 하는 구조물이 필요한데, 이것이 **회전근개**이다.

▸ **회전근개**
rotator cuff

2) 회전근개의 구조와 기능

회전근개는 다음과 같은 근육들로 구성된다.

▸ **극상근**
supraspinatus m.

▸ **극하근**
infraspinatus m.

▸ **소원근**
teres minor m.

▸ **견갑하근**
subscapularis m.

▸ **오구상완인대**
coracohumeral ligament

- **극상근** : 견갑골의 극상와에서 기시하여 대결절의 상면에 정지한다.
- **극하근** : 극하와에서 기시하여 대결절의 상면에서 후면에 정지한다.
- **소원근** : 견갑골 외측연에서 기시하여 대결절의 후하면에 정지한다.
- **견갑하근** : 견갑하와에서 기시하여 소결절에 정지한다.

이 근육들 중에서도 극상근과 극하근, 견갑하근은 표층이 **오구상완인대**로 덮여 있다. 그 심층은 각 근육이 독립적인 굵은 건섬유를 가지고 있지만, 더 심층에서는 극상근과 극하근의 가는 건섬유가 뒤섞인 구조로 되어 있다(**그림 3-2**).[1]

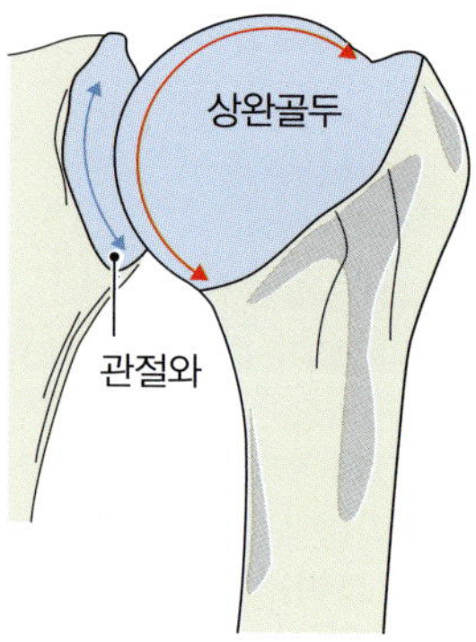

그림 3-1
관절와와 상완골두
관절와는 얕고 작다. 상완골두는 크고 둥글다. 따라서 견관절의 형태학적인 안정성은 낮다.

이러한 구조로 인해 이 근육들은 어느 정도 독립적으로 기능하면서, 회전근개라는 하나의 기능적 유닛으로서 상완골두라는 볼(ball)을 관절와 측에서 붙잡아 견관절을 안정시키는 기능을 가지고 있다고 생각된다.

즉, 회전근개의 수축으로 안정성을 획득하고, 삼각근의 큰 힘을 발휘하기 위한 지점을 형성함으로써 비로소 견관절의 능동거상 운동이 가능해진다. 이처럼 두 개 이상의 근육이 결합하여 하나의 운동을 달성하는 것을 **force couple**이라고 한다. 여기에서는 삼각근과 극상근·극하근에 의한 거상 운동으로 설명했지만, 견관절 내회전에는 대흉근과 견갑하근이 force couple로 기능한다고 생각된다.

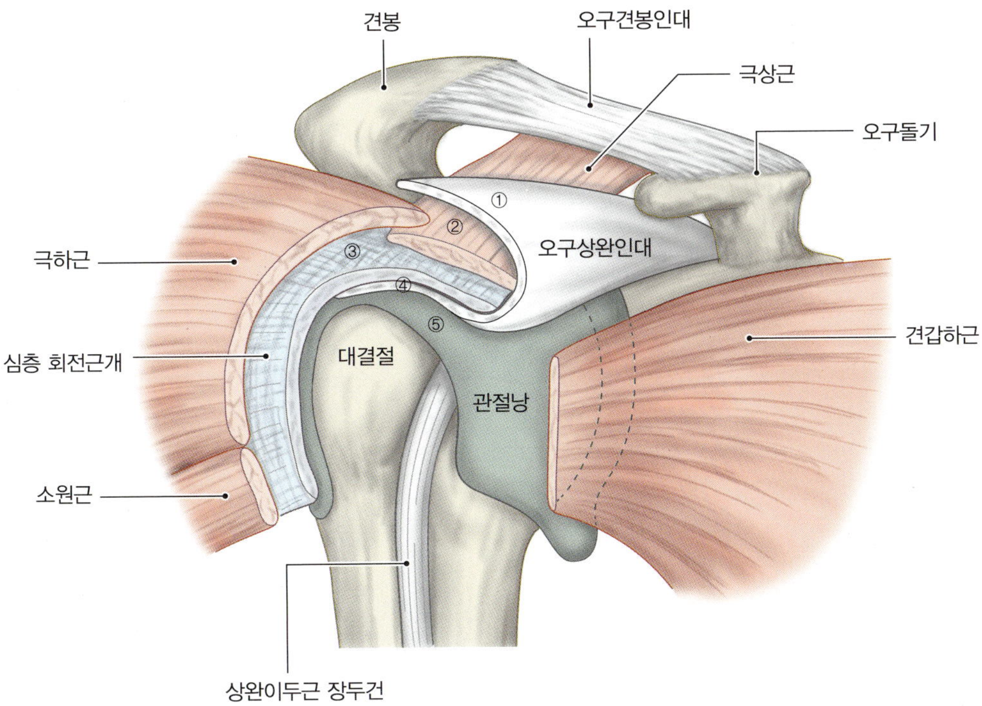

그림 3-2 회전근개의 5층 구조

① 제1층 : 표층의 오구상완인대
② 제2층 : 굵은 건섬유로 이루어진 고유 회전근개
③ 제3층 : 얇은 건섬유로 이루어진 심층 회전근개로 각 근육의 건섬유가 얽혀 있다.
④ 제4층 : 심층의 오구상완인대로 제1층과 함께 제2 · 3층을 감싸고 있다.
⑤ 제5층 : 관절낭

3) Empty can test와 full can test

삼각근이 정상적으로 기능하더라도 회전근개의 기능이 저하되어 있으면 견관절의 능동거상 운동은 어려워진다. 따라서 회전근개 손상에 대한 정형외과적 검사인 **empty can test**에서는 empty can(빈 캔)을 들었을 때의 자세에서 무지를 아래로 향한 전완 회내위, 견관절 내회전위에서 외전위를 유지시키며 저항을 가한다(**그림 3-3a**).

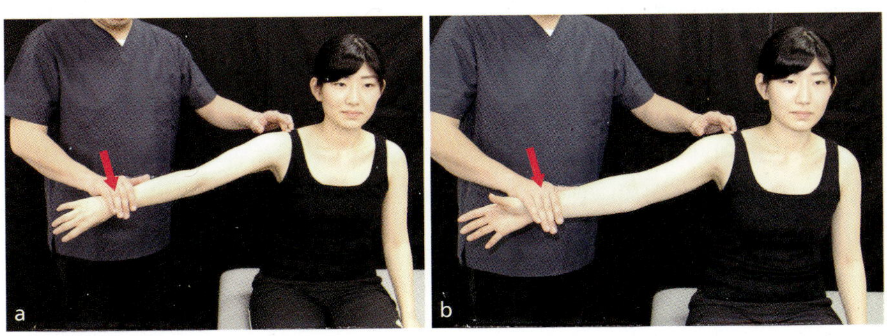

그림 3-3 Empty can test와 full can test

Empty can test(a)는 전완 회내, Full can test(b)는 전완 회외에서 견관절 외전위를 유지하게 한다. 회전근개 손상 예에서는 수축 시 통증이 재현될 수 있다.

Full can test는 full can(내용물이 든 캔)을 들도록 전완 회외위, 견관절 외회전위에서 외전위를 유지시키며 저항을 가한다(**그림 3-3b**).

두 검사 모두 견관절을 외전위로 유지시킴으로써 회전근개근육의 수축을 촉진하므로 회전근개근육에 손상이 있으면 수축 시 통증이나 탈력감이 생긴다.

▸ **상완이두근**
biceps brachii m.

▸ **관절상결절**
supraglenoid tubercle

▸ **장두건**
long head tendon

▸ **결절간구**
intertubercular groove

column

외회전위? 내회전위?

상완이두근 장두건은 견관절의 전방에서 관절낭내로 진입하여 **관절상결절**에 부착한다. 이때 **장두건**은 **결절간구**를 통과한다. 결절간구는 견관절 내회전위에서는 견관절의 전면에 위치하기 때문에 장두건은 견관절의 비교적 전상면을 주행한다(**그림 a**). 반면, 외회전위에서는 결절간구가 외측면에 위치하므로 장두건은 견관절의 상면을 횡단한다(**그림 b**). 따라서 장두건은 외회전위에서는 거상 운동 시에 상완골두를 하방으로 눌러 내리는 벡터를 발휘한다고 생각되며, 견관절의 안정화에 일조하고 있다.

즉, 견관절을 외회전시킨 full can test에서는 회전근개의 수축이 불충분하더라도 견관절을 외전위로 유지할 수 있다. 수축 시 통증의 유무만 관찰하는 것이라면 empty can test나 full can test 모두 적절하다. 그러나 상완이두근의 보상이 없는 empty can test가 회전근개의 기능 저하를 더 잘 반영할 가능성이 있으므로 임상에서 이용 시 고려한다.

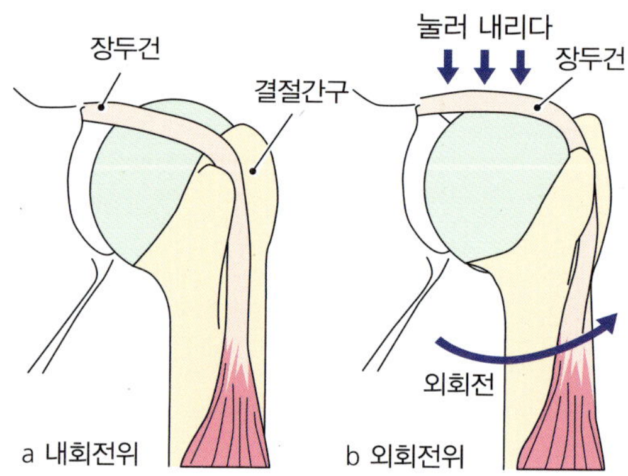

상완이두근 장두건의 작용

2 왜 관절낭면에 회전근개 손상이 발생하였는가?

1) 표층 파열

대부분의 회전근개 손상은 극상근에서 발생하는 것으로 알려져 있다.

▸ **견봉**
acromion

▸ **견갑상완관절**
glenohumeral joint

견관절 거상 운동 시 회전근개 근육은 지점 형성력을 발휘하여 원활한 견갑상완관절의 운동이 가능하게 된다. 그러나 어떠한 원인으로 인해 이 지점 형성력이 발휘되지 않고, 거상 운동 시 상완골두가 상방으로 들어올려지면 **견봉**과 **견갑상완관절**의 관절낭 사이 터널은 보다 좁아진다. 이때 견봉과 회전근개가 충돌이나 마찰을 반복하면서(**견봉하충돌**, subacromial impingement) 회전근개의 견봉 측에 손상이 발생한다(**그림 3-4a**). 이러한 파열 형태를 **표층 파열**이라고 한다.

2) 투구 동작과 극상근의 주행

본 증례와 같이 팔을 머리 위로 드는 투구 동작(overhead thorw)을 하는 선수의 회전근개 손상은 관절낭면에 발생하는 경우가 많다(**그림 3-4b**).

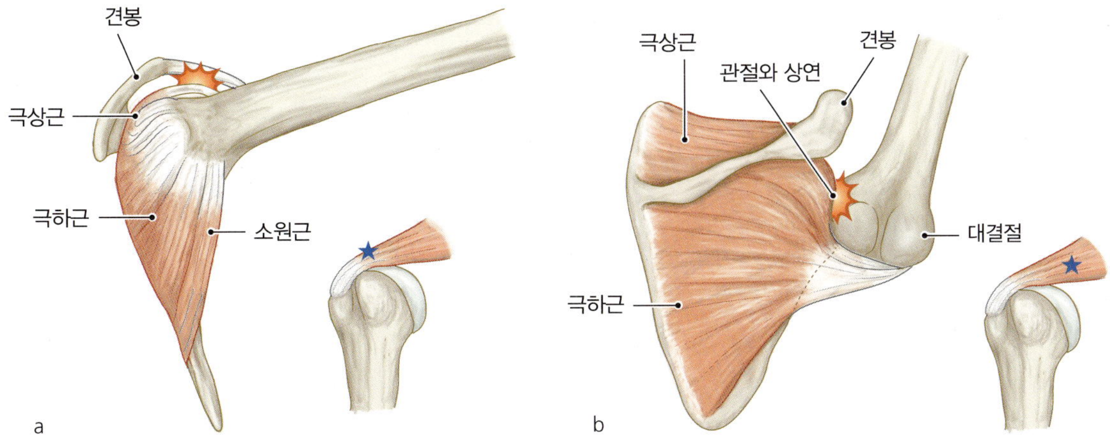

그림 3-4 회전근개 파열의 발생기전

a : 견봉면의 파열(표층 파열). 견관절 거상과 함께 회전근개 표면이 견봉에 닿는다.
b : 관절낭면의 파열. 견관절 거상과 함께 회전근개 심층이 관절와의 상연에 닿는다.

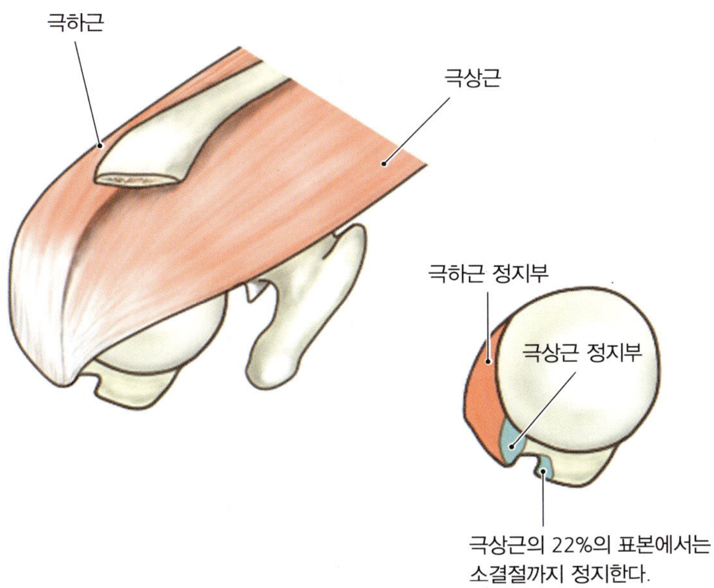

그림 3-5 극상근과 극하근의 정지부

극상근은 상완골 대결절의 전방 부분에 정지하고, 그 표층을 일부 덮도록 극하근이 대결절의 상면까지 정지한다.

팔을 머리 위로 드는 투구 동작에서는 코킹 단계(cocking phase)라고 하는 상태에서 견관절은 최대 외전 · 외회전위를 보인다(6장 ➡ p.64 참조). 이때 극상근은 기시와 정지가 가까워지므로 단축위인 것처럼 보이지만, 실제로는 상완골두가 외회전하면서 하방으로 미끄럼 운동과 구르기 운동이 발생하기 때문에 대결절도 후하방으로 이동한다(**그림 3-5**).

극상근의 주행은 극상와에서 외측으로 주행하며 관절와 상방을 통과할 때 호를 그리듯이 전방으로 향하고, 대결절의 위쪽 작은 면에 정지할 뿐만 아니라 소결절에 정지할 수도 있다.[2)]

즉, 견관절 상면에서 전방으로 주행하는 극상근은 견관절의 외전/외회전 운동에 의한 상완골두 후하방으로의 변위에 따라 전방에서 후방으로의 활주성(sliding)이 필요하게 된다. 또한, 대결절이 하방으로 변위되면 극상근의 주행도 하방으로 변위된다. 이때 **관절와 상연**이 가장자리(edge)가 되어 회전근개의 관절낭면과 관절와 상연 사이의 마찰력이 강해져 회전근개의 관절낭면에 손상이 발생한다고 생각된다(그림 3-4).

이러한 현상은 극상근이 견봉에 충돌하는 **external impingement**에 대해 **internal impingement**라고 한다.[3] internal impingement에 대해서는 극상근의 근력강화뿐만 아니라 **극상근의 활주성**을 개선하는 것도 중요하다.

일단 표층이든 심층이든 회전근개 손상이 발생하여 회전근개에 의한 지점 형성력이 저하되면 견봉하충돌이 생길 수 있다. 반복적인 투구를 하는 야구선수들에서 회전근개 손상은 적지 않지만, 그 자체가 통증의 원인으로 여겨지지는 않으며, 이 견봉하충돌을 예방할 수 있다면 투구 시 통증도 조절할 수 있을 것으로 생각된다.

✓3 왜 견봉하활액낭염이 발병하였는가?

1) 견봉하활액낭의 위치

▸ **견봉하활액낭**(SAB)
subacromial bursa

▸ **오구견봉궁**(C-A arch)
coracoacromial arch

▸ **삼각근하활액낭**(SDB)
subdeltoid bursa

견관절에는 많은 활액낭이 존재하며, 그 위치에 따라 이름이 붙여졌다.

견봉하활액낭(SAB)은 견봉과 오구돌기 및 오구견봉인대로 구성된 **오구견봉궁**(C-A arch)의 심층에 존재한다(그림 3-6). 이 부분에 있는 활액낭은 크게 퍼져 있기 때문에 견봉하에 존재하는 것을 SAB, 삼각근하에 존재하는 것을 **삼각근하활액낭**(SDB), 오구돌기하에 존재하는 것을 오구돌기하활액낭으로 구분하기도 한다.

활액낭의 형태를 관찰한 연구는 많지 않다. Fuse[4]는 Ishino의 분류법[5]에 따라 SAB의 주형을 작성하였다. 그 결과, 견봉하에만 존재하는 I형이 21%, 단방성으로 견봉하에 있고 상완골 대결절까지 덮고 있는 II형이 48%, 얇은 격벽으로 견봉하와 삼각근하를 구분할 수 있는 III형이 10%, 견봉하에 있고 상완골 대결절과 소결절까지 덮고 있는 IV형이 21%로 보고하였다. 즉, 견봉하에서 대결절에 이르는 범위, 나아가 삼각근하까지 퍼져 있는 경우가 많은 것을 알 수 있다.

2) 견봉하활액낭 주위의 신경지배

견관절에는 많은 신경종말이 존재한다. Minagi 등[6]에 따르면 극상근에 26개, 극하근에 8개의 수용기가 동정되었으며, 모두 관절에의 부착부 부근에 많이 분포되어 있다. 그 대부분은 고역치의 침해수용기인 III군 신경섬유가 지배하고 있어 극상근 · 극하근은 어깨 통증의 원인이 될 수 있다고 하였다. 또한, 견봉하 염증은 고역치 및 저역치 수용기의 구심성 방전 빈도를 증가시키고, 염증에 의한 침해수용기의 흥분성이 증대되므로 회전근개가 통증을 감지하기 쉬운 상태가 되는 것으로 생각된다.

또한, Morisawa 등[7]은 회전근개를 관절낭 측 및 견봉하활액낭 측으로 나누어 비교하면, 회전근개의 견봉하활액낭 측은 신경종말의 총수량이 가장 많아 견관절의 운동제어기구에 있어 감각수용영역으로 중요한 역할을 하며, 통증의 수용기인 자유신경종말의 밀도가 높다고 보고하였다.

이러한 보고를 통해 견봉하활액낭이나 회전근개의 견봉 측에는 침해수용기가 많이 존재하여 통증이 발생하기 쉬운 곳임을 알 수 있다. 일단 통증이 발생하면 통증을 피하기 위해 근육의 과도한 방어 수축이나 불량 자세를 취하게 되어 이차적인 문제가 일어난다.

3) 대결절과 견봉의 위치 관계

견관절 내회전위에서 전방 거상할 경우, 대결절은 견봉하의 거의 중앙을 통과하는데, Sohier[8]는 이를 anterior path라고 하였다. 또한, 견관절 외회전위에서 측방 거상할 경우, 대결절은 외회전하면서 견봉하를 통과하는데, 이를 posteo-lateral path라고 하였다. 더하여 대결절이 견봉에 들어가는 거상 80°까지를 pre-rotational glide, 견봉 바로 아래에 있는

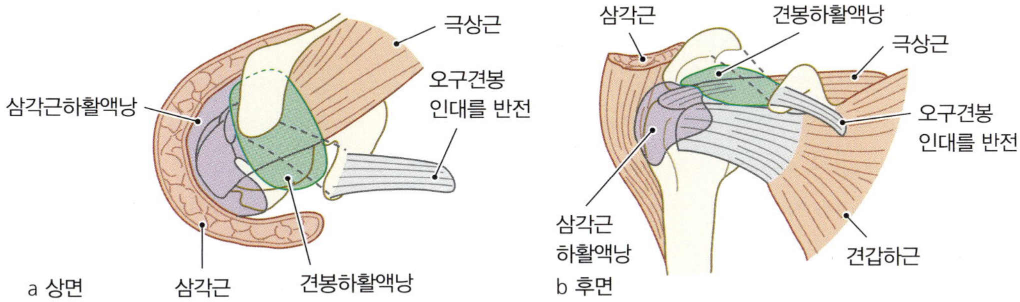

그림 3-6 견봉하활액낭

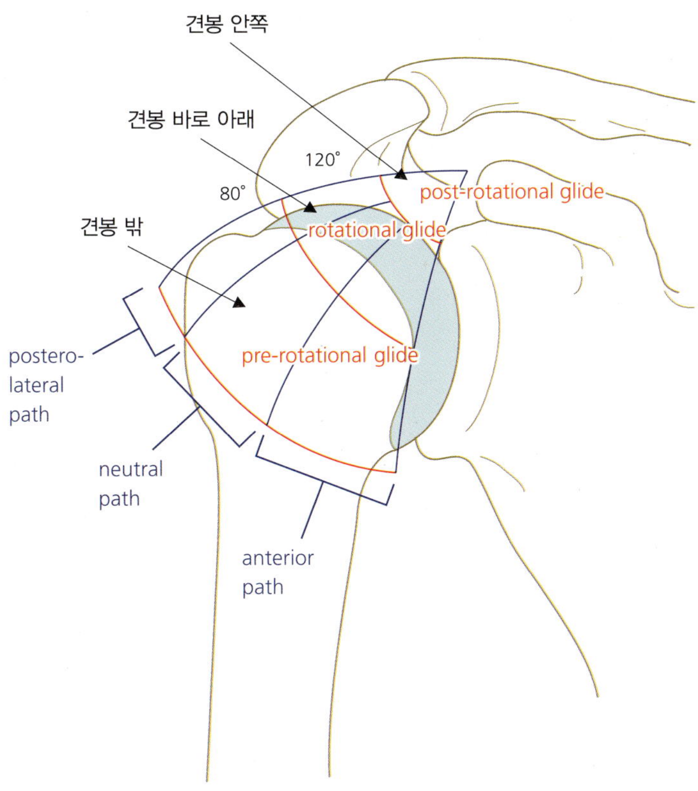

그림 3-7 대결절의 통로

80~120°까지를 rotational glide, 견봉을 통과한 후의 120° 이후를 post-rotational glide로 정의하였다. 이 두 가지 모델을 조합하면 대결절과 견봉의 관계를 삼차원적으로 이해할 수 있다(**그림 3-7**).

4) 견봉하활액낭(SAB)의 기능

대결절은 rotational glide(80~120°)의 시기에 C-A arch 아래를 통과해야 한다. 대결절이 잘 통과하기 위해서는 회전근개에 의한, 골두를 관절와에 대해 구심위를 유지하는 기능이 필요하다. 이 기능이 저하되면 골두의 상방 이동이 과도하게 일어나 C-A arch 아래를 통과할 수 없게 된다. 이때 SAB는 C-A arch와 골두 사이에서 쿠션처럼 충격을 흡수하여 회전근개를 보호한다. 또한, C-A arch와 극상근 사이에서의 미끄럼 운동을 원활하게 한다. 이때 SAB에는 friction force(마찰력)가 발생하지만, SAB가 정상적으로 기능하고 있다면 완충 작용을 한다(**그림 3-8**).

이상과 같이 SAB는 제2견관절의 완충 작용을 하지만 견관절 운동 시에는 항상 외력을 지속적으로 받기 때문에 손상되기 쉽다. SAB가 손상되면 극상근의 수축에 의한 friction force도 SAB에 대한 침해 자극이 되어 통증을 일으킨다. 이 통증을 피하기 위해 극상근의 수축이 불충분하게 되어 골두의 안정화에 영향을 미친다.

이러한 상태가 장기화되면 가동범위가 제한되어 동결견(구축견)과 회전근개 파열과 같은 악순환을 일으킬 수 있다.

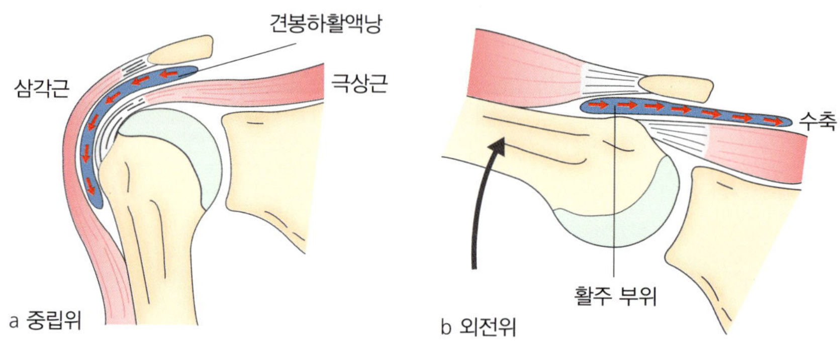

그림 3-8 제2견관절에서 SAB의 완충 작용

✓4 왜 극하근의 위축이 발생하였는가?

1) 견갑상신경의 주행

근위축의 원인은 지배하는 신경이 손상되었거나 근육의 손상으로 인해 장력을 발휘할 수 없게 되었기 때문이다.

▸ **견갑상신경**
suprascapular nerve

극하근의 신경지배는 **견갑상신경**이다. 상견갑상신경은 상신경간에서 분기하여 배측으로 향하고, 전거근 상부의 두측을 통과한 후, 견갑절흔을 통과하여 견갑골 배면으로 나온다. 극상와를 외측으로 주행하고, 극와절흔부를 넘어 내측으로 주행을 바꾼다. 견갑상신경은 자주 주행을 바꿔 극하근까지 향하므로 신경에 스트레스가 가해져 병증이 발생하기 쉽다. 특히 배구선수에서는 스파이크 동작에서 견갑골의 외전을 동반하기 때문에 극와절흔부에서 견인되어 극하근이 위축을 일으키는 경우도 있다.

2) 극상근과 극하근의 위치 관계

본 증례는 대결절 상부의 회전근개가 관절낭 측에서 손상된 경우이다. 대결절 상부에는 극상근이 존재함에도 불구하고 극하근이 위축되는 이유는 무엇일까?

극하근은 극하와에서 기시하여 대결절의 후면에 정지하는 것으로 생각된다. 그러나 극하근과 극상근의 표층을 덮는 오구상완인대를 박리하면 극하근의 정지부는 대결절의 후면뿐만 아니라 대결절의 상면에도 퍼져 있다(그림 3-5).[2] 지금까지 대결절은 전면(anterior facet), 상면(superior facet)과 후면(posterior facet)으로 분류되었다. 그러나 최근, 전면과 상면 사이에 **외측면**(lateral facet)이라는 면이 존재하며, 극하근이 부착하는 것이 밝혀졌다. 즉, 기존에 **극상근건**이라고 생각했던 부위는 **극하근건**일 가능성이 있어 극하근에 위축이 발생하는 것으로 생각된다. 또한, 극상근은 극상와에서 기시하는데, 그 표층에는 견갑골의 상연, 견봉에 정지하는 **승모근 중부섬유**가 존재한다(그림 3-9). 극상근에 근위축이

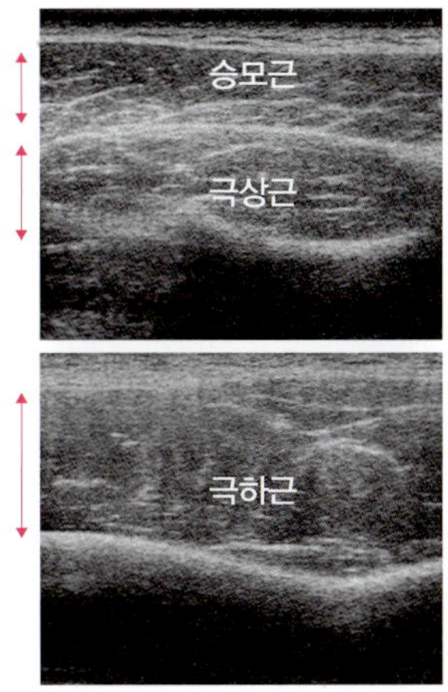

그림 3-9
승모근과 극상근의 위치 관계

극상근은 승모근 중부섬유의 심층에 위치하지만, 극하근은 승모근 하부섬유에는 덮여 있지 않다.

▸ **승모근 중부섬유**
trapezius middle fiber

column

배구선수의 극하근 위축

배구선수들은 오른팔의 극하근 위축이 현저하게 나타나는 경우가 많다. 이 극하근 위축은 견갑상신경의 압박성 신경병증으로 생각된다.

상완신경총의 상신경간에서 분기한 견갑상신경은 후하방으로 주행하여 견갑골의 **견갑절흔**과 그 상방에 뻗은 하견갑횡인대 사이의 터널을 빠져나와 극상와에 이르게 된다. 이후 외측으로 주행하면서 극상근지를 분기하고, **극와절흔** 외측에서 그 주행을 내측으로 급격하게 바꿔 극하와에 도달해 극하근지를 분기한다. 즉, 견갑상신경은 극하근에 분지를 내기까지 두 번의 급커브를 거쳐야 한다. 이 두 곳이 견갑상신경의 포착 부위가 되는 경우가 많다.

견갑절흔의 변이에는 U자형과 V자형도 있어 압박 요인이 되기 쉽다. 이 부위에서 견갑상신경이 포착되면 극하근과 동시에 극상근에도 위축이 발생하게 된다. 이를 고려하면 배구선수에게 나타나는 극하근 위축은 견갑상신경이 극와절흔으로 포착된 경우에 생기는 것을 알 수 있다.

스파이크 동작으로 상지를 내리칠 때 견관절에는 신전 · 내전 · 내회전 운동이 발생한다. 이때 견갑골은 강하게 외전하게 되므로 극와절흔은 그 바로 외측에 위치한 견갑상신경에 대해 신장 자극을 가하게 된다. 이러한 운동이 반복되면 극와절흔보다 원위에 위치한 극하근지가 손상되어 극하근의 단독 마비가 발생한다. 따라서 배구선수의 극하근 위축에는 단순한 견관절에 대한 운동치료만이 아닌 견갑골의 운동을 고려한 운동치료가 필요하게 된다.

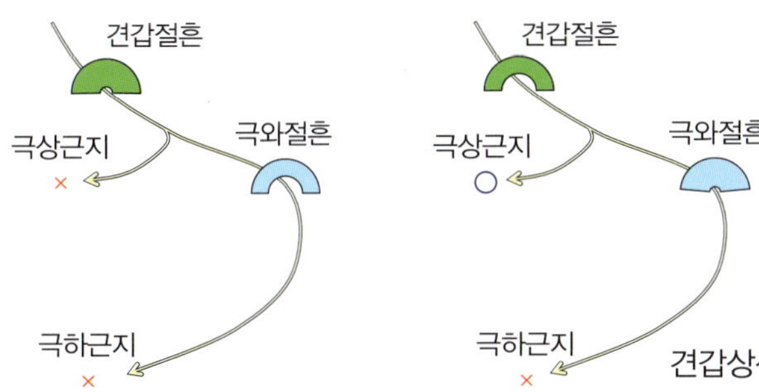

견갑상신경의 포착 부위와 신경병증의 위치 관계

있더라도 표층에 승모근 중부섬유가 존재하기 때문에 위축이 뚜렷하게 나타나지 않는다. 반면, 극하근은 기시부에서 그 표층을 덮는 근육이 없기 때문에 근위축이 두드러지게 나타나는 것으로 생각된다.

✓5 왜 견갑골 정렬의 교정이 효과적이었는가?

1) 견갑상완리듬과 견봉하충돌

▸ **견갑상완리듬**
scapulo-humeral rhythm

상지의 운동에는 견갑상완관절 외에 견갑흉곽관절도 중요하다. 이 두 관절은 상지의 운동 시에 일정한 비율로 연동하여 움직이기 때문에 **견갑상완리듬**이라고 한다. 거상 0~30°까지의 견갑골의 움직임은 상완골의 움직임에 비해 작으며, 견갑골이 흉곽에 고정되는 시기(setting phase)를 제외하고는 견갑상완관절과 견갑흉곽관절의 운동비는 거의 2:1이다. 거상 90° 이상에서는 두 관절의 움직임이 역전된다는 설도 있고, 마지막 60°는 1:1이라는 설도 있다. 향후 측정 기술이 발전함에 따라 밝혀질 것으로 기대한다.[9, 10]

또한, 수평굴곡(수평내전)·수평신전(수평외전)에서의 견갑상완리듬은 수평굴곡·신전 0°에서 수평굴곡 90°까지는 상완골의 움직임이 큰 반면, 수평굴곡 90°에서 최대 수평굴곡까지와 수평신전 운동에서는 견갑골의 움직임이 크다(**그림 3-10**).

▸ **승모근**
trapezius m.

▸ **전거근**
serratus anterior m.

견봉하충돌에서는 거상 시에 골두의 과도한 상방이동이 문제가 되지만, 견갑골의 안정성이 저하된 경우도 견봉하충돌이 유발되기 쉽다. 견관절을 외전할 때 견갑골에 내전과 상방회전이 발생하여 견갑골의 관절와가 상방을 향하고, 골두를 지지할 수 있게 된다. 그러나 견갑골 내전근의 **승모근**과 상방회전에 작용하는 **전거근**의 근력이 저하되면 견갑골을 상방회전할 수 없어 견봉하충돌이 발생한다. 본 증례에서는 견갑흉곽관절을 안정화시키는 근육을 강화함으로써 견봉하충돌을 예방할 수 있었던 것으로 생각된다.

2) Scapular dyskinesis

어깨 거상 시 견갑골의 비정상적인 운동은 **scapular dyskinesis**로 알려져 있으며, 3가지 유형으로 분류된다.[11] ① 견갑골 내측연 전체가 돌출된 것, ② 견갑골 하각이 돌출된 것, ③ 견갑골 상각이 돌출된 것이다. 특히 어깨를 으쓱하듯이 상지를 거상하는 것을 **shrugging sign**이라고 한다. 또한, 하각부의 내측연이 돌출된 것은 혼합형으로 분류된다.

Tsuruike 등은 대학 야구선수에서 scapular dyskinesis를 가진 선수가 투구장애어깨를 발생시킬 위험은 scapular dyskinesis가 없는 선수의 약 5배라고 하였다.[12] Ueda 등은 하각부 내측연이 돌출된 선수의 투구 동작을 분석한 결과, 정상적인 경우보다 최대 외전/외회전위에서 견갑상완관절의 외회전이 9° 증가하였고, 견갑골의 후경이 6° 감소하였다고 보고하였다.[13] 이 운동은 internal impingement를 더욱 유발하는 운동이 되었다.

견갑골의 운동 이상이 발생하는 원인은 크게 견갑흉곽관절의 기능 저하와 견갑상완관절의 가동성 저하로 나눌 수 있다. 특히 회전근개 손상 예에 있어서 거상 시에 견봉하충돌이 발생하는 예에서는 통증을 피하기 위해 shrug sign(어깨를 으쓱하는 현상)이 나타나는 경우도 많다. 따라서 견관절 가동범위 제한을 제거한 상태에서 견갑골 운동의 이상 유무를 검증할 필요가 있다.

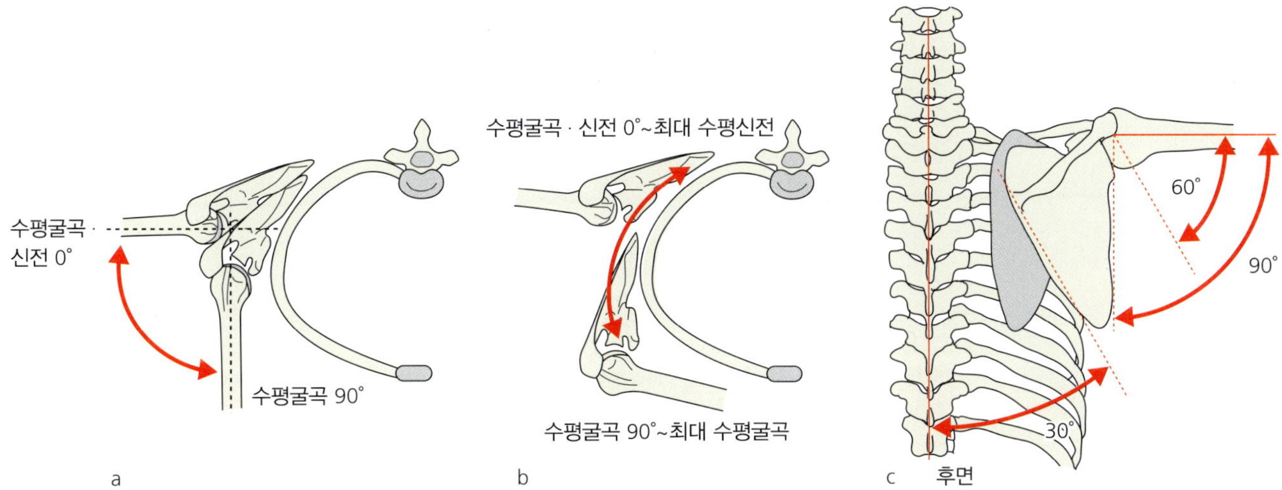

그림 3-10 수평굴곡 · 신전 시의 견갑상완리듬

a : 수평굴곡 · 신전 0°에서 수평굴곡 90°까지는 상완골의 움직임이 크다.
b : 수평굴곡 90°에서 최대 수평굴곡, 수평굴곡 · 신전 0°에서 최대 수평신전까지는 견갑골의 움직임이 크다.
c : 어깨 외전 90°의 견갑상완리듬. 견갑상완관절에서 60°, 견갑흉곽관절에서 30° 움직인다.

회전근개 손상 : 정리

✓1 왜 스스로의 힘으로는 오른손을 들 수 없는 것일까?

견관절은 회전근개의 수축으로 안정성을 획득하고, 삼각근의 강력한 장력을 발휘할 수 있는 지점(falcrum)을 형성하여 비로소 능동거상 운동이 가능해진다. 따라서 회전근개 손상 시에는 견관절의 능동거상 운동이 어려워진다.

✓2 왜 관절낭면에 회전근개 손상이 발생하였는가?

거상 운동 시 상완골두가 상방으로 솟아오르면 극상근과 견봉의 마찰력이 강화되어 회전근개의 견봉 측에 손상이 발생한다. 그러나 극상근은 견관절 외전 · 외회전 운동에 따라 전방에서 후방으로의 활주성이 필요하게 되고, 대결절은 하방으로 위치가 변화하기 때문에 극상근의 주행도 하방으로 변화한다. 이때 활주성이 저하되면 관절와의 상연이 가장자리(edge)가 되어 회전근개 심층과 관절와 상연 사이의 마찰력이 강해지기 때문에 회전근개의 관절낭면에 파열이 발생한다.

✓3 왜 견봉하활액낭염이 발병하였는가?

회전근개 손상에서는 손상된 회전근개 자체의 통증보다도 회전근개의 기능 저하로 인해 생기는 견봉하충돌이 통증의 주체가 된다. 따라서 견봉하에서 통증이 발생하기 쉬운 견봉하활액낭의 염증이 생기기 쉽다.

✓4 왜 극하근의 위축이 발생하였는가?

오구상완인대 심층에서 극하근의 정지부는 대결절의 후면뿐만 아니라 상면에도 퍼져 있으며, 기존에 극상근건으로 여겨졌던 부위가 극하근건으로 볼 수 있어 극하근에 위축이 발생한다.

✓5 왜 견갑골 정렬의 교정이 효과적이었는가?

견봉하활액낭의 염증은 상완골두의 상방변위에서 발생하는데, 견갑흉곽관절이 안정화되면 회전근개 기능이 높아질 뿐만 아니라 견갑골의 상방회전, 내전 운동이 발생하여 견봉하압을 낮추고 충돌이 발생하지 않게 된다. 회전근개 중에서도 견관절 상방에 존재하는 극상근이나 극하근은 항상 장력을 발휘하여 상완골두에 가해지는 하방으로의 견인력에 저항한다. 회전근개 봉합술 후 하수위로 고정하면 봉합된 회전근개에는 이개 부하가 가해진다. 견갑골면에서 거상위로 고정하면 극상근과 극하근의 기시와 정지가 가까워져 이개 부하가 감소한다. 따라서 회전근개 봉합술 후에는 견갑골면에서의 거상위로 고정하는 경우가 많다.

참고문헌

1. Clark JM, et al : Tendons, ligaments, and capsule of the rotator cuff : Gross and microscopic anatomy. J Bone Joint Surg Am 74 : 713-725, 1992
2. 望月智之，ほか：腱板停止部の新しい解剖知見．整形・災害外科50：1061-1068，2007
3. Davidson PA, et al : Rotator cuff and posterior-superior glenoid labrum injury associated with increased glenohumeral motion : A new site of impingement. J Shoulder Elbow Surg 4(5) : 384-390, 1995
4. 布施謙三：肩峰下滑液包の形態学的研究―鋳型作成による三次元的検討．川崎医会誌22：261-272，1996
5. 石野辰夫：肩関節運動における滑液包，とくに肩峰下包及び三角筋下包の意義について．新潟医学 会雑誌87：311-318，1973
6. 三名木泰彦，ほか：肩関節における感覚受容器とその炎症に対する反応．関節外科16：59-65，1997
7. 森澤豊，ほか：肩腱板，肩峰下滑液包，烏口肩峰靭帯における神経終末の観察―形態および分布に ついて．肩関節20：117-122，1996
8. Sohier R : Kinesiotherapy of the shoulder. John Wright & Sons, 1967
9. 中川照彦：肩の機能とバイオメカニクス．関節外科14(増刊号)：13-23，1995
10. 時吉聡介，ほか：ヒト肩甲下筋の停止形態について．関節鏡33：1-4，2008
11. Kibler WB, et al : Current concepts : scapular dyskinesis. Br J Sports Med 44 : 300-305, 2010
12. Tsuruike M, et al : Can the Scapular Dyskinesis Test be Associated with Throwing Related Injuries During the Course of Collegiate Baseball Seasons? Int J Sports Phys Ther. 17(4) : 707-714, 2022
13. Ueda A, et al : Scapular dyskinesis type is associated with glenohumeral joint and scapular kinematic alteration during pitching motion in baseball players. J Bodyw Mov Ther. 2021 Oct ; 28 : 332-340.

4 유착성 관절낭염
Adhesive capsulitis

증례

51세, 남성. 중학교 교사. 6개월 전부터 우측 견관절 통증이 느껴졌고, 점차 거상하기 어려워졌다. 팔이 올라가지 않아 칠판에 글씨를 쓰는 것이 힘들어졌고, 최근에는 ✓2 **밤에 잘 때 통증이 심해져** 내원하였다.

X선상은 특이 소견이 없었고, **유착성 관절낭염**으로 진단해 물리치료를 시작하였다. ✓1 **우측 견관절 가동범위는 굴곡 110°, 외전 100°, 내전 -10°,** ✓3 **1st position에서 외회전 30°·내회전 45°, 2nd position에서 외회전 0°, 3rd position에서 내회전 10°, 띠 매는 동작(신전위 내회전)에서는 통증이 나타나 가동범위를 측정하기 어려웠다.** 극상근, 극하근, 견갑하근에 압통이 확인되었다.

극상근과 극하근 등의 상방조직에 대한 운동치료를 시행하였고(▶ 영상 4), 야간통증은 점차 호전되었으나 굴곡·외전의 최종 가동범위에서 통증이 심하여 호전을 보이지 않았다. 통증 부위는 견봉하였다.

견봉하활액낭에 리도카인 주사 후 일시적으로 통증이 호전되어 운동치료를 시행하였다. 점차 굴곡·외전 가동범위도 증가하였으나 견관절 거상 시 ✓4 **상완근위 외측면에 둔통을 호소하였다.** 이때 압통이 확인된 대원근과 견갑하근의 이완으로 상완근위 외측면의 둔통도 소실되었고, 견관절의 가동범위도 회복되었다.

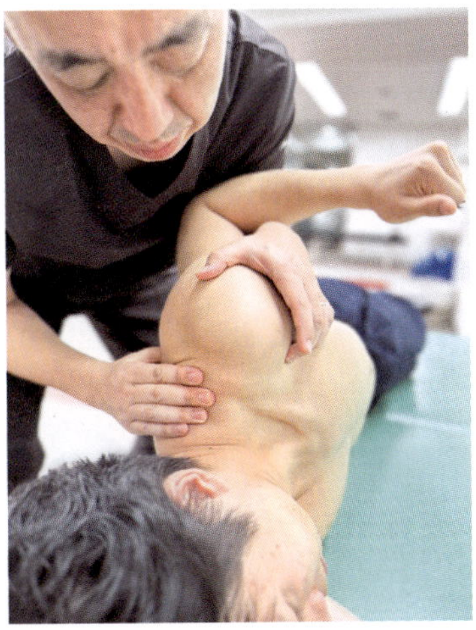

상방조직에 대한 도수치료

▶ 영상 4

질환노트

유착성 관절낭염
이른바 '오십견'으로 주요 증상은 통증과 가동범위 제한이다. 급성기(freezing phase)는 통증이 심하고, 야간 통증을 호소하는 경우도 많다. 구축기(frozen phase)가 되면 가동범위를 초과하는 경우에만 통증을 호소하게 된다. 운동치료가 중심이 되지만, 필요에 따라 견봉하활액낭 및 관절주사를 시행한다.

본 증례의 해부학적 접근

- ✓1 왜 견관절 자세를 바꾸어 가동범위를 측정하는가?
- ✓2 왜 야간 통증이 발생하는가?
- ✓3 왜 중립위(하수위) 외회전이 제한되는가?
- ✓4 왜 둔통이 발생하는가?

✓1 왜 견관절 자세를 바꾸어 가동범위를 측정하는가?

1) 견관절의 가동범위

견관절은 굴곡/신전, 외전/내전, 외회전/내회전이라는 각각 쌍을 이루는 운동이 복잡하게 얽혀 큰 가동범위를 가진다. 이러한 운동은 견관절에 작용하는 연부조직에 의해 가동범위가 제한된다. 가동범위 제한의 상황을 검토하거나 가동범위 제한이 일상생활활동(ADL)에 어떠한 영향을 미치는지 고찰할 때, 일반적인 관절 가동범위를 측정하는 것이 좋을 수 있다. 그러나 일반적인 관절 가동범위 측정에서는 견관절의 가동범위 제한요인을 좁히기 위해 얻을 수 있는 정보가 부족하다.

따라서 물리치료를 시행하는 경우에는 견관절의 자세를 바꿔가며 어떠한 운동이 어떠한 조직에 의해 제한을 받는지 자세히 검토한다. 이를 통해 치료 대상인 연부조직을 한정할 수 있어 통증을 동반한 무리한 관절 가동범위 운동을 피할 수 있다.

2) 자세에 따른 제한요인

견관절 가동범위의 측정 자세는 **그림 4-1**과 같다.

자세 변화에 따라 견관절 연부조직의 긴장은 다음과 같이 변화한다.

1st position	견관절의 상방이 신장되고, 하방은 단축위가 된다.
2nd position 3rd position	견관절의 상방이 단축되고, 하방이 신장된다.
신전위	견관절의 전상방이 신장되고, 하방은 단축위가 된다.

따라서 제한요인은 다음과 같이 생각할 수 있다.

1st position 외회전에 제한 있음 + 2nd position 외회전에 제한 없음	**제한요인** : 외회전을 제한하는 견관절 **전방**의 조직 중 내전/외전의 운동축보다 **상방**에 존재하는 연부조직
2nd position 외회전에 제한 있음	**제한요인** : 외회전을 제한하는 견관절 **전방**의 조직 중 내전/외전의 운동축보다 **하방**에 존재하는 연부조직
3rd position 내회전에 제한 있음	**제한요인** : 내회전을 제한하는 견관절 **후방**의 조직 중 내전/외전의 운동축보다 **하방**의 연부조직
신전위 내회전에 제한 있음	**제한요인** : 내회전을 제한하는 견관절 **후방**의 조직 중 내전/외전의 운동축보다 **상방**의 연부조직

이와 같이 자세를 변화시켜 가동범위를 측정함으로써 제한요인이 되는 연부조직을 특정할 수 있다(**그림 4-2**). 본 증례는 1st position에서의 내회전/외회전 가동범위보다 2nd · 3rd position의 가동범위가 제한되어 있다. 따라서 본 증례의 가동범위 제한은 보다 하방의 연부조직에 문제가 있는 것으로 생각된다.

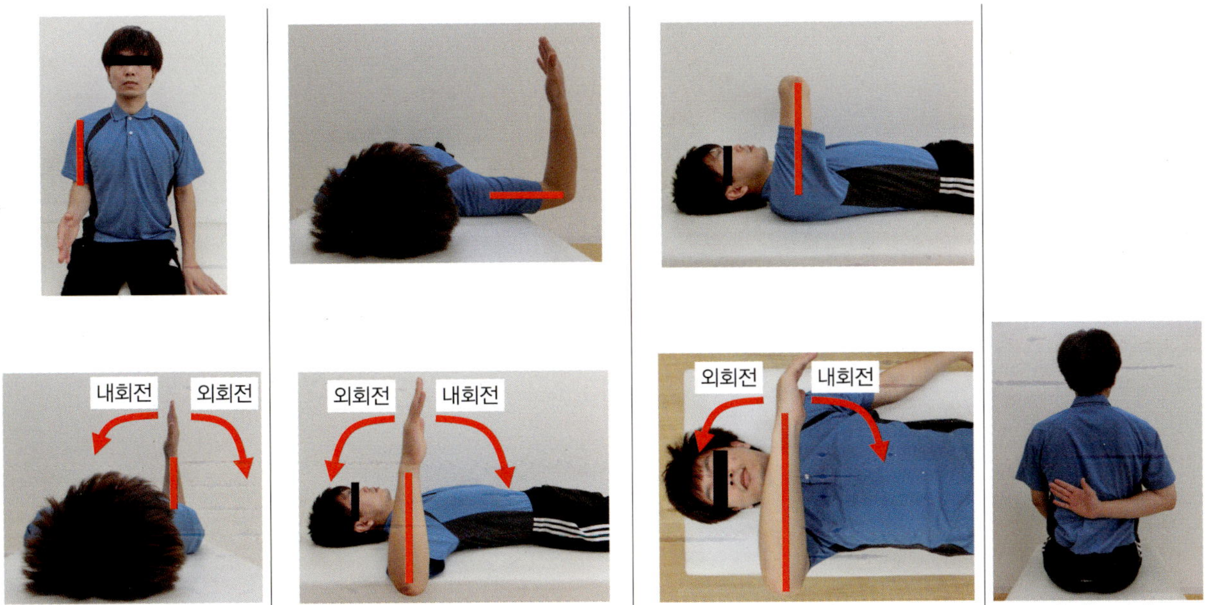

1st position
상완을 내린 자세(중립위)

2nd position
90˚ 외전한 자세

3rd position
90˚ 굴곡한 자세

띠 매는 자세
신전위 내회전한 자세

그림 4-1 견관절 가동범위의 측정 자세(내회전 · 외회전)

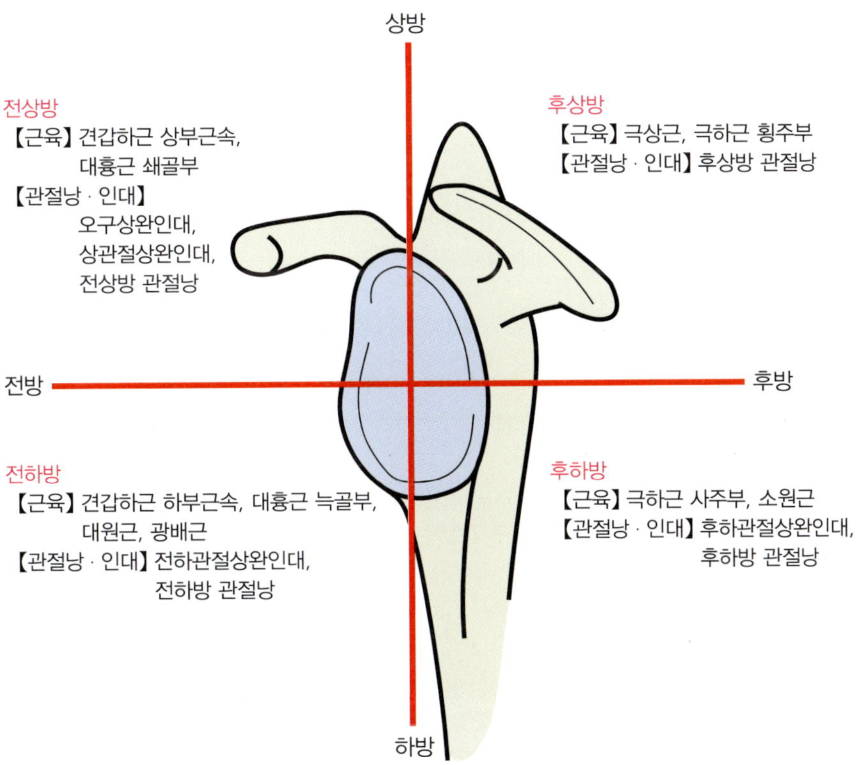

그림 4-2 견관절의 제한요인

3) 신전위 내회전

견관절 신전위에서의 내회전은 이른바 **띠 매는 동작**이라고 하며, 손을 등 뒤로 돌려 등을 따라 손을 올리는 동작으로, 바지를 올리고 내리거나 앞치마 끈을 묶는 등의 ADL에서 수행된다. 띠 매는 동작은 견관절 질환 환자에서 거상 동작과 같이 곤란한 동작으로 보고되어,[1] ADL 평가와 함께 확인할 필요가 있다.

✓2 왜 야간 통증이 발생하는가?

야간 통증의 원인은 아직 명확하게 밝혀지지 않았지만, **1) 견봉하압의 상승, 2) 상완골 내압의 상승**이 관련되어 있다고 생각된다.

1) 견봉하압의 상승

① 견봉하압이 상승하는 요인

야간 통증 증례에서 오구견봉인대 바로 아래의 압력이 유의하게 높았기 때문에 견봉하압의 상승이 야간 통증과 관련이 있다고 생각된다. 견봉하압에 관해서는 거상에 의해 상승한다거나 관절내압과 연동되어 있다는 등 다양한 보고가 있다.

견봉하압이 상승하는 요인으로는 제2견관절에서 견봉하골극의 증식, 오구견봉인대의 비후나 회전근개의 석회화 등으로 인한 견봉골두간 거리의 단축, 견봉하활액낭(SAB)의 급성 염증이나 회전근개 힘줄염에서의 부종으로 인한 내용량의 증가, 회전근개근육들의 연축과 SAB의 유착, 관절낭의 비후·섬유화로 인한 관절낭내 용적의 감소 등을 생각할 수 있다.

Hayashi 등[2]은 야간통증군과 비야간통증군의 견관절 가동범위를 비교한 결과, 야간통증군에서 견관절 중립위의 외회전 가동범위와 띠 매는 동작의 가동범위가 유의하게 감소했다는 가동범위에서의 특징이나, 야간통증군에서는 상완골에 대해 견갑골이 하방회전하

▸ **오구상완인대**(CHL)
coracohumeral ligament

column

오구상완인대(CHL)의 주행과 기능

주행 : 오구돌기 기저부 외측에서 기시하여 대결절과 소결절에 부착한다고 알려져 있다. CHL의 부착부에 대해 Mochizuki 등은 결절간구보다 근위에서는 극상근의 심층으로 들어가 관절낭상으로 퍼지고, 결절간구 부근에서는 극상근의 상면을 넘어 극상근의 최원위부 및 극하근의 최전·최원위부를 덮고 대결절까지 도달한다고 보고하였다.[3] 또한, Arai 등은 관절와 측에서는 견갑하근건 최두측부의 전후에 걸쳐 분포하고 있었다고 보고하였다.[4]

조직 : 견관절의 관절강 외벽을 구성하는 조직으로 알려져 있다. Arai 등은 CHL과 관절강 내벽 사이에는 경계가 보이지 않고, 동일한 소성결합조직으로 구성되므로 CHL은 관절강 외벽뿐만 아니라 관절강 내벽을 구성하는 소성결합조직의 일부라고 보고하였다.[4] 이와 같이 CHL은 회전근개 간격(rotator interval)으로 회전근개근육의 천층·심층에 넓게 존재하며, 관절강 내외벽을 구성하는 소성결합조직이다.

기능 : 내전·신전·수평신전, 중립위(하수위)에서의 외회전으로 긴장하고, 역방향 운동인 외전·굴곡·수평굴곡, 중립위에서의 내회전에서는 이완된다. 또한, 상완골두의 하방 불안정성을 억제하는 기능과 관절강 내벽에서 상완이두근 장두건을 감싸 결절간구까지 유도하는 기능도 있다.[4] 소흉근의 정지부로서 기능하는 경우도 있다.[5] 이처럼 많은 기능을 가지는 반면, 손상을 받기 쉬워 견관절 기능장애의 원인 부위가 되기 쉽다.

는 정렬의 특징이 나타났다고 보고하였다.

견관절 중립위에서 외회전 가동범위와 띠 매는 동작의 가동범위(신전 · 내전 · 내회전)를 제한하는 것은 회전근개 간격을 구성하는 오구상완인대(CHL)나 **상관절상완인대**(SGHL), 극상근, 극하근 횡주부, 견갑하근 상부근속 등의 견관절 상방 지지조직이다(그림 4-2). 이들은 견갑골의 상방회전과 상완골의 내전으로 강하게 신장되기 때문에 야간 통증군에서는 기상 시 상완골에 대해 견갑골이 하방회전하는 정렬의 특징이 나타나는 것으로 생각된다(그림 4-3). 야간 취침 시에는 견갑골이 바닥면에 고정된다. 견갑상완관절은 중력에 의해 신전 · 외회전 방향으로의 운동이 일어나고, 회전근개 간격은 신장된다. 이처럼 견갑골에 의한 회피 자세를 취할 수 없게 되므로 취침 시 통증이 발생하는 것으로 생각된다(그림 4-4).

▸ **상관절상완인대(SGHL)**
superior glenohumeral ligament

② 회전근개 간격의 구조적 요인

회전근개 간격의 외측(표층)에는 견갑하근의 건하낭인 **견갑하활액낭**(견갑하낭)이 존재하며, 회전근개 간격에는 이 견갑하활액낭과 견갑상완관절강을 연결하는 **Weitbrecht foramen**이 개구되어 있다. Iwahori[6]는 관절 조영의 관절낭내 용량은 보통 약 30mL이지만, 동결견에서는 10mL 이하로 저하되어 하방 관절낭, 견갑하활액낭, 상완이두근건 건초의 조영이 불량하다고 보고하였다.

▸ **견갑하활액낭**
subscapularis bursa

이와 같이 동결견에서는 관절낭내 용량의 저하와 함께 견갑상완관절강과 견갑하활액낭과의 교통이 단절되어 내압 조절이 잘 이루어지지 않을 가능성이 있다. 풍선을 부풀렸을 때 강도가 약한 부분이 혹처럼 부풀어 오르듯이 견갑상완관절의 회전근개 간격은 관절강의 내압 상승에 따른 물리적 자극을 받기 쉽다(그림 4-5).

또한, 회전근개 간격에는 많은 신경종말이 존재하고, 통증 역치가 낮아 약간의 자극이나 염증으로 통증이 유발된다.

이와 같이 구축으로 인한 견갑상완관절 전체의 용량 감소와 견봉하압을 포함한 관절내

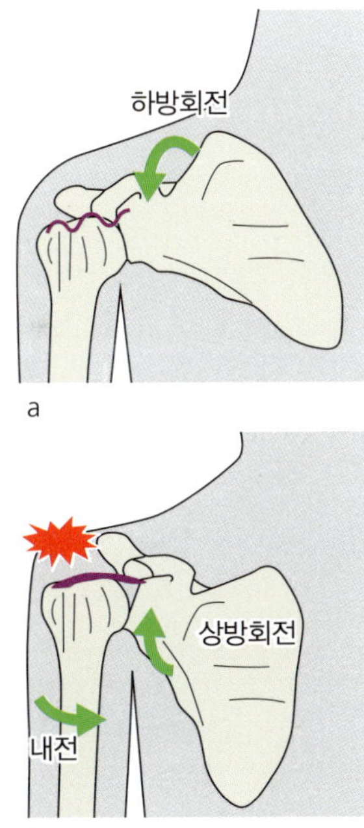

그림 4-3
야간 통증의 특징적인 정렬

a : 견갑골이 상완골에 대해 하방회전한다.

b : 견관절 상부 지지조직이 견갑골의 상방회전과 상완골의 내전으로 강하게 신장한다. 이를 피하기 위해 a와 같은 특징적인 정렬을 보이는 경우가 많다.

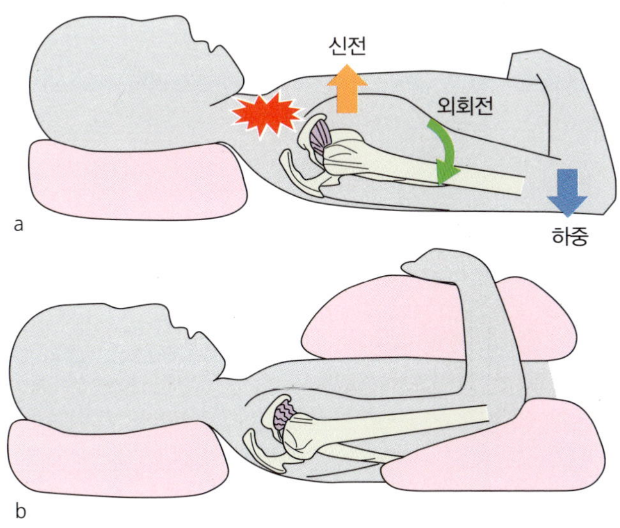

그림 4-4 취침 시 회전근개 간격의 신장 자세와 안정 자세

a : 동결견에서는 가동범위가 좁아 견갑골이 고정되면 견관절은 신전되고, 상지의 포지셔닝에 따라 외회전되며, 회전근개 간격은 신장된다.

b : 상지를 지지할 수 있도록 팔꿈치와 복부에 쿠션을 두면 취침 시 야간 통증이 완화되는 경우가 있다.

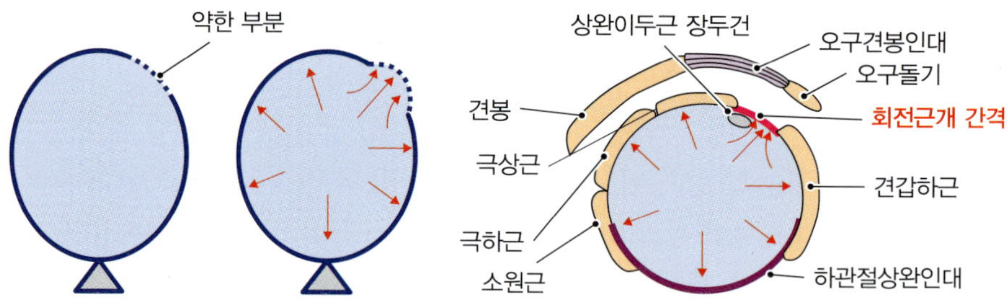

그림 4-5 회전근개 간격에 대한 압력의 집중

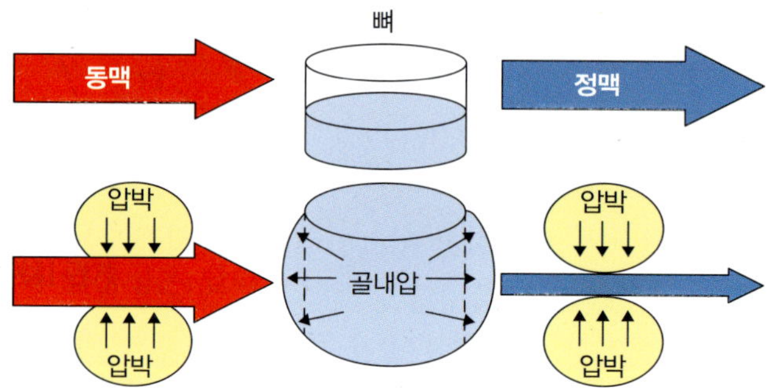

그림 4-6 동맥에 의한 유입량과 정맥에 의한 유출량의 불균형으로 인한 골내압 상승

압 조절의 실패, 취침 시 불량 자세 등으로 인해 회전근개 간격이 자극을 받아 야간 통증이 발생하는 것이 아닌가 생각된다.

2) 상완골 내압의 상승

Yoshida 등[7]은 상완골의 골두 내압을 측정하여 야간 통증이 있는 증례에서는 골내압이 상승하고 있으며, 체위에 따른 내압의 변동과 가압에 따른 증상의 재현 실험에서 골내압이 통증의 원인이라고 보고하였다.

그렇다면 상완골 내압은 왜 상승하는 것일까? 이를 이해하기 위해서는 골내의 혈류에 대해 이해해야 한다.

① 골내의 혈류

골표면을 주행하는 동 · 정맥은 골표면에 많이 존재하는 작은 구멍(영양공)으로 골내외를 연결한다.

동맥에는 혈관 평활근이 존재하므로 그 탄성이 정맥보다 높고, 외부 압박에 강한 구조를 가지고 있다. 따라서 외부 압박으로 정맥은 폐색되어도 동맥은 폐색되지 않을 수 있다. 이러한 상태에서는 혈액을 골내로 보낼 수는 있지만, 골외로 내보낼 수 없게 된다. 따라서 골내에 울혈이 생겨 골내압이 상승한다(**그림 4-6**). 즉, 상완골 내압의 상승은 뼈에서 나오는 영양정맥이 압박을 받아 발생한다.

▸ **전상완회선동맥**
anterior circumflex humeral artery

그렇다면 상완골의 영양혈관은 어디에 분포되어 있을까? 상완골두의 영양동맥은 전 · 후상완회선동맥의 분지이며, 그 대부분은 **전상완회선동맥**에서 유래한다(**그림 4-7**).

상완골 경부 후면에 있는 영양공은 크기가 작고, 극하근과 소원근이 주행하는 바로 아

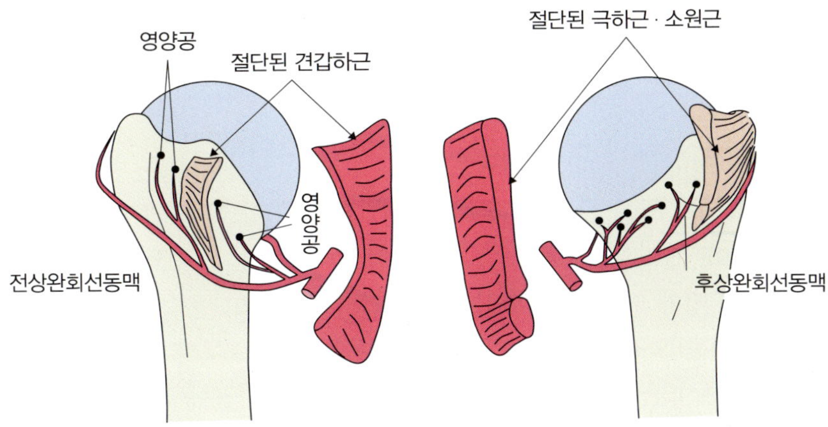

그림 4-7 상완골두의 영양혈관

래에 존재한다. 영양공이 작다는 것은 그곳을 통과하는 혈관도 가늘다는 것을 의미한다. 만약 극하근과 소원근의 연축이나 단축 등이 발생하면 이 가는 혈관, 특히 **후상완회선정맥**은 쉽게 압박을 받아 상완골 내압이 상승하여 야간 통증이 발생할 수 있다.

▸ **후상완회선정맥**
posterior circumflex humeral vein

② 측와위에 따른 영향

Murakami 등[8]은 견관절 야간 통증의 병태로서 관절부의 혈류 저하로 인한 관절 주위 발통물질 농도의 상승과 골두내압의 상승에 의한 것으로 보고하였다. 취침 시 환측을 아래로 한 측와위에서 환측 상지가 체간과 바닥면에 끼어 3rd position에서의 내회전이 강제되는 경우나 환측을 위로 한 측와위에서도 상지가 수평굴곡이 강제되는 경우에 극하근이나 소원근은 신장되어 야간 통증이 발생할 수 있다고 생각된다. 따라서 취침 시에는 환측을 위로 한 측와위에서 수평굴곡이 강제되지 않도록 큰 쿠션을 안고 자도록 지도하는 것이 효과적이다(**그림 4-8**).

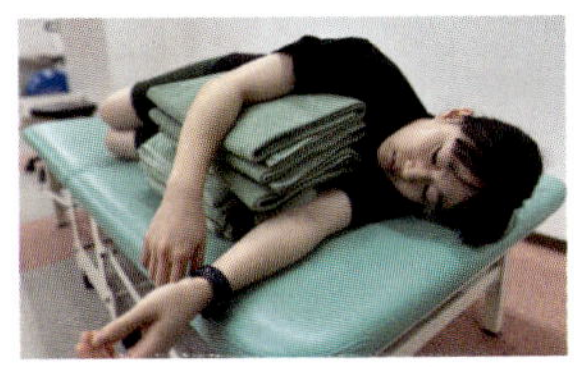

그림 4-8
수면 시 견관절 자세
수평굴곡을 방지하기 위해 큰 베개(사진에서는 수건으로 대체) 등으로 상지를 받쳐주면 좋다.

3) 견관절 주위의 혈류 증가

견관절낭의 영양혈관은 전방 · 외측에서는 전상완회선동맥, 후방 · 외측에서는 후상완회선동맥, 내측에서는 견갑상동맥, 하방에서는 견갑회선동맥이다.

Okuno 등[9]은 만성적인 견관절의 야간 통증이 있는 증례에서는 영양혈관 주위에 비정상 혈관이 증식된 것을 발견하고, 이 비정상 혈관을 카테터를 이용한 경동맥 미세혈관 색전술로 색전시켜 통증이 호전된 것을 보고하였다. 또한, Terabayashi 등[10]은 야간 통증이 있는 회전근개 파열 증례에서는 전상완회선동맥의 혈류가 유의하게 상승하고 있다고 보고하여 전상완회선동맥의 혈류 증가와 야간 통증과의 연관성을 시사하였다.

유착성 관절낭염에서는 회전근개 간격을 중심으로 한 견관절 전면의 염증 소견이 많아 전상완회선동맥의 혈류 증가가 야간 통증과 관련이 있을 것으로 생각된다.

야간 통증이 발생하는 원인은 회전근개 간격, 견봉하활액낭이나 극상근과 같은 견관절 상방 지지조직의 문제와 극하근이나 소원근과 같은 견관절 후하면 연부조직의 유연성 저하라는 문제가 관련이 있을 것으로 생각된다.

✓3 왜 중립위(하수위) 외회전이 제한되는가?

1) CHL complex와 상완이두근 단두 · 오구완근

중립위 외회전이 제한되는 원인은 그림 4-2(➡ p37)와 같이 견관절 전방에 위치한 연부조직의 영향으로 생각된다. 또한, 전방에 위치한 구조를 오구돌기부와 그 외측으로 나누어 생각해 보면 쉽게 이해할 수 있다.

오구돌기부에는 오구돌기에서 기시하는 상완이두근 단두와 오구완근의 공동건이 부착된다. 이 건들은 표층은 삼각근 · 대흉근, 심층은 견갑하근에 끼어 있으며, 중립위에서는 그 주행이 그물망처럼 교차한다(그림 4-9).

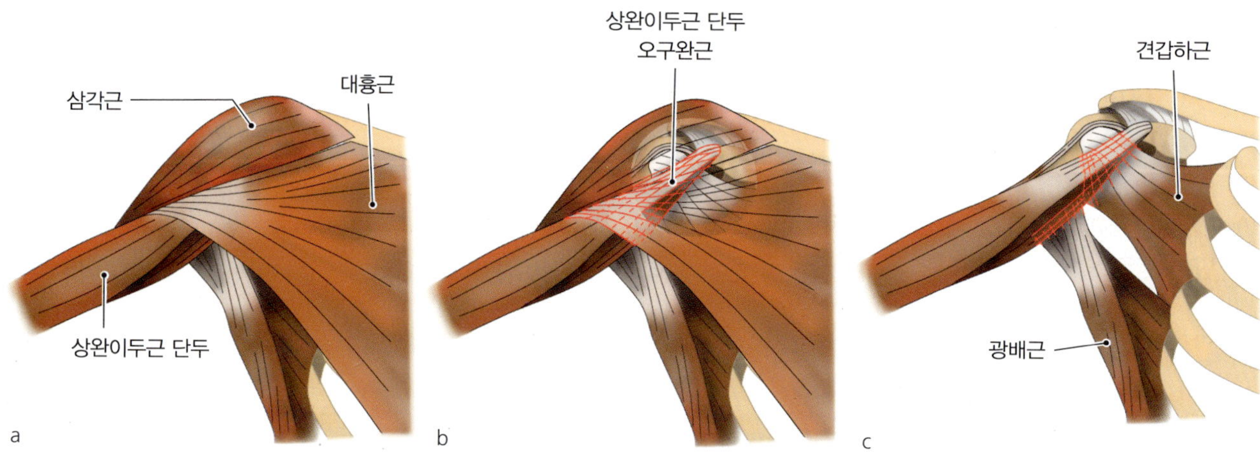

그림 4-9 삼각근 · 대흉근, 상완이두근 단두 · 오구완근, 견갑하근과의 교차부

a : 삼각근 · 대흉근과 상완이두근의 위치 관계, b : 삼각근 · 대흉근과 상완이두근 단두의 교차부, c : 상완이두근 단두 · 견갑하근과 광배근의 교차부

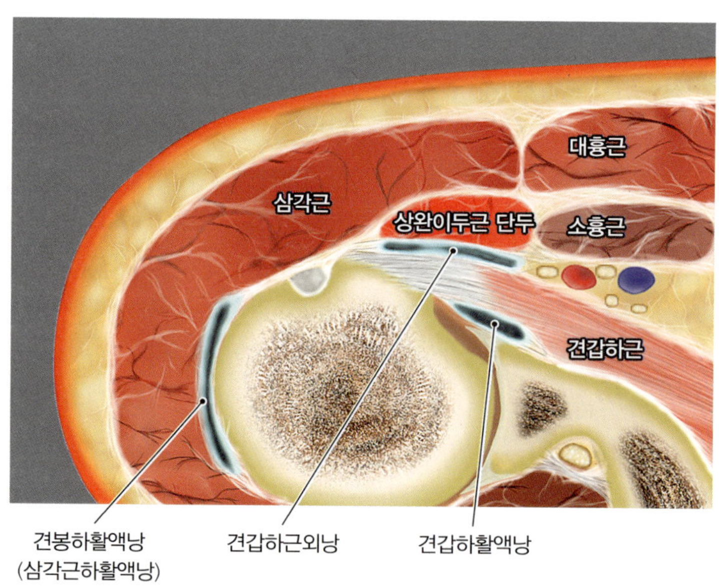

그림 4-10 견관절 전면의 활액낭

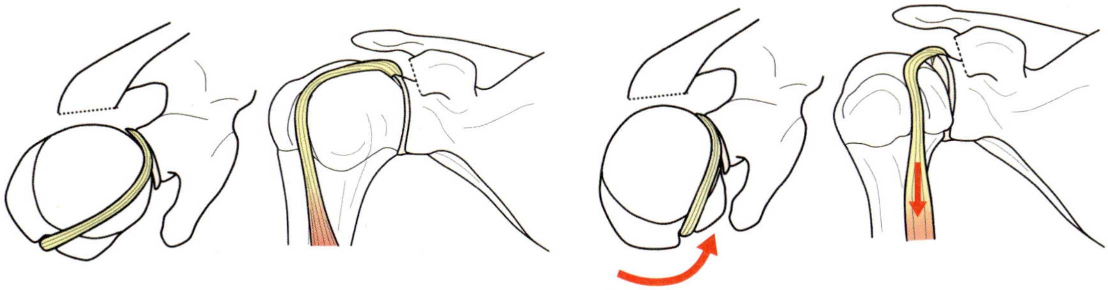

그림 4-11 상완이두근 장두건과 견관절 내회전
상완이두근 장두의 긴장이 증가하면 결절간구를 통과하는 장두건을 통해 상완골두에 내회전 방향의 힘이 가해진다.

각각의 근육 사이에는 활액낭이 존재하여 견관절 운동 시에 서로가 활주하는 것으로 생각된다(**그림 4-10**). 이 부분의 결합조직 증식은 각 근육의 움직임을 제한하게 되고, 중립위 외회전의 제한요인이 된다.

오구돌기보다 외측에서는 상완이두근 장두가 골두의 상방에서 결절간구로 향하고, 횡방향에서 종방향으로 방향을 크게 바꾼다(**그림 4-11**). 견관절의 회전 운동 시 관절와 내에서는 골두의 미끄럼 운동과 구르기 운동을 안정화시키기 위해 장두건이 골두를 단단히 잡아주는 역할을 한다.

또한, 장두건 자체도 결절간구로 향하는 방향이 벗어나지 않도록 연부조직에 의해 유도된다. 이 유도를 하는 연부조직은 견갑하근 정지건의 일부와 연속성을 갖는 설부나 오구상완인대(CHL)나 상관절상완인대(SGHL)와 같은 오구상완인대 복합체(CHL complex)로 구성된다. 다만, 이 부분은 회전근개로 덮여 있지 않은 회전근개 간격이다. 인대라는 명칭이 붙었지만, 대부분이 소성결합조직이어서 손상되기 쉽다. 따라서 섬유화가 진행되면 골두의 움직임을 제한하게 된다.

유착성 관절낭염 환자에서는 회전근개 간격을 보강하고 있는 오구상완인대나 관절낭에 섬유아세포가 증식하고, 이러한 인대 · 관절낭이 비후 · 섬유화되어 가동범위 제한을 일으키는 것으로 보고되었다.[11)]

✓4 왜 둔통이 발생하는가?

1) 외측액와공간(사각형공간 : QLS)

견관절 거상 시 둔통을 호소한 상완근위 외측면은 액와신경에서 분기된 **상외측상완피신경**의 지배 영역이다. 액와신경은 상완신경총의 후신경속에서 분기한 후 액와부 배측으로 향해 외측액와공간(QLS)을 통과하여 운동지와 감각지로 분기한다. 운동지는 소원근과 삼각근으로, 감각지는 상외측상완피신경으로서 삼각근의 표층에서 상완근위 외측면으로 이어진다.

액와신경이 통과하는 QLS는 견관절 배측의 삼각근 심층에서 소원근, 대원근, 상완삼두

▸ **외측액와공간, 사각형공간(QLS)**
quadrilateral space

▸ **상외측상완피신경**
superior lateral brachial cutaneous nerve

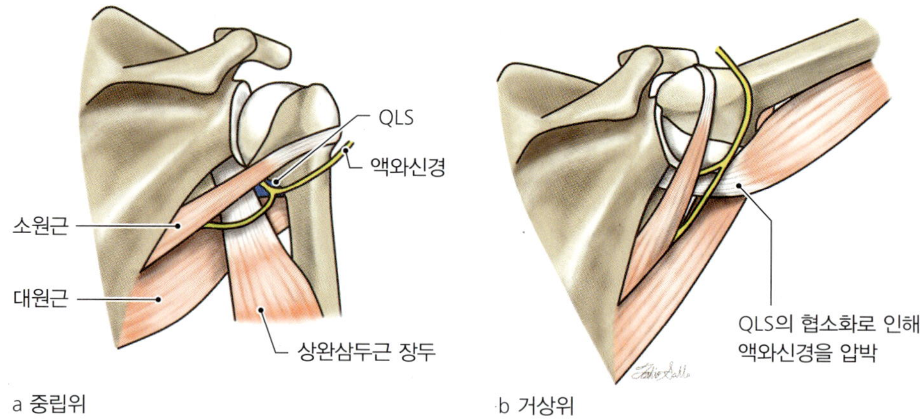

그림 4-12 거상 운동에 따른 QLS의 협소화

근 장두와 상완골 사이에 생긴 외측 부분에 존재하는 사각형의 간격이다(**그림 4-12**).

2) 액와신경의 포착

외측액와공간(QLS)은 3면이 근육으로 구성되어 있어 견관절 자세의 변화나 근육의 긴장 상태에 따라 공간이 변화하여 액와신경을 압박한다(**그림 4-12**).

액와신경이 압박되면 견관절 배측과 상완근위 외측의 방사통과 상외측상완피신경 지배 영역의 감각장애, 견관절 외전 근력저하, 삼각근의 위축, QLS의 압통을 일으킨다.

3) 액와신경(전지), 후상완피신경, 견갑하근과의 관계, 내측액와공간

본 증례가 거상 시 둔통을 호소한 견관절 근위 외측은 액와신경, 후면은 후상완피신경의 지배 영역이다.

상완신경총의 후신경속에서 분기된 **액와신경**은 견갑하근의 전면을 통과하여 액와 후방으로 향해 전지와 후지로 분기한다. **전지**는 삼각근 전부섬유와 중부섬유를 지배한다(**그림 4-13**).

상완신경총의 후신경속에서 분기된 요골신경은 상완의 후방으로 향하고, 거기서 운동지와 감각지로 분기한다. 운동지는 삼두근이나 완요골근 등의 근육으로, 감각지는 **후상완피신경**으로서 상완 근위로 이어진다(**그림 4-14**).

액와신경이나 후상완피신경의 지배 영역에 둔통이 발생한다는 것은 주행 중 어딘가에 문제가 발생했을 가능성이 있다. 이 신경들은 상완신경총의 후신경속에서 분기한다. **상완신경총**은 소성결합조직으로 둘러싸여 있고, **후신경속**은 액와동·정맥을 동반한다. 각각은 활주하기 쉬운 환경이지만, 염증에 의한 결합조직의 증가는 이러한 활주성을 제한하여 동작 시 둔통을 유발할 수 있다. 또한, 후신경속은 분기 후에 견갑하근의 전방을 통과한다. 그 위치 관계로 인해 후방은 견갑하근, 내측은 전거근, 전방은 액와동·정맥, 외측은 상완이두근 단두·오구완근이라는 벽으로 덮여 있다(**그림 4-15**). 이 공간이 어떠한 원인으로 좁아지면 활주성이 제한되어 가동범위 제한과 통증이 발생할 수 있다.

본 증례는 중립위 외회전 제한으로부터 견갑하근의 신장성 저하와 액와신경 전지 유래의 가동범위 제한이나 통증이 발생한 것으로 생각된다. 또한, 굴곡, 외전, 2nd position에서의 외회전 등의 가동범위 제한으로 인해 액와부 근육의 신장성이 저하된 것으로 예측된다. 견관절 거상 시 QLS의 협소화와 견갑하근이 신장됨에 따라 상완근위 외측면이나 후면에 둔통이 발생한 것으로 생각된다.

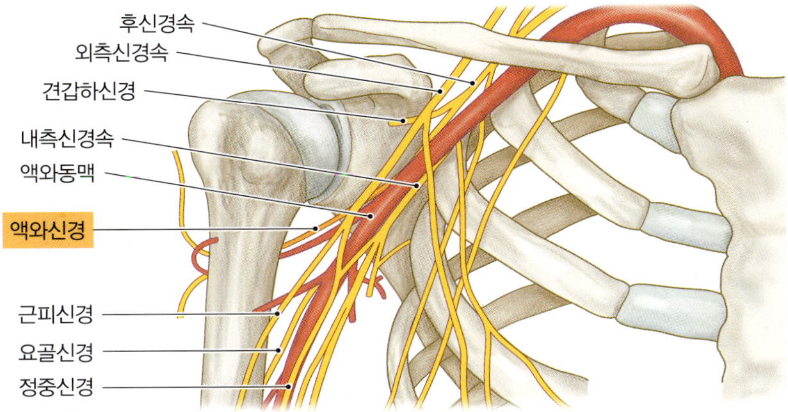

그림 4-13 액와신경의 주행

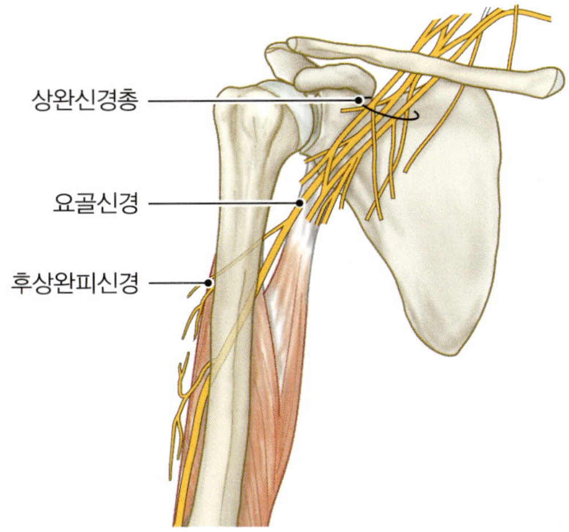

그림 4-14 후상완피신경의 주행

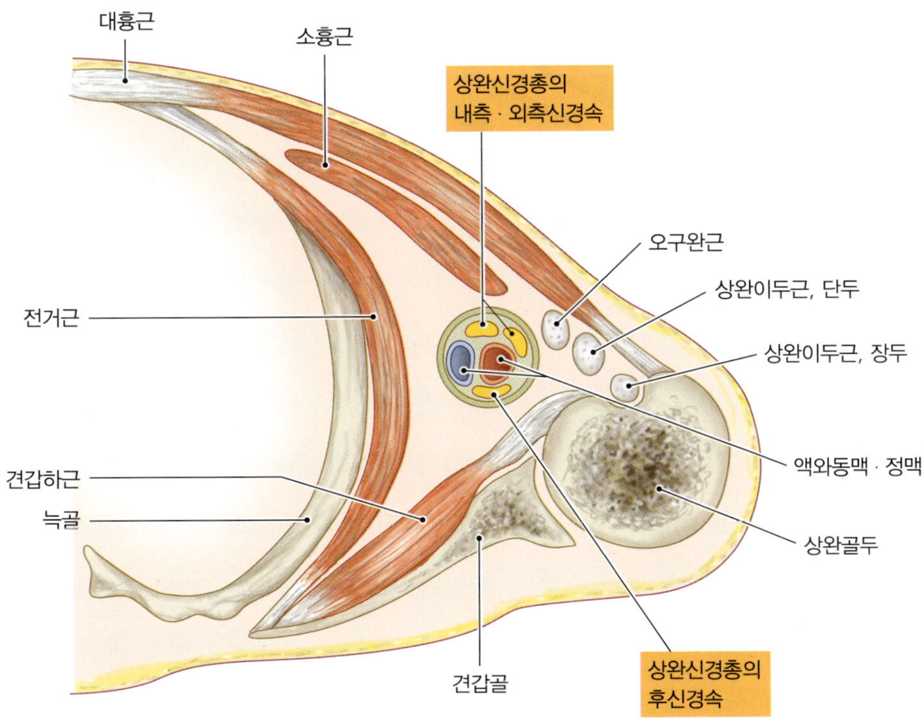

그림 4-15 액와를 통과하는 상완신경총의 위치 관계

- ▸ **오구완근**
  coracobrachialis m.
- ▸ **근피신경**
  musculocutaneous nerve

column

오구완근과 근피신경

전완 외측부는 외측전완피신경의 지배를 받는다. 외측전완피신경은 근피신경의 감각지이다. 근피신경은 상완신경총의 외측신경속에서 분기하여 오구완근을 관통하고, 상완이두근과 상완근을 지배하며 그 근육 사이를 팔꿈치 부위를 향해 주행한다. 팔꿈치 부위에서 전완의 요측에 분기한 분지가 외측전완피신경이 되어 팔꿈치 전면, 전완 외측의 감각을 지배한다(그림). 근피신경은 상완부 심층의 근육 사이에 존재하므로 단독 손상은 드물다.

그렇다면 어떻게 증상이 나타나는 것일까? Hirazawa는 근피신경 손상의 대부분은 상완신경총 손상의 증상 중 하나로 보이며, 오구완근의 관통 부위에서 이차적 견인 손상을 받기 쉽다고 하였다.[13, 14] 팔꿈치 전면~전완 외측의 감각 이상에 대해서는 경부의 질환으로 근피신경의 기원인 제5~7경신경이 손상된 경우나 흉곽출구부에서 상완신경총이 손상된 경우 및 오구완근 관통부에 의한 근피신경의 견인이나 압박이 포인트가 된다. 오구완근이 견관절의 신전이나 외전에 의해 신장되므로 견관절의 신전이나 외전 운동에 따른 전완 외측부 통증을 호소하는 증례에는 오구완근에 접근하면 치료 효과를 얻을 수 있다.

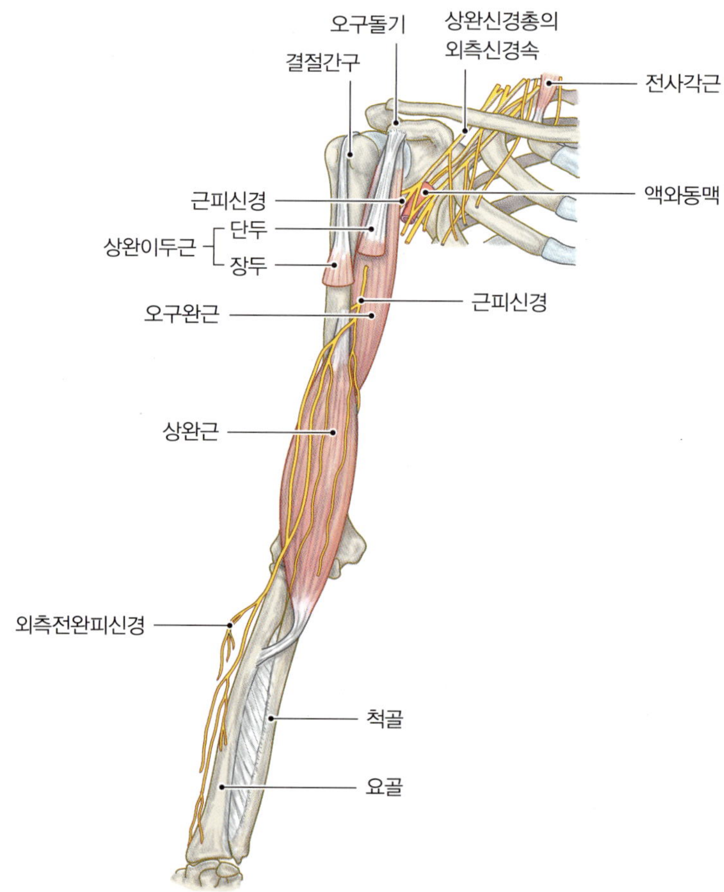

오구완근에 의한 근피신경의 포착

유착성 관절낭염 : 정리

✓1 왜 견관절 자세를 바꾸어 가동범위를 측정하는가?

견관절은 큰 가동범위를 가지지만, 연부조직에 의해 가동범위가 제한된다. 견관절의 자세를 변화시켜 관절 가동범위를 측정하면 치료 대상인 연부조직을 한정할 수 있다. 또한, 통증을 동반하는 무리한 관절 가동범위 운동을 피할 수도 있다.

✓2 왜 야간 통증이 발생하는가?

동결견에서는 관절낭내 용량의 감소로 인해 관절낭의 신장성이 저하되어 가동범위 제한이 현저해진다. 야간 통증이 발생하는 원인으로는 회전근개 간격, 견봉하활액낭이나 극상근과 같은 견관절 상방 지지조직의 신장성 저하로 인한 견봉하압의 상승과 극하근이나 소원근과 같은 견관절 후하면 연부조직의 유연성 저하로 인한 상완골두 내압의 상승이 있다. 이러한 조직은 취침 시 견갑상완관절과 견갑흉곽관절의 자세에 따라 강하게 신장되므로 쿠션과 같은 보조구를 적절한 위치에 사용하는 것이 효과적이다.

✓3 왜 중립위(하수위) 외회전이 제한되는가?

유착성 관절낭염 환자의 오구상완인대나 관절낭은 섬유아세포의 증식에 따른 비후·섬유화로 인해 외회전 제한을 일으키기 쉽다. 또한, 오구돌기에서 기시하는 상완이두근 단두와 오구완근의 공동건은 표층은 삼각근·대흉근, 심층은 견갑하근에 끼어 있으며, 중립위에서 그 주행이 그물망처럼 교차한다. 이들 근육 사이의 활주성 저하는 외회전 제한을 유발하기 때문에 외회전 제한의 개선을 위해서는 이들 부위에 대한 치료가 필요하다.

✓4 왜 둔통이 발생하는가?

견관절 거상 시 둔통을 호소한 상완근위 외측면은 액와신경에서 분기한 상외측상완피신경의 지배 영역이다. QLS는 견관절 자세의 변화나 근육의 긴장 상태에 따라 공간이 변화하여 액와신경을 압박한다. 이로 인해 액와신경에서 분기하는 상외측상완피신경도 영향을 받아 둔통이 발생한 것으로 생각된다. 또한, 상완근위 후면은 요골신경에서 분기하는 후상완피신경의 지배 영역이다. 후상완피신경이 직접 포착되는 경우는 적고, 분기 전의 후신경속이 내회전위로 고정되어 단축된 견갑하근 등에 둘러싸인 공간에서 압박을 받아 둔통이 생긴 것으로 생각된다.

참고문헌

1. 三浦雄一郎，ほか：肩関節運動機能とADL の関係．関西理学8：25–34，2008
2. 林典雄，ほか：夜間痛を合併する肩関節周囲炎の可動域制限の特徴とX 線学的検討—運動療法へ の展開．J Clin Phys Ther 7：1–5，2004
3. 望月智之，ほか：腱板の層構造は棘上筋の付着形態が影響を及ぼす—烏口上腕靱帯から見た検討．肩関節31(2)：461–464，2007
4. 新井隆三，ほか：上腕二頭筋長頭腱の安定化機構．肩関節32：549–552，2008
5. 吉村英哉，ほか：小胸筋の停止についての解剖学的研究．肩関節31：217–219，2007
6. 岩堀裕介：肩関節拘縮と五十肩．Orthop 24：11–21，2011
7. 吉田徹，ほか：いわゆる変形性関節症の疼痛について．整形外科26(8)：745–752，1975
8. 村上元庸，ほか：肩関節包の神経支配と疼痛発生機序．関節外科16(8)：49–57，1997
9. 奥野祐次：慢性的な肩関節の夜間痛に対する経動脈的微小血管塞栓療法の有効性．PAIN RESEARCH 29：233–241, 2014
10. Terabayashi N, et al：Increased blood flow in the anterior humeral circumflex artery correlates

with night pain in patients with rotator cuff tear. J Orthop Sci 19：744–749, 2014

11. Bunker TD, et al：The pathology of frozen shoulder. A Dupuytren–like disease. J Bone Joint Surg Br 77(5)：677–683, 1995
12. Sohier R：Kinesiotherapy of the shoulder. John Wright & Sons, Bristol, 1967
13. 平澤泰介(編著)：臨床医のための末梢神経損傷・障害の治療．p110，金原出版，2000
14. 平澤泰介(監訳)：末梢神経の外科．p440，金芳堂，1992
15. 整形外科リハビリテーション学会(編)：関節機能解剖学に基づく整形外科運動療法ナビゲーション—上肢．メジカルビュー社，2008
16. 林典雄，青木隆明(監)：運動療法のための機能解剖学的触診技術—上肢．メジカルビュー社，2005
17. 林典雄：Quadrilateral Space Syndrome を合併した腱板損傷の一例．理学療法学18：141–142，1991

5 다방향성 불안정증
Multidirectional instability

증례

25세, 여성, 피겨스케이팅 선수. 6개월 전 연기 중에 우측 어깨를 강하게 뒤로 당겨 다리를 잡으려고 할 때 ✓1 **우측 어깨가 빠지는 듯한 느낌**이 들었다. 하지만 곧 원래대로 돌아와 그대로 연습을 진행했다. 그 후 연습 중에 비슷한 일이 수차례 있었지만, 특별히 진료받지는 않았다. 그러나 이번에 연기 중 우측 견관절을 수평신전(수평외전)했을 때 ✓2 **어깨가 빠진 것 같은 느낌이 들었고**, 다음 날도 통증이 있어 우측 어깨의 피로감과 불안정감을 주소로 내원하였다.

MRI상 전하방 관절와순(glenoid labrum)의 손상, 후상방 상완골두의 골좌상을 확인하였고, 우측 견관절의 **다방향성 불안정증**으로 진단되었다. 보존적 치료로 ✓3 **회전근개 근육의 근력강화**, 견갑골 정렬의 교정을 시행하여 증상은 완화되었다.

그러나 앞으로의 경기 생활을 고려하여 내시경적 Bankart 수복술을 시행하였다. 수술 후 거상 시에 통증이 있었으나, ✓4 **소원근과 극하근의 이완**(▶ 영상 5)으로 증상이 완화되었고, 이후에도 순조롭게 기능 회복되어 경기를 계속하고 있다.

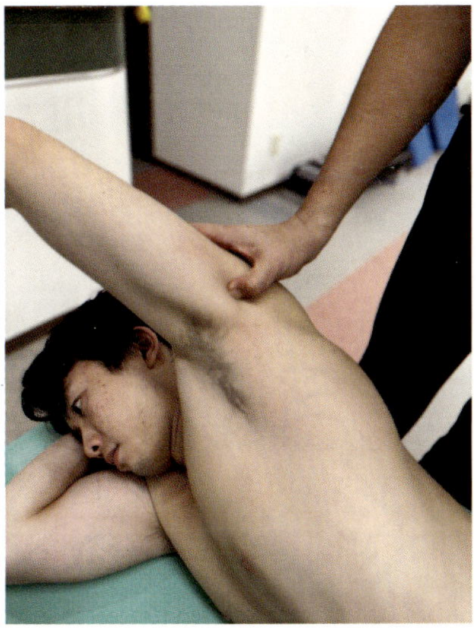

상완삼두근과 소원근에 대한 도수치료

▶ 영상 5

질환노트

상완골 외측상과염

견관절(견갑상완관절)은 넓은 가동범위를 가지는 반면, 골성 지지력이 부족해 불안정해지기 쉽다. 따라서 견관절은 탈구되기 쉬우며, 전체 관절 탈구의 약 50%를 차지하고,[1, 2] 그 중 전방으로의 탈구가 97~98%를 차지한다는 보고도 있다.[2, 3]

외상성 탈구 후 10대의 경우 90% 이상, 20대의 경우 80%가 반복성 탈구로 이행하며, 특히 스포츠를 즐기는 활동성이 높은 젊은 층에서는 재탈구율이 높다.[4]

전방 탈구는 낙상 등의 외력에 의해 외전·외회전, 수평신전을 강요받을 때 많이 손상된다.

본 증례의 해부학적 접근

- ✓1 어떤 경우에 견관절이 탈구되는가?
- ✓2 왜 전방 불안정감이 발생하는가?
- ✓3 불안정감을 제동하는 근육은 무엇인가?
- ✓4 왜 소원근과 극하근의 이완으로 증상이 감소하는가?

✓1 어떤 경우에 견관절이 탈구되는가?

1) 견관절의 움직임

▸ **어깨복합체**
shoulder complex

어깨의 움직임은 **어깨복합체**라고 하는 6개 관절의 협응 운동으로 이루어져 있다.

어깨복합체 ┬ 해부적 관절 : 견갑상완관절, 견쇄관절, 흉쇄관절
└ 기능적 관절 : 견갑흉곽관절, 제2견관절, 오구쇄골관절

▸ **견갑상완관절**
scapulo-humeral join

견갑상완관절은 견갑골의 관절와와 상완골두로 구성된 관절로, 현수관절(hanging joint)과 요지지관절(joint needing support)이라는 두 가지 다른 기능을 가진 복합관절이다.

현수관절의 특징은 상완골이 현수된 상태에서 운동을 담당하고, 관절와는 상완골두의 후내측에서 접촉하고 있는 것이다. **요지지관절**의 특징은 상완골두가 관절와를 지점으로 거상하는 운동을 담당하고, 견갑골이 상지를 지지하고 있는 것이다.[1, 5)]

2) 전방 탈구의 메커니즘

전방 탈구를 일으키는 것은 견관절의 외전·외회전 운동이나 수평신전 운동이 강제된 경우이다. 두 경우 모두 견관절이 현수관절에서 요지지관절로 이행하는 시기에 해당한다. 이 시기는 큰 가동성을 갖는 현수관절에서 가동성은 저하되지만, 점으로 지지하는 요지지관절로 이행하므로 견갑상완관절은 불안정한 상태가 된다.

관절와는 전외측을 향하고 있으며, 대응하는 상완골두는 정상으로, 약 30° 후방으로 염전(후염)되어 있다. 팔을 내린(중립위) 자세에서는 관절와와 상완골두가 적합하다. 그러나 견관절을 거상하고, 현수관절에서 요지지관절로 이행할 때 상완골두는 강제로 외회전한다. 따라서 상완골두가 관절와에 대해 전방으로 이동한다. 가동성이 저하되는 이 시기에 상완골두의 전방으로 이동하는 힘이 커져 상완골두를 관절와에 끌어당길 수 없게 되면 전방 탈구가 발생하게 된다(그림 5-1).

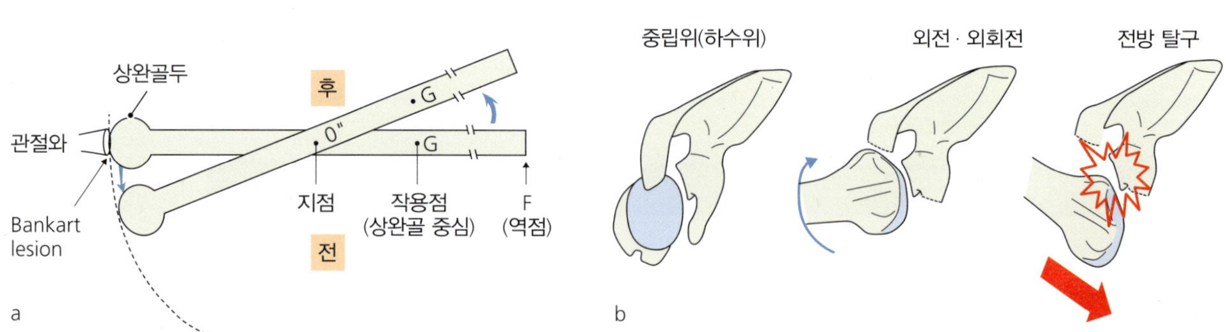

그림 5-1 견관절 전방 탈구의 메커니즘

2 왜 전방 불안정감이 발생하는가?

견갑상완관절의 안정성은 상완골두 · 관절와의 형태, 관절와순, 관절낭 · 관절상완인대, 관절내압 등의 **정적안정화기구**(static stabilizer)와 회전근개, 상완이두근 장두건 등의 **동적안정화기구**(dynamic stabilizer)의 기능에 의해 유지된다.

Static stabilizer인 상완골두 · 관절와의 형태, 관절와순, 관절내압은 항상 상완골두를 관절와로 끌어당기는 기능을 한다. 관절낭 · 관절상완인대는 견관절 자세의 변화에 맞춰 긴장되는 부위를 바꿈으로써 안정화를 도모한다. 이 장에서는 이러한 static stabilizer에 대해 자세히 설명한다.

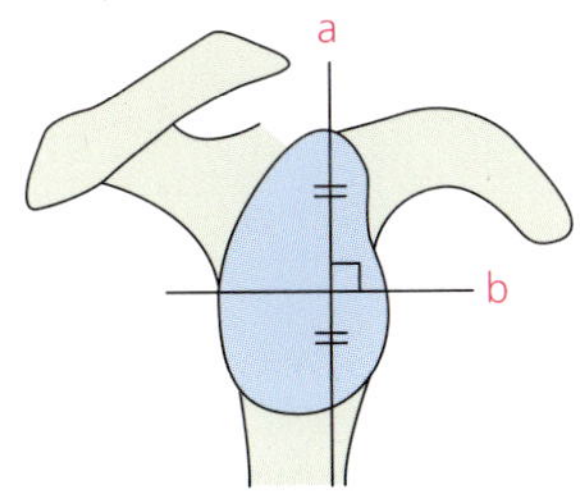

그림 5-2
관절와의 장축과 단축
a : 장축, b : 단축

1) 상완골두 · 관절와와 관절와순의 관계

상완골두와 관절와는 '테니스 공과 찻잔', '골프 공과 티(tee)' 등의 관계에 비유될 정도로 크기에 차이가 있다. 상완골두 관절면의 1/3~1/4만 관절와와 접촉한다.

관절와의 깊이는 장축 방향에서 평균 5.3mm, 단축 방향에서 평균 2.8mm로 단축 방향이 더 얕고,[6] 불안정한 형태이다(**그림 5-2**). Abe 등[7]은 사체의 어깨를 이용한 연구에서 견갑상완관절의 안정성에 있어 골성 요소만을 고려했을 때 깊이가 중요하다는 것을 보여주었다. 이 깊이를 보완하고, 적합성을 높이는 것이 **관절와순**이다. Hata 등[6]은 관절와의 깊이에 비해 관절와순을 포함했을 때 관절와의 깊이는 장축 방향에서 60~80%, 단축 방향에서 120~130% 증가하며, 관절와와 상완골두와의 접촉 거리는 40% 가까이 증가한다고 보고하였다(**그림 5-3**).

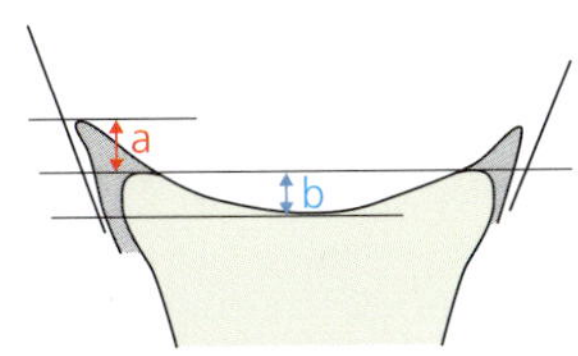

그림 5-3
관절와와 관절와순의 깊이
a : 관절와의 깊이, b : 관절와순의 깊이

2) 관절와순의 강도

Hara 등[8]은 신선동결 사체의 어깨를 이용해 관절와순과 연부조직을 함께 채취하고, 관절와의 3시에서 9시까지의 부위를 5mm 간격으로 분할하여 인장시험을 실시하였다. 그 결과, 4시 방향의 장력이 유의하게 작았다. 즉, 견갑골 관절와 전방에서 하방까지의 연부조직 부착부의 강도가 동일하지 않고, **Bankart lesion**이 보이는 전하방부(4시 방향의 부위)에서 강도가 약화된 것을 알 수 있었다. 이를 반복성 견관절 탈구의 한 원인으로 고찰하였다(**그림 5-4**).

Symeonides[9]는 사체의 어깨를 이용한 실험에서 손상되지 않은 어깨를 탈구시키는데 필요한 힘은 60~120kg이었으나, 관절와순이 손상된 어깨에서는 8~12kg의 힘으로 탈구되어 탈구 방지에는 관절와순이 중요하다고 보고하였다.

이처럼 관절와순 및 관절낭이 박리된 경우에는 반복성 견관절 탈구나 불안정성이 발생하기 쉽다.

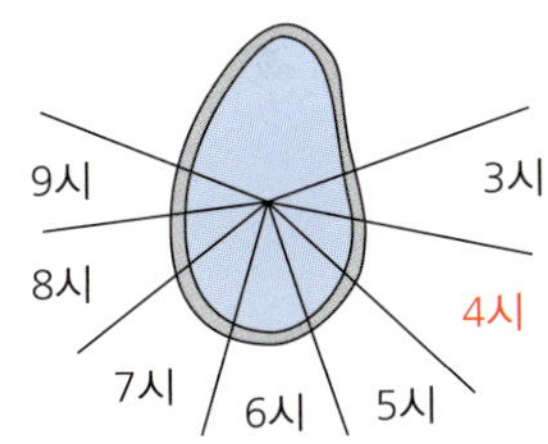

그림 5-4
관절와순 인장시험의 방향
4시 방향은 유의한 장력이 작으며, Bankart lesion의 방향과 가깝다.

3) 관절낭

관절낭의 일부가 끈 모양으로 비후한 부분을 **관절상완인대**라고 하며, 섬유의 주행에 따라 상 · 중 · 하관절상완인대로 나뉜다(**그림 5-5**).

- **상관절상완인대** : 관절상결절(상완이두근 장두건의 부착부 전방)에서 외측 하방으로

▸ **상관절상완인대**(SGHL)
superior glenohumeral ligament

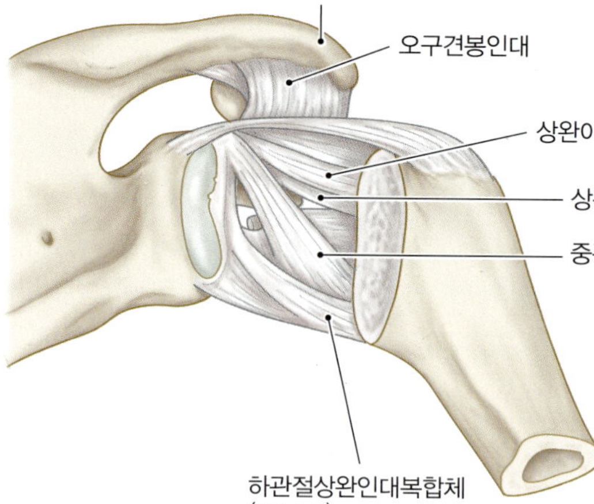

그림 5-5 관절상완인대

표 5-1 관절상완인대의 기능

중립위(하수위)	오구상완인대와 SGHL이 골두의 하방 변위를 제동하도록 긴장한다.
외전 45°위	견갑하근 · MGHL 및 AIGHL이 골두의 전방 변위를 제동하도록 긴장한다.
외전 90°위	IGHLC 전체가 전방 변위를 제동하도록 긴장한다. 이 자세에서는 하방 부하에 대해서도 IGHLC가 가장 안정화에 기여한다.[11]
수평굴곡(수평내전) · 신전위	수평굴곡하면 PIGHL이, 수평신전하면 AIGHL이 긴장한다.

주행하며, 오구상완인대와 함께 소결절 상방에 부착한다.

- **중관절상완인대** : 관절상결절 및 관절와순에서 견갑하근건을 따라 주행하며 소결절에 부착한다. 이 인대는 약 12~27%에서 형성부전 또는 결손을 보이며[10] 소결절 측이 불분명하거나 인대, 밴드, 막 모양 등 형태가 다양하다.
- **하관절상완인대복합체**(IGHLC) : **액와관절낭**의 전방 부분을 **전하관절상완인대**(AIGHL), 후방을 **후하관절상완인대**(PIGHL)라고 하며, 상완골두를 요람처럼 하방에서 감싸고 있다. AIGHL은 관절와의 2~4시 방향, PIGHL은 7~9시 방향에 부착되어 있다.

▸ **중관절상완인대**(MGHL)
middle glenohumeral ligament

▸ **하관절상완인대복합체**(IGHLC)
IGHL complex

▸ **액와관절낭**
axillary pouch

▸ **전하관절상완인대**(AIGHL)
anterior inferior glenohumeral ligament

▸ **후하관절상완인대**(PIGHL)
posterior inferior glenohumeral ligament

4) 관절상완인대의 특징

관절상완인대는 견갑상완관절의 자세에 따라 긴장을 변화시켜 다양한 기능을 한다(**표 5-1**, **그림 5-6**, **7**). 전방 탈구의 자세인 외전 · 외회전, 수평신전에서는 AIGHL을 포함한 IGHLC가 안정성에 크게 관여하는 것으로 생각되지만, Yoshikawa 등[12]에 따르면 IGHLC의 파열 시 응력은 전방십자인대의 약 1/5 이하로, 그다지 강한 인대는 아니다.

관절낭에는 관절의 움직임을 인지하는 mechanoreceptor가 많이 존재한다. 관절이 운동하면 이러한 mechanoreceptor로부터의 운동정보가 견관절 주위 근육에 의한 dynamic stabilizer로 전해지고, 적절한 dynamic stabilizer가 동원되어 관절의 안정성을 높이는 피

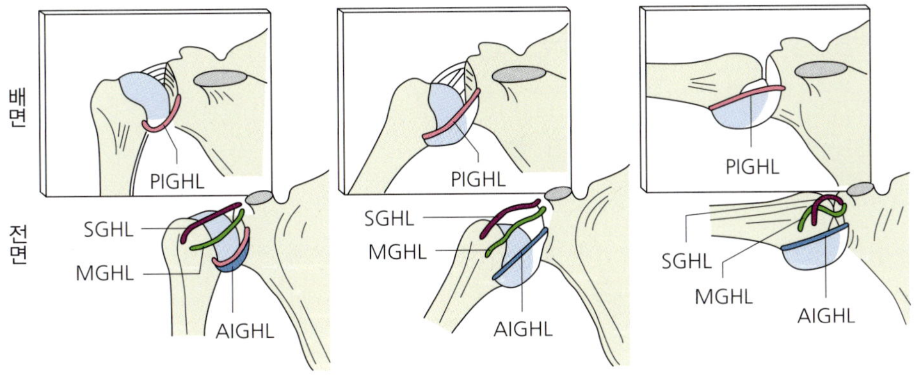

그림 5-6 외전 각도와 관절상완인대의 위치 관계

외전 각도가 증가함에 따라 SGHL · MGHL은 이완되고, AIGHL · PIGHL은 긴장한다.

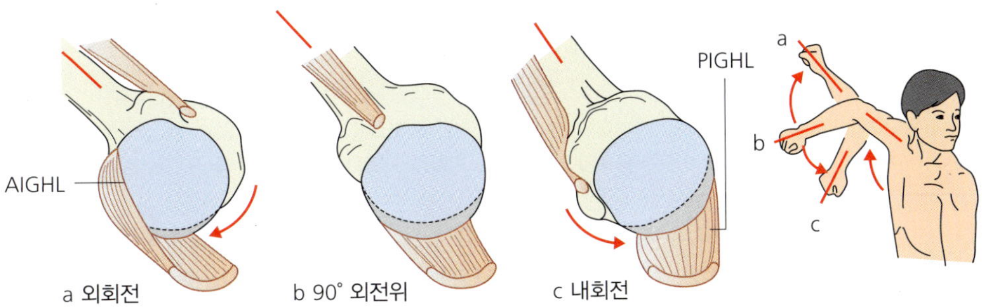

그림 5-7 외회전 · 내회전과 IGHLC의 위치 관계

a : 외전위에서는 외회전 운동에 의해 전방의 AIGHL이 긴장한다.
c : 외전위에서는 내회전 운동에 의해 후방의 PIGHL이 긴장한다.

드백이 이루어진다.[13] 그러나 견관절 탈구에서는 관절낭 및 관절상완인대의 손상으로 인해 이러한 피드백 기구도 붕괴되어 견관절의 안정성이 더욱 저하된다.

5) 관절내압

견관절에는 하수 시에 상지의 무게(체중의 약 5%)가 더해진다. 관절내압은 음압이며, 상완골이 견인됨으로써 관절내압은 더욱 감소하고, 골두를 관절와에 끌어당기는 작용을 하여 일정한 위치를 유지한다. 사체의 어깨에서는 관절낭에 구멍을 뚫었을 때 골두가 하방으로 아탈구되었다는 보고가 있다.[14] 생체에서는 관절내에 공기를 주입하여 관절내를 양압으로 만들면 골두의 하방 변위가 발생하는 경우와 발생하지 않는 경우가 있는데, 앞서 언급한 mechanoreceptor로부터의 피드백 작용이 영향을 미치는 것으로 생각된다. 또한, Habermeyer 등[15]은 Bankart lesion에서는 전신마취하에 상지를 견인해도 관절내압의 감소를 보이지 않아 음압에 의한 골두를 구심위로 유지하는 작용을 얻지 못할 가능성이 있다고 보고하였다.

이상과 같이 본 증례는 처음 불안정감을 느꼈을 때 관절와순 손상까지는 아니더라도 static stabilizer에 어떠한 손상이 발생했을 가능성이 있다. 그대로 경기를 지속하여 dynamic stabilizer에 대한 피드백도 기능하지 않아 Bankart lesion을 유발한 것으로 생각된다.

✓3 불안정감을 제동하는 근육은 무엇인가?

▸ **견갑하근**
subscapularis m.

▸ **소결절**
lessor tubercle

1) 견갑하근의 형태와 임상과의 접점

견갑상완관절의 안정성에 관여하는 dynamic stabilizer의 근기능에 대해서는 「3장 회전근개 손상(➡ p23)」을 참조한다. 이 장에서는 특히 회전근개 중에서도 견갑하근의 형태와 기능에 주목한다.

견갑하근은 기시부에서는 6~7개의 근속으로 나뉘어져 있지만, 정지로 갈수록 수렴하여 상완골 **소결절**에 이른다. 정지부의 형태에 관해서는 건성으로 정지하는 부위와 근성으로

column

회전근개 간격(rotator interval)

회전근개 간격은 극상근건과 견갑하근건 간격의 회전근개가 비어 있는 부분을 가리키며, 오구상완인대(CHL)와 상관절상완인대(SGHL) 뿐만 아니라 중관절상완인대(MGHL)도 포함한 얇은 막 모양의 조직으로 구성되어 있다(그림).[16] 이 부위는 오구돌기로부터 외측 1횡지 지점에서 촉진할 수 있다. 또한, 회전근개 간격은 견갑상완관절의 내회전에서 확대되고, 외회전에서 축소되어 극상근건과 견갑하근건의 주행이나 작용의 차이를 완충하는 기능을 가지며, 골두의 안정성에 관여하는 부위이지만, 외력을 완충하지 못하고 손상될 기회도 많다.

회전근개 간격 손상에서는 이 부위의 구성체인 CHL, SGHL, MGHL의 파열이나 이완 또 그 부착부인 상방관절와순이 박리(**SLAP lesion**)되어 전하방으로의 불안정성이 발생한다. 손상으로 인한 영향이 제2견관절 부위로 파급되며 염증 · 유착이 일어나 동결견이 되는 경우도 있다.

Edelson 등[17]에 의해 CHL이 소성결합조직으로 구성된다는 것이 이미 밝혀졌지만, Arai[18]는 SGHL과의 조직학적 경계는 외측(상완골두 측) 부분에서는 섬유의 밀도 차이로 판별할 수 있지만 내측(관절와 측) 부분에서는 판별할 수 없으며, SGHL을 관절와 측으로 완전히 추적할 수 없는 경우가 많다고 보고하였다. 또한, Yamaguchi[19]는 SGHL은 그 섬유 배열 및 구성하는 콜라겐의 종류로 인해 건이라기 보다는 오히려 CHL 등의 소성결합조직에 가까운 조직 구조라는 점, MGHL과 AIGHL은 항상 강한 힘이 가해지는 부위 특유의 Ⅰ형 콜라겐이 많이 존재하는 반면, SGHL에서는 Ⅰ형 콜라겐은 거의 검출되지 않고, 피부나 기타 결합조직과 같이 약한 힘에 견디는 구조인 것을 보고하였다. 이러한 보고를 통해 회전근개 간격은 대부분이 손상되기 쉬운 소성결합조직으로 구성되어 있음이 시사되었다.

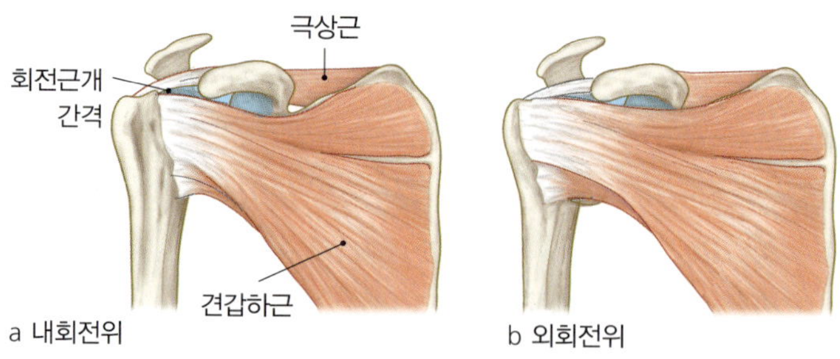

회전근개 간격(극상근건과 견갑하근건의 간격)
견갑상완관절의 내회전으로 확대되고(a), 외회전으로 축소된다(b).

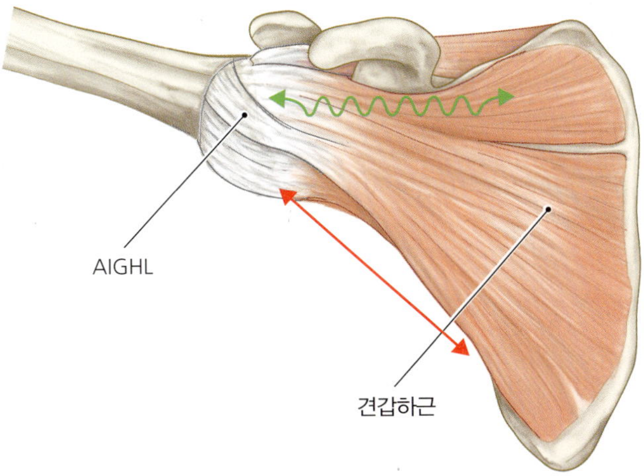

그림 5-8 외전 외회전위의 견갑하근과 AIGHL

정지하는 부위가 존재한다. 건성으로 정지하는 부위는 정지건의 근위부, 근성으로 정지하는 부위는 원위부로 알려져 있다. 건성부와 근성부의 비율은 보고자에 따라 다르며, 건성부가 1/2을 차지한다는 연구부터 3/4을 차지한다는 보고까지 다양하다. 이는 근성부의 관찰을 표층에서 하느냐, 관절내에서 하느냐의 차이에 기인한다. **원위의 근성부는 근위의 건성부**보다 복측에 위치하기 때문에 표층에서 관찰한 결과에서는 근성부를 많이 관찰할 수 있고, 관절내에서 관찰한 결과에서는 건성부를 많이 관찰할 수 있다.[20] 근성부와 건성부에서는 원래 근성부가 더 유연성이 풍부하기 때문에 그 신장성의 저하는 관절 가동범위의 제한을 더 강하게 할 것으로 예측된다. 또한, 원위 근성부에는 견갑골의 외측연에서 기시하는 **하부근속**이 많고 체표에서 촉지할 수 있는 부위이며, 견관절 구축의 치료 포인트가 되는 것으로 알려져 있다.

또한, 견관절 탈구를 일으키는 외전 외회전위에서는 견갑하근의 하부근속이 견갑상완관절의 전하면을 덮고 있기 때문에[21] AIGHL과 함께 전방 불안정성의 제동에 관여할 가능성이 있으며(그림 5-8), 견갑하근의 근력강화가 중요하다. 이때는 하부근속을 보다 신장한 외전위에서의 내회전 운동이나 내전 운동을 안전하고 효율적으로 시행하는 것이 중요하다.

2) 견갑하근의 정지 위치와 상완이두근 장두건의 관계

견갑하근의 두측 2/3는 소결절에 정지하지만, 최두측에 정지하는 위치는 소결절과 그 상면까지 이어진다. 이 정지부는 상완이두근 장두건이 결절간구에서 관절내로 진입하여 관절상결절로 방향을 바꿀 때 내측 하방에서 지지하고 있다. 또한, 이 최두측부에서 상외측으로 작고, 얇은 건성 조직이 뻗어 있는데, 이를 **설부**(舌部)라고 한다. 설부의 표면은 상완이두근 장두건을 관절내에서 결절간구로 유도하도록 반통형으로 되어 있으며, 상완이두근 장두건의 안정성에도 관여한다.[22] 상완이두근은 견관절과 주관절에 걸친 이관절근이므로 견관절에서도 중요한 역할을 담당한다(표 5-2).

이처럼 견갑하근 정지부의 최두측부는 상완이두근 장두건의 안정성에도 관여할 가능성이 있어, 상완이두근을 포함한 견관절의 안정화에 관여하고 있다고 할 수 있다.

표 5-2 상완이두근 장두건의 작용

중립위(하수위)	전방, 후방, 하방 어느 방향으로도 제동한다.
상지 거상 시	결절간구를 pulley로 하여 상완골두의 상방 변위를 억제한다.
외전 외회전위	과도한 외회전을 억제하여 AIGHL에 가해지는 부담을 완화한다. 골두 전후 방향의 안정성에 관여한다.

✓4 왜 소원근과 극하근의 이완으로 증상이 감소하는가?

1) Obligate translation

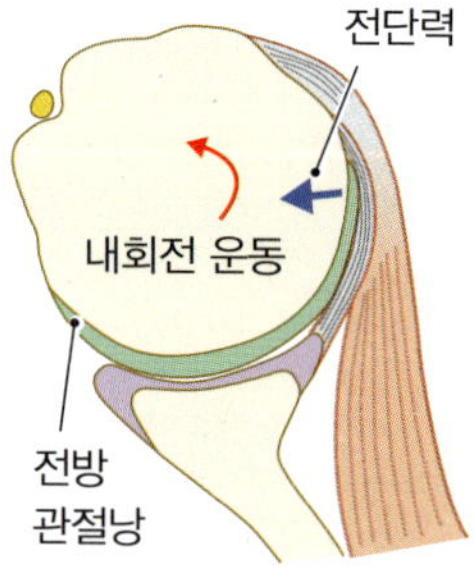

그림 5-9
Obligate translation

본 증례는 선수 생활을 고려하여 내시경적 Bankart 수복술을 시행하였다. 수술에 의한 침습 조직의 수복에는 일정 기간이 필요하다. Bankart 수복술에서는 어깨 보조기를 착용하고 약 3주 정도의 부동기간이 불가피하다. 이후 재활치료에서도 수복조직에 부하가 가지 않는 중재가 요구되므로 견관절 주위의 근육 · 관절낭 · 인대의 유연성이 저하되어 구축이 발생할 수 있다.

국소적인 관절낭의 구축에 의해 상완골두를 반대쪽으로 변위시키는 힘이 발생하는 현상을 **obligate translation**이라고 한다(**그림 5-9**).[23] 이 상태에서 견관절을 거상하면 충돌(impingement)이 발생하여 통증을 유발하게 된다(**그림 5-10**).

Hayashi 등은 **극하근**이 후방관절낭과 소성결합조직으로 연결되어 있고, **소원근**의 근섬유 중 일부가 후방관절낭에 직접 부착하는 것을 보고하였다.[24] 이러한 구조로 미루어 볼 때, 극하근과 소원근의 유연성 저하는 후방관절낭의 유연성에 영향을 미칠 것으로 생각된다.

본 증례에서는 중립위에서 고정된 것에 의해 견관절의 하방 조직이 단축위가 되어 소원근과 극하근의 유연성 저하가 유발되었다. 후하방 조직의 유연성 저하는 전상방으로의 obligate translation을 유발하는 요인이 될 것으로 생각된다.

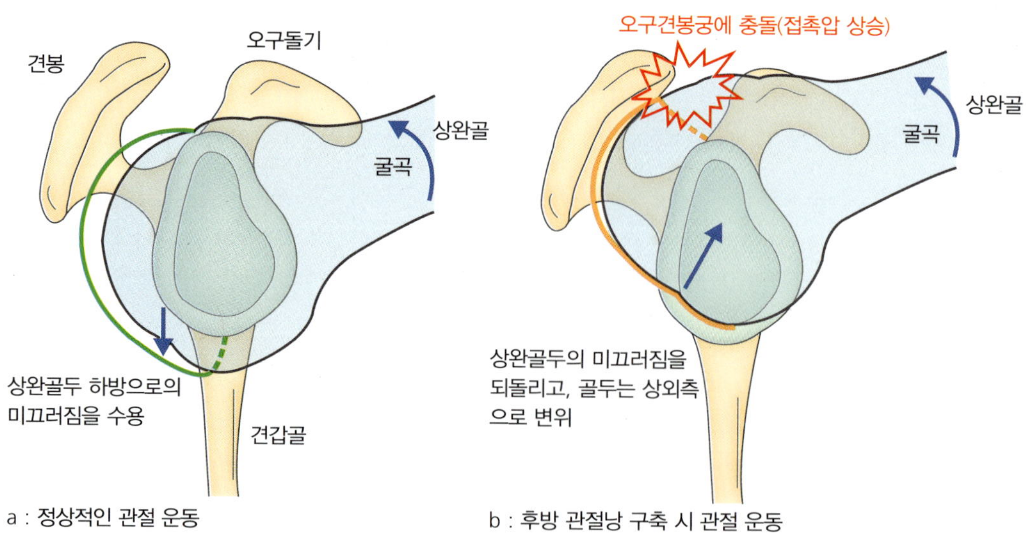

그림 5-10 Obligate translation에 따른 상완골두의 변위

위와 같이 소원근과 극하근의 이완을 시행한 결과, 관절와에 대한 상완골두의 운동이 안정되어 증상이 완화되었다고 생각된다.

다방향성 불안정증 : 정리

✓1 어떤 경우에 견관절이 탈구되는가?

견갑상완관절은 견갑골 관절와와 상완골두로 이루어져, 넓은 가동범위를 갖는 반면, 골성 지지가 부족하여 불안정해지기 쉽다. 따라서 견관절은 낙상 등의 외력에 의해 외전·외회전, 수평신전을 강요받을 때 골두가 관절와에 대해 구심위를 유지할 수 없게 되어 전방 탈구된다.

✓2 왜 전방 불안정감이 발생하는가?

전방 탈구나 이와 유사한 견갑상완관절로의 부하로 인해 견갑상완관절의 안정성에 관여하는 상완골두·관절와의 골형태, 관절와순, 관절낭·관절상완인대, 관절내압 등의 static stabilizer가 기능하지 않게 된다. 이로 인해 동작 시 불안정감이나 재탈구를 반복한다.

✓3 불안정감을 제동하는 근육은 무엇인가?

견갑하근은 소결절에 정지하고, 견관절 탈구를 일으키는 외전·외회전위에서는 하부근속이 견갑상완관절의 전하면을 덮고 있기 때문에 AIGHL과 함께 전방 불안정성의 제동에 관여할 가능성이 있다. 따라서 견갑하근의 근력강화가 중요하다. 또한, 견갑하근 정지부의 최두측부는 상완이두근 장두건의 안정성에도 관여할 수 있으며, 상완이두근을 포함한 견관절의 안정화에 관여한다.

✓4 왜 소원근과 극하근의 이완으로 증상이 감소하는가?

견관절 후방관절낭의 구축이나 소원근·극하근의 유연성 저하는 상완골두의 비정상적인 운동인 obligate translation을 유발한다. 따라서 소원근이나 극하근의 이완을 통해 견관절 후방 조직의 유연성을 개선시키는 것이 중요하다.

참고문헌

1. 信原克哉：肩—その機能と解剖, 第3 版. pp31-47, p298, 医学書院, 2008
2. 伊藤博元, 飯澤典茂：外傷性・反復性脱臼の画像所見. Orthop 22：1-7, 2009
3. 綿谷美佐子, ほか：肩関節脱臼の理学療法. 理学療法23：1604-1610, 2006
4. 鳥巣岳彦, ほか(編)：標準整形外科学, 第9 版. p369, 医学書院, 2005
5. 乾浩明, ほか：肩関節の三次元運動解析—挙上と回旋の関係. 肩関節31：229-231, 2007
6. 畑幸彦, ほか：肩関節唇の解剖学的検討. 肩関節16：195-199, 1992
7. 阿部秀一, ほか：Stability ratio と関節窩の深さの関係. 肩関節31：233-235, 2007
8. 原寛德, ほか：関節窩における関節唇と関節包の強度. 肩関節18：82-87, 1994
9. Symeonides PP：The significance of the subscapularis muscle in the pathogenesis of recurrent anterior dislocation of the shoulder. J Bone Joint Surg Br 54：476-483, 1972
10. Lippitt S, Matsen F：Mechanisms of glenohumeral joint stability. Clin Orthop Relat Res 291：20-28, 1993
11. Turkel SJ, et al：Stabilizing mechanisms preventing anterior dislocation of the glenohumeral joint. J Bone Joint Surg Am 63：1208-1217, 1981
12. 吉川玄逸, ほか：肩関節の機能解剖. Orthop 10：1-8, 1997

13. 村上元庸，ほか：肩関節における動的支持機構についての考察—後方ストレスに対する棘下筋の作 用と関節包の神経染色より．肩関節14：187–191，1990

14. Kumar VP, Balasubramaniam P：The role of atmospheric pressure in stabilizing the shoulder. An experimental study. J Bone Joint Surg Br 67：719–721, 1985

15. Habermeyer P, et al：The intra–articular pressure of the shoulder：An experimental study on the role of the glenoid labrum in stabilizing the joint. Arthroscopy 8：166–172, 1992

16. 信原克哉：肩—その機能と解剖，第3 版．pp33–34，229–241，医学書院，2008

17. Edelson JG, et al：The coracohumeral ligament. Anatomy of a substantial but neglected structure. J Bone Joint Surg Br 73：150–153, 1991

18. 新井隆三：上腕二頭筋長頭腱の安定化機構．肩関節32：549–552，2008

19. 山口久美子：関節上腕靭帯の組織学的検討．肩関節33：253–256，2009

20. 時吉聡介，ほか：ヒト肩甲下筋の停止形態について．関節鏡33：1–4，2008

21. 壇順司，高濱照：運動器の機能解剖　肩関節11．理学療法21(12)：1432–1436，2004

22. 新井隆三，ほか：肩甲下筋腱停止部の上腕二頭筋長頭腱安定化機構．肩関節31：205–207，2007

23. Harryman DT, et al：Translation of the humeral head on the glenoid with passive glenohumeral motion. J Bone Joint Surg Am 72：1334–1343, 1990

24. 林典雄，ほか：後方腱板(棘下筋・小円筋)と肩関節包との結合様式について．理学療法学23：522–527．1996

6 야구 팔꿈치

Little league elbow

증례

14세, 남자. 초등학교 4학년부터 야구를 하고 있으며, 중학교에 입학하여 투수가 되었다. 6개월 전부터 투구 시 견관절을 최대 외전 · 외회전하면 ✓1 ✓2 **우측 주관절 내측에 불안정감과 통증이 나타났다.** 연습 후 아이싱과 스트레칭을 하였으나, 연습을 쉬지 못했고 통증이 점차 심해졌다. 최근 ✓3 **외측에도 통증이 나타나고,** 주관절의 굴신도 제한되어 내원하였다. **우측 팔꿈치 이단성 골연골염**으로 진단, 보존적 치료를 계획해 ✓4 **물리치료를 시작하였다.**

초진 시 우측 주관절 굴곡 120°, 신전 -15°로 뚜렷한 관절 가동범위 제한을 보였다. 우측 주관절의 외반부하검사에서는 신전위에서도 외반 동요성을 보였고, 내측상과와 외측에 통증을 호소하였다. 내측상과와 완요관절에 압통이 있었고, carrying angle도 증가되었다.

치료로서는 주관절 신전 제한을 취하기 위해 상완근 주위에 대한 도수치료를 철저히 하였다(▶ 영상 6). 그 결과 2주 후에는 주관절의 완전 신전이 가능해졌다. 또한, 척골신경에 대한 도수치료를 시행하고, 외반제동을 위해 전완굴근에 대한 도수치료를 시행하였다.

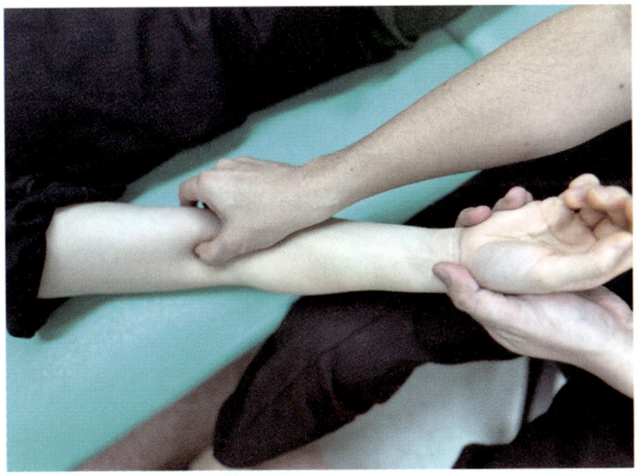

상완근에 대한 도수치료

▶ 영상 6

질환노트

야구 팔꿈치
과도한 투구나 불충분한 신체 기능, 주관절에 부담을 주는 투구폼 등 투구에 관련된 다양한 요인에 의해 유발되는 주관절의 장애이다. 이러한 요인을 제거할 수 있도록 운동치료를 전개할 필요가 있다. 내측형(상완골 내측상과 골단핵의 견열골절), 외측형(이단성 골연골염), 후방형(주두 골단선 폐쇄지연, 주두 피로골절)으로 분류된다.

본 증례의 해부학적 접근

- ✓1 왜 주관절 내측에 불안정감이 나타나는가?
- ✓2 왜 주관절 내측이 아픈가?
- ✓3 왜 주관절 외측이 아픈가?
- ✓4 야구 팔꿈치에 대한 운동치료는?

✓1 왜 주관절 내측에 불안정감이 나타나는가?

1) 주관절의 구조

▸ **완척관절**
humero-ulnar joint
▸ **완요관절**
humero-radial joint
▸ **상요척관절**
superior radio-ulnar joint

주관절은 상완골 활차와 척골 활차절흔으로 구성된 **완척관절**, 상완골 소두와 요골두와로 구성된 **완요관절**, 척골 활차절흔과 요골두의 관절 환상면으로 구성된 **상요척관절**, 이와 같이 3개의 관절이 복합된 관절이다. 완척관절은 나선관절로 분류되며, 상완골 활차에 척골 활차절흔이 끼인 상태에서 굴곡 신전 운동이 발생한다(**그림 6-1**). 또한, 상완골 활차에는 활차구(중심구)라고 하는 홈이 있고, 이 홈에 활차절흔의 볼록한 부분이 서로 마주한다. 즉, **활차구**라는 레일 위에서 **활차절흔**이라는 바퀴가 움직이는 운동이 주관절의 굴곡 신전 운동이다.

2) 투구 동작의 해부학

▸ **상완골 활차**
trochlea of humerus
▸ **척골 활차절흔**
trochlear notch
▸ **내측측부인대**(MCL)
medial collateral ligament

투구 시 견관절을 최대 외전 · 외회전시키는 코킹 단계(cocking phase)에서는 팔꿈치 내측이 투구 방향을 향하고 있다. 그 때문에 힘차게 공을 던지려고 하면 주관절에는 외반부하가 가해진다. 주관절복합체의 내측은 **완척관절**이며, **상완골 활차**에 **척골 활차절흔**이 맞물려 있다. 따라서 완척관절은 골성의 안정성이 높다. 이 안정된 완척관절의 내측을 지지하는 인대가 **내측측부인대**(MCL)이다.

3) 내측측부인대(MCL)의 구조

▸ **전사주섬유속**(AOL)
anterior oblique ligament
▸ **후사주섬유속**(POL)
posterior oblique ligament
▸ **횡주섬유속**(TL)
transverse ligament

MCL은 **전사주섬유속**, **후사주섬유속**, **횡주섬유속**의 3가지 섬유속으로 구성된다(**그림 6-2**).

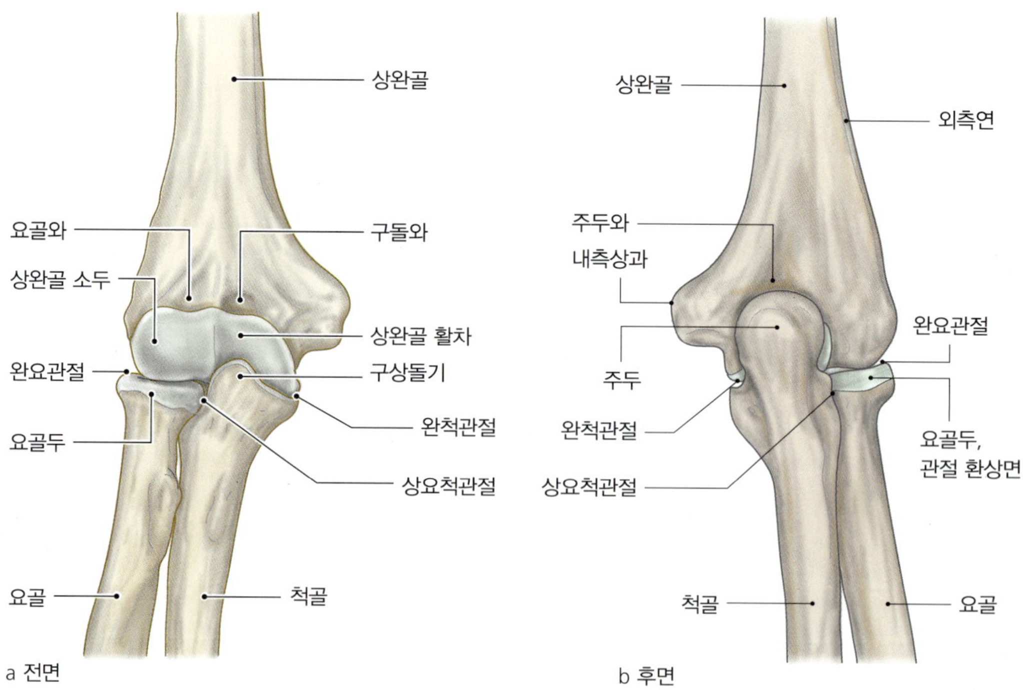

그림 6-1 주관절복합체

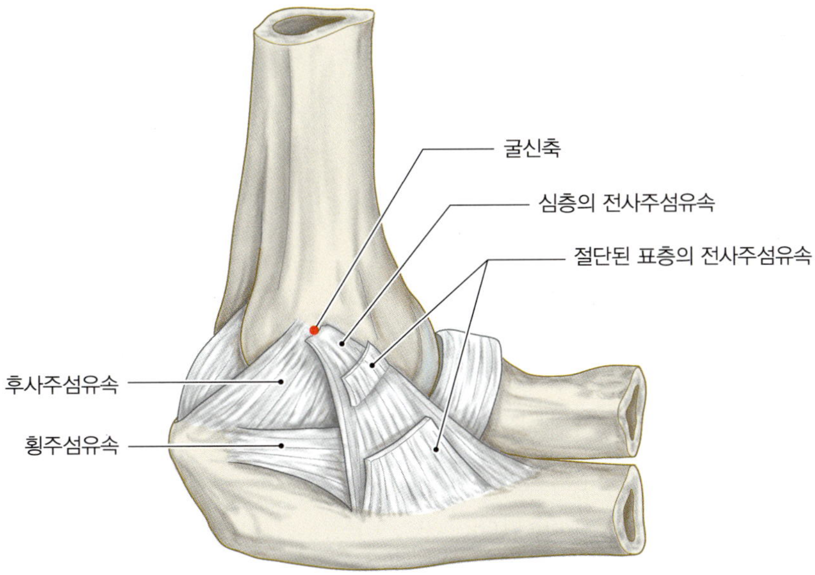

그림 6-2 전사주섬유속의 표층과 심층

표층의 전사주섬유속은 주관절낭에서 완전히 분리될 수 있는 반면, 심층의 전사주섬유속은 관절낭과 강하게 결합되어 있다.[1] 표층의 전사주섬유속은 주관절 굴신축의 전방을 주행하므로 주관절 신전위에서 긴장한다고 생각된다. 그러나 심층의 전사주섬유속에는 굴신축 위에 존재하는 섬유속도 있어 모든 굴곡각도에서 일정하게 긴장한다고 생각된다.

표 6-1 전사주섬유속

표층	주관절낭에서 완전히 분리될 수 있다.	주관절 굴신축의 전방을 주행하므로 주관절 신전위에서 긴장한다.
심층	주관절낭과 강하게 결합되어 있다.	굴신축 위에 존재하는 섬유속도 있어 모든 굴곡각도에서 일정하게 긴장한다.

① 전사주섬유속

전사주섬유속은 상완골 **내측상과**의 하면에서 **척골구상돌기**에 부착하는 인대로 표층과 심층으로 나뉜다(**표 6-1**). 전사주섬유속은 내측측부인대 중 가장 튼튼한 인대이므로 이 섬유속이 손상되면 외반 불안정성이 현저하게 나타난다.

▸ **내측상과**
medial epicondyle

▸ **척골구상돌기**
coronoid process

② 후사주섬유속

후사주섬유속은 내측상과의 최하단에서 **주두**에 부착하는 인대이며, 굴신축의 후방에 존재하므로 주관절 굴곡위에서 긴장한다(**그림 6-3**). 따라서 주관절의 외반부하에 대한 안정화 기구로서 전사주섬유속과 후사주섬유속이 함께 작용하고 있다고 생각된다.

▸ **주두**
olecranon

③ 횡주섬유속

횡주섬유속은 두 인대의 척골 부착부를 연결하듯 주행한다. 주관절을 가로지르지 않기 때문에 주관절의 외반부하에 직접 작용하지는 않으며, 그 기능에는 아직 불분명한 점이 많다. 그러나 횡주섬유속이 부채꼴 형태를 취하며, 구상돌기에 정지하는 전사주섬유속에 합류하는 예도 존재한다(**그림 6-4**). 따라서 횡주섬유속에는 전사주섬유속과 후사주섬유속의 긴장을 조절하는 작용이 있는 것으로 생각된다.

이 3가지 인대가 존재하는 경우가 가장 표준적인 내측측부인대의 형태이다. 또한, 전사주섬유속의 후방에 척골신경의 주행에 따라 후방관절낭에서 횡주섬유속으로 향하는 섬유속이 존재하는 경우도 있다.[2] 이렇게 3~4가지의 섬유속으로 구성된 내측측부인대는 서로 작용하여 주관절의 외반 불안정성을 제동하고 있다. 따라서 어느 한 섬유속이 손상되면 주관절의 외반 불안정성은 증가한다.

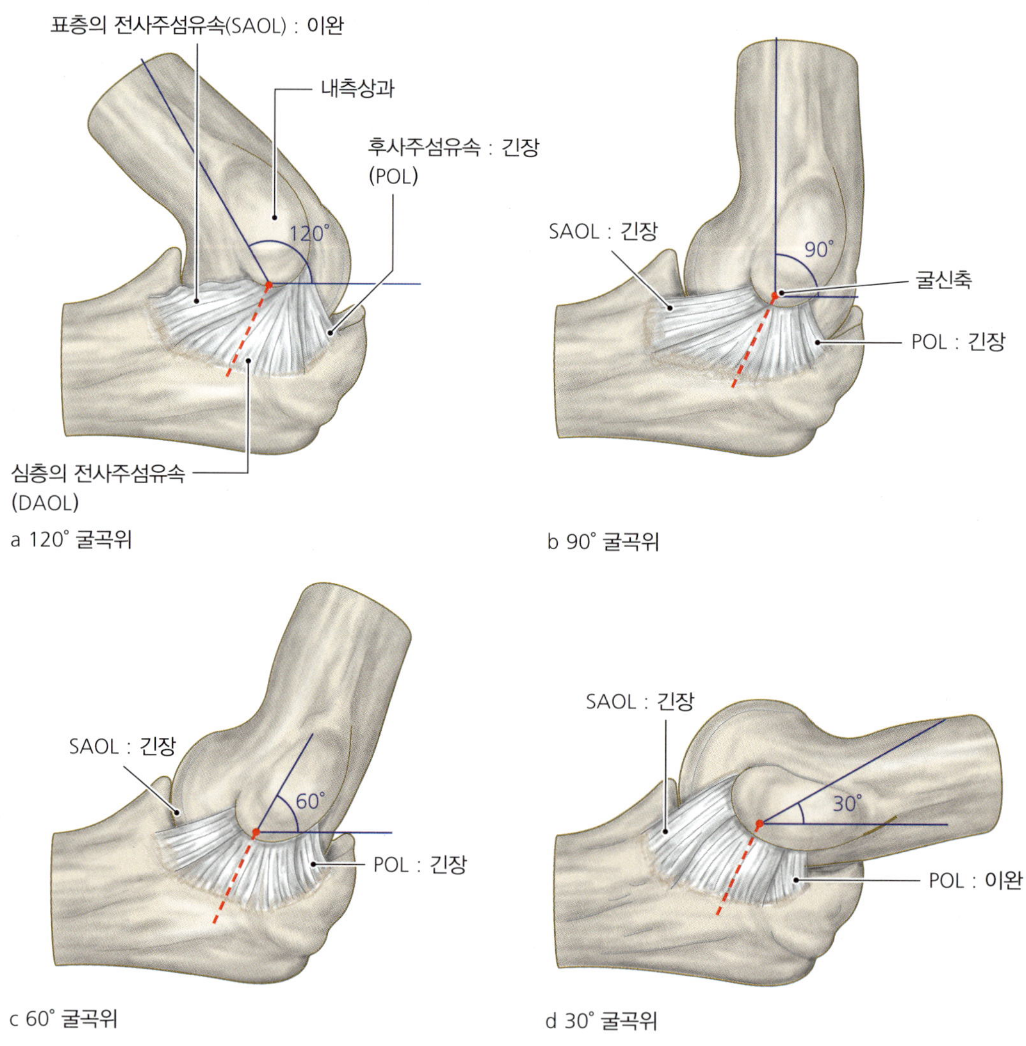

그림 6-3 주관절 내측측부인대의 굴신에 따른 변화

a : 굴신축보다 전방의 섬유속(SAOL) ; 이완　　후방의 섬유속(POL) ; 긴장(++)
b : 굴신축보다 전방의 섬유속(SAOL) ; 긴장(+)　후방의 섬유속(POL) ; 긴장(+)
c : 굴신축보다 전방의 섬유속(SAOL) ; 긴장(+)　후방의 섬유속(POL) ; 긴장(±)
d : 굴신축보다 전방의 섬유속(SAOL) ; 긴장(++) 후방의 섬유속(POL) ; 이완
〔Callaway GH, et al : Biomechanical evaluation of the medial collateral ligament of the elbow. J Bone Joint Surg Am 79(8) : 1223-1231, 1997에서 인용〕

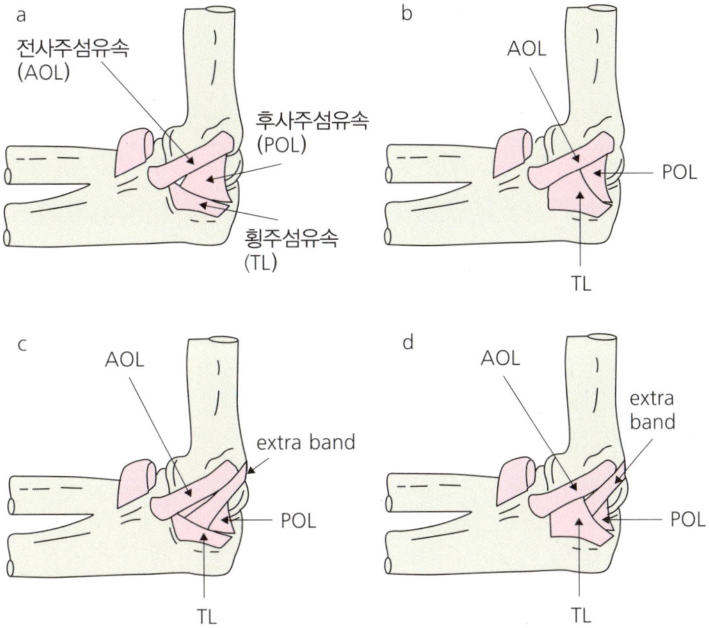

그림 6-4 내측측부인대의 변형

a : 전형적인 내측측부인대.
b : 횡주섬유속이 부채꼴 형태이며, 후방관절낭에 정지하는 전사주섬유속에도 합류하는 경우.
c : 후방관절낭에서 횡주섬유속으로 향하는 섬유속(extra band)이 존재하는 경우.
d : 횡주섬유속이 부채꼴 형태이며, extra band가 존재하는 경우.
〔Beckett SK, et al : Variations in the normal anatomy of the collateral ligaments of the human elbow joint. J Anat 197(3) : 507-511, 2000에서 인용〕

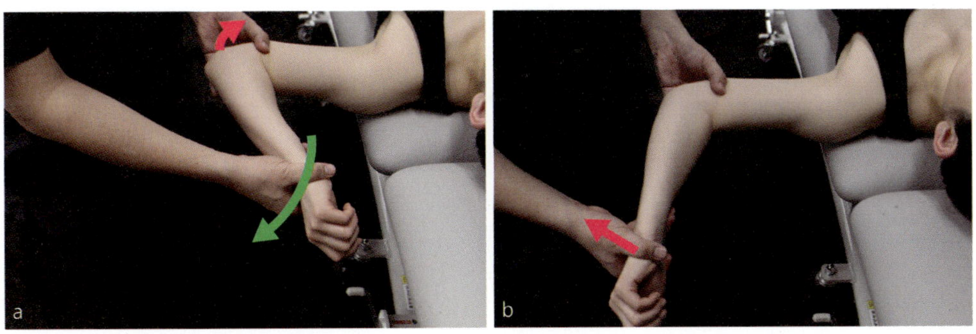

그림 6-5 Moving valgus stress test

4) 팔꿈치 구조와 외반 불안정성

상완골 활차의 근위 진면에는 **구돌와**라고 하는 오목이 있다. 완전 굴곡위에서는 척골 활차절흔의 전방에 있는 구상돌기가 이 오목으로 들어간다. 또한, 상완골 활차의 근위 후면에는 **주두와**라고 하는 오목이 있다. 완전 신전위에서는 척골의 주두가 이 오목으로 들어간다. 따라서 완전 굴곡위와 완전 신전위에서는 외반 안정성이 높아진다.

▸ **구돌와**
coronoid fossa

▸ **주두와**
olecranon fossa

내측측부인대 손상에 대해서는 외반부하를 가하면서 주관절의 굴곡 신전을 시행하는 moving valgus stress test를 실시한다(**그림 6-5**).

5) 투구 시 손상

Goodrich 등이 투구 시 팔꿈치 내측부 통증으로 치료 중인 성장기 선수 200명을 대상으로 관절조영 MRI 검사를 시행한 결과, 내측측부인대 상완골 측의 심한 부분 손상이 62명, 척골 측의 심한 부분 손상이 51명, 척골 측의 완전 손상이 28명이었다.[3] 근위부 손상과 원위부 손상에서는 원위부 손상이 보존적 치료 실패의 예측요인으로 알려져 있다.[4, 5] 내측측부인대에는 **상·하척측반회동맥**의 분지가 분포하는데, Buckley 등[6]에 따르면 근위부는 혈류가 풍부한 반면, 원위부는 혈류가 부족한 구조로 되어 있다. 즉, 내측측부인대의 원위부는 손상되면 치유가 어려운 부분이다.

▸ **척측반회동맥**
ulnar recurrent artery

6) 주관절의 내측지지기구

주관절의 내측지지기구로 가장 잘 알려진 것이 **내측측부인대**이다. 한편으로 내측측부인대는 내측관절낭 섬유층의 비후부이며, 어디부터 어디까지가 내측측부인대인지 구조를 명확하게 구분할 수 없다.[7]

Hoshika 등[8]은 내측측부인대 주위의 구조를 규명했다. 이에 따르면, 상완골 내측상과에 부착하는 전완 회내굴근 중 원회내근과 천지굴근 사이에는 **전방 건성중격**이, 천지굴근과 척측수근굴근 사이에는 **후방 건성중격**이 존재한다. 또한, 상완근 정지건의 일부도 이 전방 건성중격에 정지한다. 이것들이 천지굴근과 척측수근굴근의 심층 건막과 합류하여 구상돌기 레벨에서는 관절낭과 조직학적으로 분리할 수 없는 구조로 되어 있다. 또한, 상완골 내측상과 레벨에서는 내측상과의 전방에 전방 건성중격이, 후방에 후방 건성중격이 존재하며, 완척관절을 덮고, 그 심층에 관절낭이 존재한다. 이것들의 건성중격 및 천지굴근

column

투구 동작

투구 동작은 비투구 측 하지를 들어올릴 때까지의 wind up phase부터 시작하여 들어올린 하지가 접지하고, 견관절 최대 외전·외회전을 취하는 cocking phase, 이후 공을 릴리스하기까지의 acceleration phase, 공을 릴리스한 후의 follow through phase로 나뉜다(그림). 투구 측 어깨와 팔꿈치에는 cocking phase에서 acceleration phase로 큰 외력이 가해지기 때문에 이 시기에 손상이 많아진다.

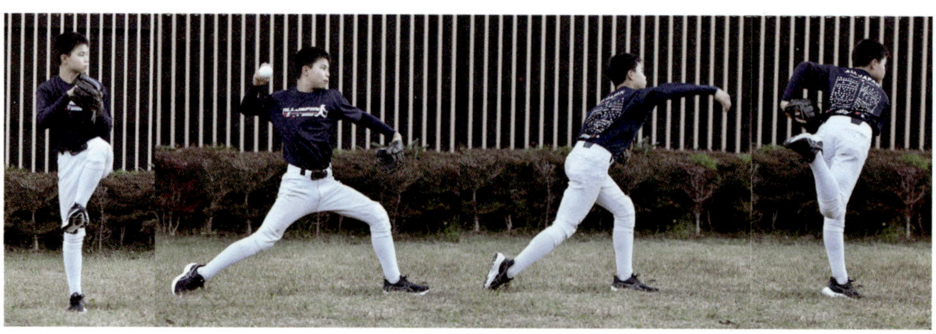

wind up phase | cocking phase | acceleration phase | follow through phase

과 척측수근굴근의 심층 건막, 관절낭의 복합체가 주관절의 내측지지기구로서 균형을 이루며 동적으로 안정화되어 있다고 생각된다.

이러한 구조를 고려할 때 내측형 야구 팔꿈치에 대한 치료에서는 이들 근육과 주위 결합조직의 손상이나 경도 변화, 또 근력저하로 인한 내측지지기구의 불균형을 바로잡는 것과 각 조직별 평가가 중요하다.

✓2 왜 주관절 내측이 아픈가?

1) 척골신경병증

주관절 내측에서 전완 척측부는 척골신경의 지배 영역이다. 이 부위에 통증이나 감각 이상이 있는 경우에는 **척골신경병증**이 발생했을 가능성이 있다.

척골신경 영역에 감각 이상 등이 발생하는 원인에는 경추증이나 경추추간판탈출증 등의 경부 질환, 흉곽출구증후군이 있다. 그러나 본 증례는 젊기 때문에 퇴행성 변화를 기반으로 한 질환은 생각하기 어렵다.

① 척골신경의 주행

▸ **척골신경**
ulnar nerve

척골신경은 상완신경총의 내측신경속에서 분기하여 상완 내측에 존재하는 **내측이두근구**를 상완동·정맥과 함께 통과한다. 이후 주관절부에서 **주부관**이라는 좁은 터널을 통과한다(그림 6-6). 이 터널의 바닥면은 상완골 내측과의 후방에 있는 **척골신경구**, 천장은 **활**

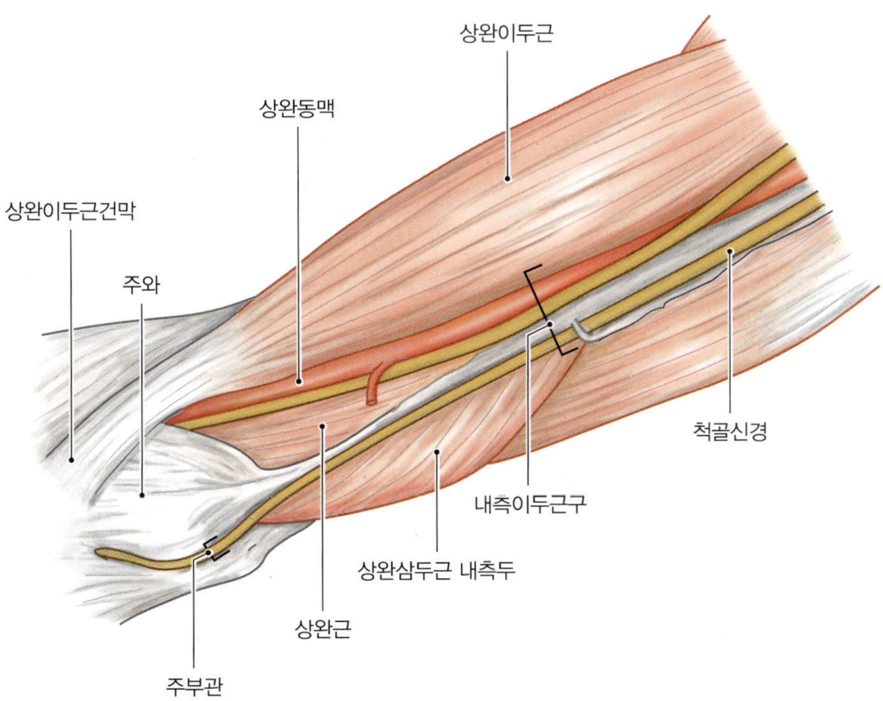

그림 6-6 척골신경의 주행과 주부관
척골신경은 상완동·정맥과 함께 내측이두근구를 통과한 후 주부관으로 진입한다.

▸ **주부관증후군**
cubital tunnel syndrome

차상주인대로 구성되어 있다. 이 터널에서 척골신경에 마찰이나 견인 등의 기계적 자극이 가해지면 척골신경의 교액성 신경장애가 발생하는데 이를 **주부관증후군**이라고 한다.

② 주부관의 구조

주부관증후군에 대한 운동치료를 생각할 때 중요한 것은 척골신경 교액 부위의 구조를 이해하는 것이다. 주부관은 앞서 설명한 바와 같이 척골신경구과 활차상주인대로 구성된다.

▸ **활차상주인대**
cubital tunnel retinaculum (=osborne ligament)

활차상주인대는 상완골 내측상과와 척골 주두를 연결하는 인대이며, 주관절 완전 굴곡위에서 긴장한다(그림 6-7). 그러나 이 인대가 비후해서 90~120° 전후로 긴장하게 되면 주부관의 내압이 상승하여 척골신경이 포착된다.[9] 따라서 주부관증후군에서의 척골신경 증상은 **주관절 굴곡위**에서 악화된다. 또한, 활차상주인대가 파열되면 주관절 굴곡위에서 척골신경이 전방으로 탈구되어 척골신경에 대한 마찰 자극이 강화되고, 척골신경 마비가 발생한다(그림 6-8). 활차상주인대는 **척측수근굴근**의 **척골두**와 **상완두** 사이에 뻗은 건막과 같은 조직의 가장 두꺼운 부분에 해당한다(그림 6-7).[9] 이 건막 구조는 주부관의 하단에서 3cm 정도 원위까지 존재한다. 따라서 척골신경구 부분뿐만 아니라 척측수근굴근에 이르는 부분도 치료 대상이 되는 경우가 많다.

▸ **척측수근굴근**
flexor carpi ulnaris m.

▸ **척골두**
ulnar head

▸ **상완두**
humerus head

필자 등의 연구 결과, 투구 시 코킹 단계(cocking phase)에 팔꿈치 내측부 통증이 발생하는 선수들에서는 주관절의 외반 불안정성이 있으며, 또한 척골신경구부와 척측수근굴근의 건막부에서 척골신경이 비후하였다.[10] 즉, 이 부위의 구조와 기능의 변화가 내측형 야구 팔꿈치 병태의 일부로 생각된다.

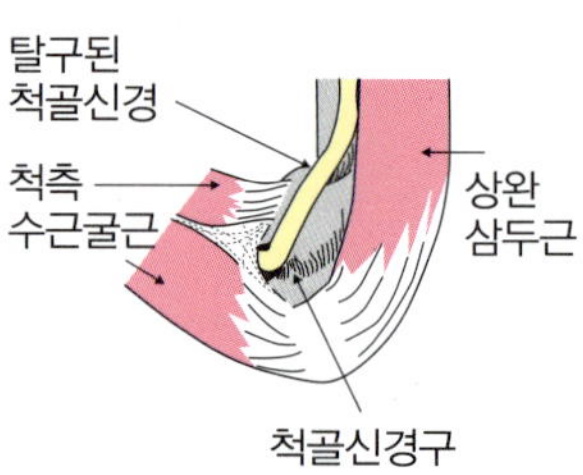

그림 6-8 척골신경의 탈구
주관절 굴곡위에서 척골신경이 전방으로 탈구되어 척골신경 마비가 발생한다.

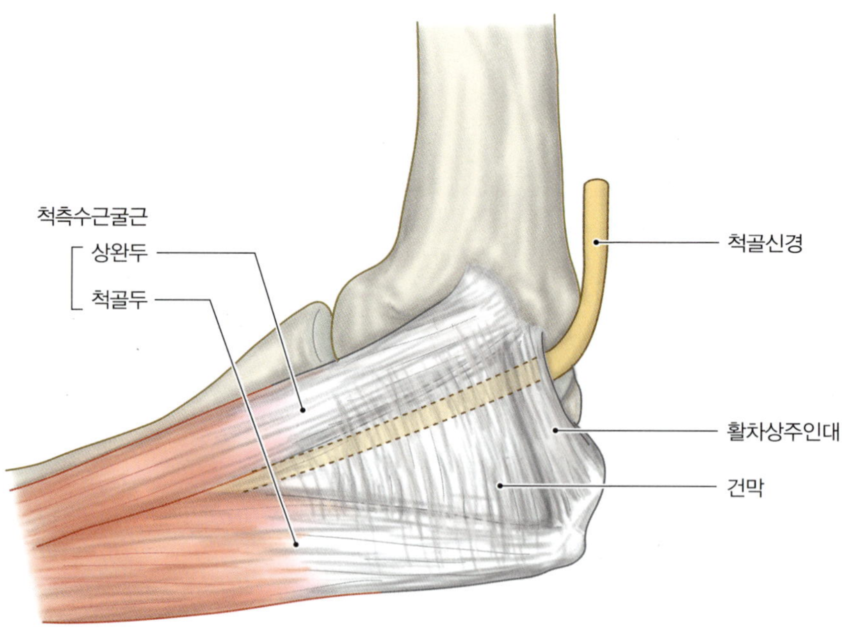

그림 6-7 척측수근굴근과 활차상주인대

③ 척측수근굴근

척측수근굴근은 수관절의 장굴 · 척굴에 작용한다.

척측수근굴근
- 척골두 : 주두에서 척골 중부까지 후연에서 기시
- 상완두 : 상완골 내측상과에서 기시

→ 두상골을 통해 제5중수골저 장측에 정지

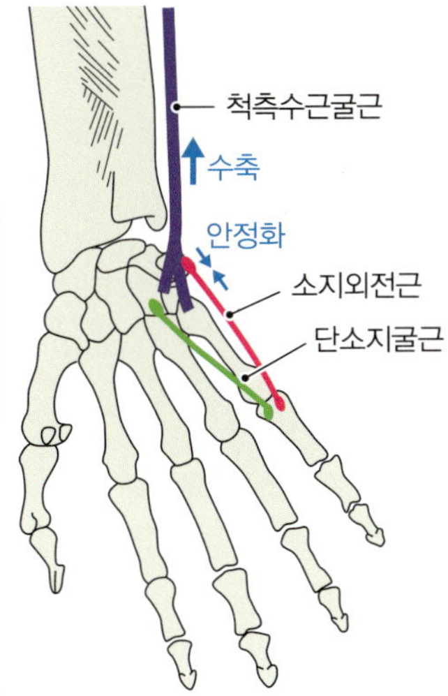

그림 6-9
척측수근굴근의 기능

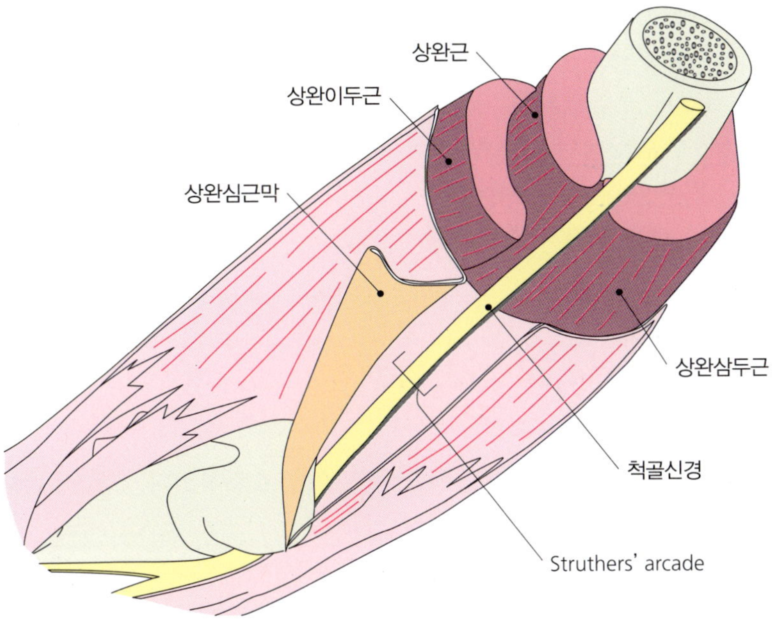

그림 6-10 Struthers' arcade
내측이두근구는 상완의 심근막에 의해 고정되어 있으며, 임상적으로는 Struthers' arcade라고 한다.

방망이 등을 강하게 휘두를 때는 소지외전근과 단소지굴근 등의 소지구근이 중요하다. **척측수근굴근**이 수축함으로써 제5지 중수수근관절의 안정성이 높아져 소지구근의 작용은 효율화된다(**그림 6-9**).

또한, 투구 시 공을 잡을 때에도 제4 · 5지를 굴곡위로 하기 때문에 소지구근은 중요하다. 따라서 주부관증후군에 대한 운동치료로 척측수근굴근의 이완이 중요하다.

2) Struthers' arcade

척골신경은 주부관의 근위에서 내측이두근구를 통과하는데, 이 부위도 포착 부위로서 중요하다. **내측이두근구**는 상완근과 상완삼두근의 근간중격에서 상완심근막에 의해 고정되어 있으며, 임상적으로는 **Struthers' arcade**라고 한다(**그림 6-10**). 상완근이나 상완삼두근 내측두의 근긴장 항진 및 구축이 발생하면 Struthers' arcade는 좁아지고, 척골신경이 압박되어 전완 척측에 저림이나 통증이 발생한다. 따라서 물리치료에서는 **상완근**이나 **상완삼두근 내측두**의 유연성 개선이 필요하다.

▸ **내측이두근구**
medial bicipital groove

3) 천지굴근의 근육 파열

투구 시 최대 외반 스트레스는 64Nm에 이른다고 알려져 있지만, 내측측부인대의 파열 강도는 34Nm으로 알려져 있다.[11, 12] 즉, 어떠한 조직이 내측측부인대와 함께 외반 스트레스에 저항하고 있으며, 그 주체는 앞서 언급한 바와 같이 내측측부인대와 밀접한 구조인 전완 회내굴근으로 생각된다. 필자 등은 내측측부인대 손상과 전완 회내굴근의 손상으로 진단된 내측형 야구 팔꿈치 99명의 MRI를 분석하였다. 그 결과, 전완 회내굴근 중에서 **천지굴근**의 손상이 가장 많았으며, 그 중에서도 천지굴근의 심층 부분이 손상된 것을 확인하였다.[13)]

▸ **천지굴근**
flexor digitorum superficialis

천지굴근의 기시에 대해 제3 · 4지는 천층에, 제2 · 5지는 심층에 위치한다고 보고되었다.[14)] 또한, 앞서 언급했듯이 천지굴근의 심층 건막이 주관절의 내측지지기구가 되므로 천지굴근의 기능 평가와 운동치료가 중요할 것으로 생각된다. 실제로, 천지굴근의 손상은 내측측부인대 근위부 손상보다 원위부 손상과 더 강한 연관성이 있는 것으로 밝혀졌다.[13)] 치유가 어려운 원위부 손상과의 연관성이 있기 때문에 천지굴근을 중심으로 한 전완 회내굴근의 손상 유무와 기능 평가가 중요하다.

✓3 왜 주관절 외측이 아픈가?

본 증례는 처음에는 주관절 내측에 통증과 불안감을 호소하였다. 그러나 투구를 계속하면서 주관절 외측에도 통증이 발생하기 시작했다.

1) 외반 불안정성이 관절에 미치는 영향

▸ **상완골 소두**
capitulum of humerus

▸ **요골두**
radial head

주관절 외측부에는 완요관절이 존재한다. 완요관절은 **상완골 소두**와 **요골두**로 이루어진 과상관절이다. 투구에 의해 반복되는 주관절 외반부하에 대해 내측측부인대는 주관절의 측방 동요성을 제어한다(**그림 6-11**).

Numaguchi 등[15)]은 내측측부인대 손상군과 비손상군에 외반부하를 가했을 때 완요관절과 완척관절의 관절면에 대한 스트레스를 조사하였다. 그 결과, 상완골 소두의 외측부, 상완골 활차의 후면, 활차절흔 후방부의 관절면 거리가 작아지는 것을 보고하였다. 즉, 내측측부인대 손상으로 인해 측방 동요성을 제어할 수 없는 상태에서 투구를 지속하면 완요관절의 관절면과 완척관절의 후방에 강한 압축 부하와 전단 부하가 가해질 것으로 추측할 수 있다(**그림 6-11**).

▸ **이단성 골연골염**
osteochondritis dissecans

이러한 부하가 계속되면 상완골 소두의 관절연골 일부분이 연골하골과 함께 떨어져 나가 관절 유리체가 되는데 이를 **이단성 골연골염**이라고 한다. 또한, 반응성의 골증식(골극)이 발생하여 완전 굴곡위나 완전 신전위에서의 구상돌기-구돌와, 주두-주두와가 잘 들어맞지 않아 가동범위 제한이 발생하는 경우도 있다.

2) 이단성 골연골염이란?

이단성 골연골염은 상완골 소두의 정점보다 약간 외측으로 호발한다. 상완골 소두는 상

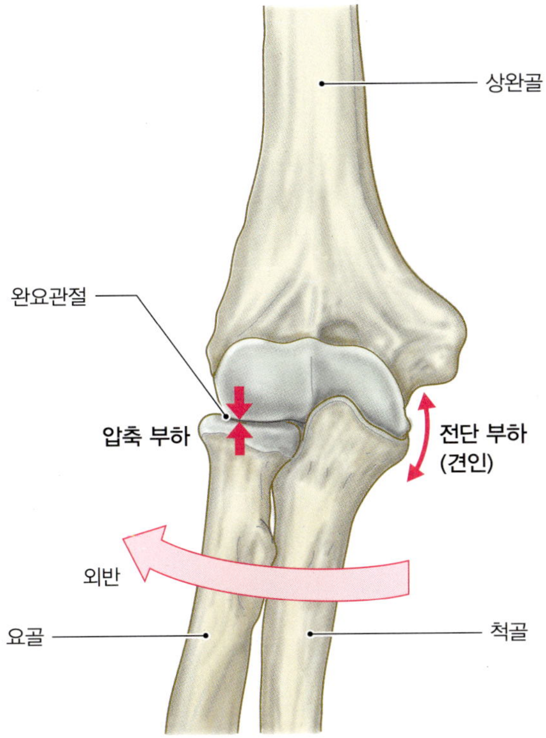

그림 6-11 완요관절에 가해지는 압축 부하

내측측부인대 손상으로 인해 측방 동요성을 제어할 수 없는 상태에서 투구를 지속하면 완요관절의 관절면에는 강한 압축 부하와 전단 부하가 가해진다.

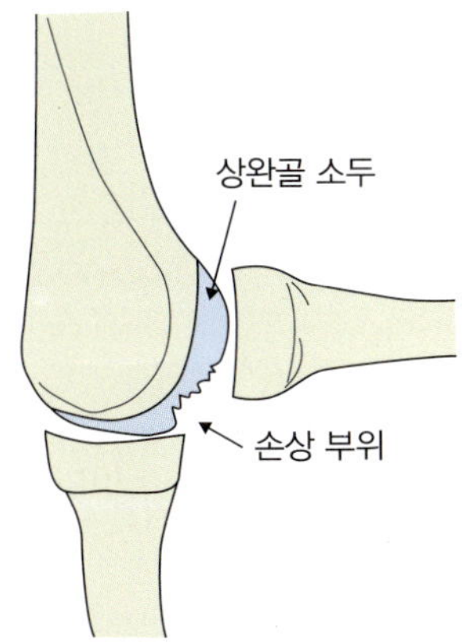

그림 6-12
이단성 골연골염의 손상 부위와 주관절 굴곡 신전 각도의 관계

주관절 90° 굴곡위 : 손상 부위가 요골두의 후외측부에 노출된다.
주관절 신전위 : 손상 부위가 요골두의 전방으로 노출된다.

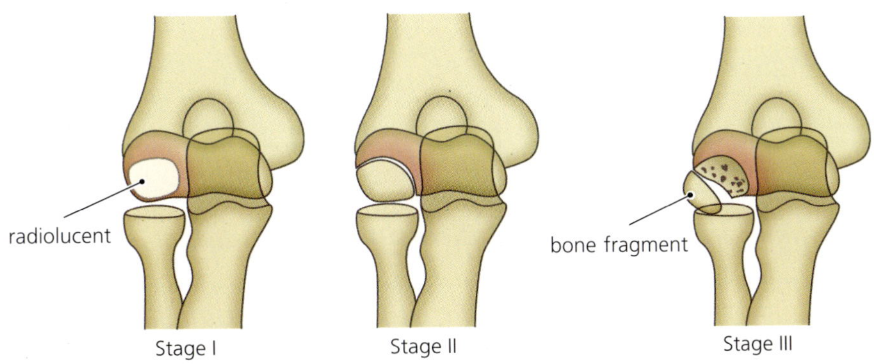

- ▸ **Stage I**
  radiolucent
- ▸ **Stage II**
  non dispaced fragment
- ▸ **Stage III**
  dispaced fragment

그림 6-13 이단성 골연골염의 병기 분류

Stage I은 연골하골의 골화장애만 있고 연골 표면에 균열이 보이지 않는다. 안정을 취하면 성장과 함께 골화가 회복되어 치유된다. 그러나 연골면에 균열이 생기거나(stage II), 연골하골과 함께 분리되면(stage III) 관혈적 치료의 적응증이 된다.

완골의 장축에 대해 **45° 전방**을 향하므로 주관절 90° 굴곡위에서 완요관절의 관절연골 접촉 면적은 가장 커지며, 손상 부위는 **요골두**의 **후외측부**에 노출된다. 반면, 주관절 신전위에서는 상완골 소두의 관절연골 피복이 감소하여 손상 부위는 **요골두**의 **전방**에 노출된다(**그림 6-12**). 따라서 이단성 골연골염의 경우 요골두 전방의 압통 소견을 확인하는 것이 중요하다.

이단성 골연골염은 10대 초반, 골단선 미폐쇄 시기에 발생하는 경우가 많다. 연골하골의 골화장애만 있고, 연골 표면에 균열이 보이지 않는 stage I에 안정을 취하면 성장과 함께 골화가 회복되어 치유된다. 그러나 연골면에 균열이 생기거나 연골하골과 함께 분리되면(stage II), 관혈적 치료의 적응증이 된다(그림 6-13). 또한, 분리된 연골이 관절내에 유리 골편(bone fragment)으로 존재하면(stage III), 뚜렷한 관절 가동범위 제한이 생기고, 유리 골편이 관절연골을 손상시키면 **퇴행성 주관절증**이 된다.

치료에는 보존적 치료와 관혈적 치료가 있는데, 운동치료에서는 완요관절에 가해지는 압축 부하와 전단 부하를 최소화하는 것이 중요하다.

✓4 야구 팔꿈치에 대한 운동치료는?

야구 팔꿈치에서는 통증이 발생하는 구조인 척골신경과 전완 회내굴근, 그리고 그 기반에 있는 외반 불안정성에 대한 운동치료가 필요하다.

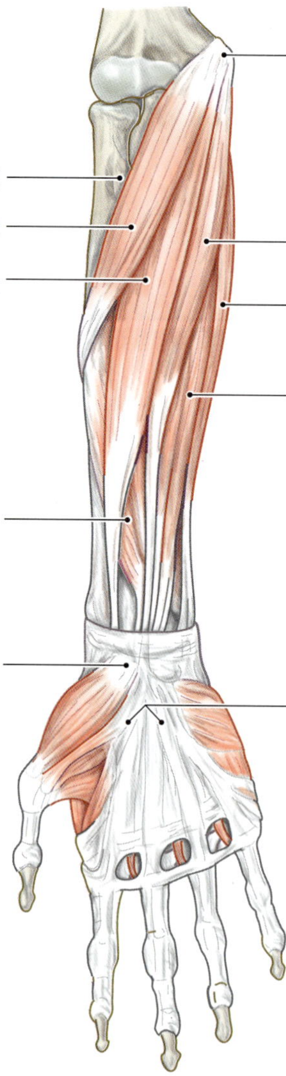

그림 6-14 전완 회내굴근

1) 척골신경

척골신경에 대한 운동치료로는 척골신경 가동술(mobilization)을 실시한다. 경부를 반대쪽으로 회전시키고 견관절 외전 외회전위, 주관절 신전위, 전완 회외위, 수관절 장굴위에서 시작해 주관절 굴곡, 전완 회내, 수관절 배굴 운동을 실시하고 척골신경을 원위로 활주시킨다. 동시에 경부를 동측으로 회전시켜 척골신경이 원위로 활주할 수 있는 공간을 만든다. 또한, 포착 부위를 초음파로 가시화할 수 있는 경우, 그 부위에 대해 도수적으로 척골신경을 전후 방향으로 활주시키듯 움직여 척골신경의 가동성을 높인다.

2) 전완 회내굴근

전완 회내굴근은 장장근, 요측수근굴근, 원회내근, 척측수근굴근, 천지굴근이다(그림 6-14). 천지굴근과 척측수근굴근은 앞서 설명했으므로 여기서는 나머지 3개 근육에 대해 설명한다.

정중신경은 전완 굴측에서 이들 근육의 심층으로 들어가고, 이 근육 주위의 경직(stiffness)은 정중신경의 활주장애를 유발해 팔꿈치 신전 제한의 요인이 되는 경우가 많다.

① 장장근

장장근은 상완골 내측상과와 전완 굴근막의 내면에서 기시하여, 곧 가늘고 긴 건이 되어 수장건막에 정지한다(그림 6-14). 장장근은 발달이 좋지 않거나 결손된 경우 등 변이가 많지만, **수장건막**은 안정적으로 존재하며 굴근지대나 천지굴근건, 요측수근굴근건과 연결된다.[16)]

팔꿈치 내측측부인대 손상에 대한 재건술에서는 재건 재료로 선택된다.

▸ **장장근**
palmaris longus m.

② 요측수근굴근

요측수근굴근은 상완골 내측상과와 전완 굴근막의 내면에서 기시하여 길고 편평한 건

▸ **요측수근굴근**
flexor carpi radialis m.

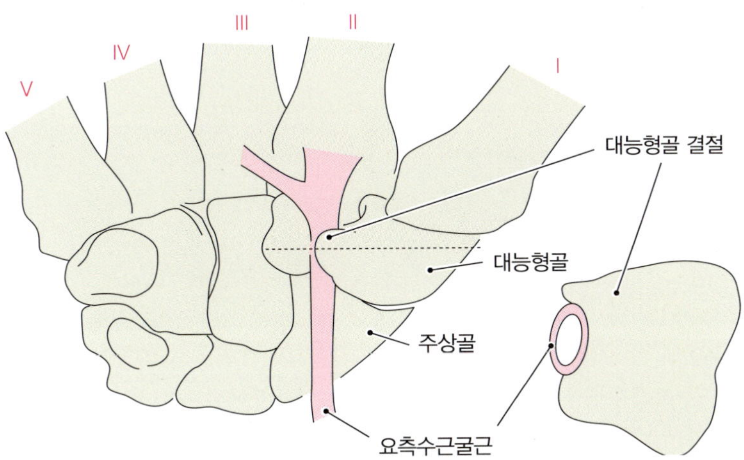

그림 6-15 요측수근굴근

요측수근굴근은 수근관을 통과한 후 대능형골 결절의 심층을 통과하여 주로 제2중수골 바닥에 정지하지만, 제3중수골 바닥에 정지하는 가는 정지건도 존재한다. 또한, 대능형골 결절에 부착하는 작은 정지건이 존재하는 경우도 많다.

▸ **굴근지대**
flexor retinaculum

▸ **대능형골 결절**
trapezial crest

이 되어 **굴근지대**를 관통하고, **대능형골 결절**의 심층을 통과해 주로 제2중수골 바닥에 정지한다(**그림 6-15**).[17)]

같은 근육의 정지부 원위에는 무지 운동에 관여하는 근육이 존재한다. 따라서 요측수근굴근은 수관절의 장굴에 작용할 뿐만 아니라, 무지 운동을 할 때 수관절 요측부의 안정성을 높이는 역할도 담당하고 있다고 생각된다.

③ 원회내근(그림 6-16)

▸ **원회내근**
pronator teres m.

원회내근은 상완골 내측상과와 내측상완근간중격에서 기시하는 **상완두**와 그 심층에 척골조면의 내측연에서 기시하는 **척골두**가 합쳐져 외측 하방으로 주행한다. 이후 편평한 건이 되어 요골 중앙에서 회외근의 정지부 하방에 존재하는 회내근조면에 정지한다. 척골두는 결손된 경우나 근복이 없고 건막처럼 되어 있는 경우도 존재한다.[18)] 정중신경은 전완 굴측에서 이 근육의 심층으로 들어가므로 이 근육 주위의 경직은 정중신경의 활주장애를 유발하여 팔꿈치 신전 제한의 요인이 되는 경우가 많다.

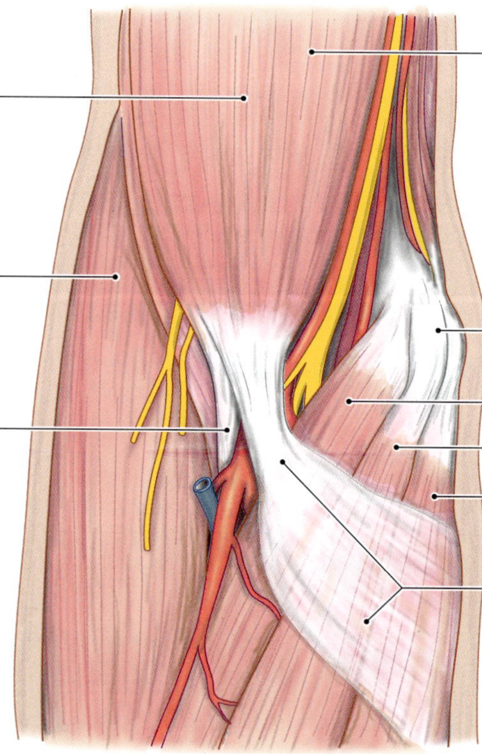

그림 6-16 원회내근

원회내근의 기시부는 요측수근굴근에, 근복 중앙의 일부는 상완이두근의 정지건에, 정지부는 완요골근의 근복에 덮여 있다. 그러나 완요골근의 원회내근을 덮고 있는 부분은 얇고, 요측수근굴근 기시부의 두께도 1~2mm로 얇다.[18)] 따라서 수관절을 장굴, 주관절을 경도 굴곡시켜 표층의 근육들을 이완시킨 상태에서의 전완 회내 운동으로 쉽게 촉진할 수 있다.

3) 상완근

주관절 굴곡 운동에 작용하는 **상완근**은 **천두**와 **심두**, 2개의 근두가 있다(그림 6-17, 표 6-2).[19)]

상완근의 심두부는 주관절의 관절낭에도 부착되어, **전주관절근**으로서 관절 운동 시 관절낭을 견인하는 역할도 한다(그림 6-17). 따라서 주관절 굴곡 운동 시 **상완근 심두**의 수축이 불충분한 경우 **전방관절낭**이 주관절 전면에 끼게 되어 주관절 전면에 막히는 느낌을 호소하게 된다.

또한, 주관절 높이에서 상완근의 내측에는 정중신경, 외측에는 요골신경이 주행한다. 그 주위에는 많은 소성결합조직이 분포하므로 이러한 구조에 대한 도수치료는 주관절 신전 제한에 대한 치료로서도 중요하다. 또한, 앞서 언급한 바와 같이 상완근 정지건의 일부는 전방 건성중격에 합류하기 때문에 상완근의 장력을 적정화하는 것은 내측지지기구의 기능에 있어서도 중요하다.

▸ **상완근**
brachialis m.

▸ **전주관절근**
articularis cubiti anterior m.

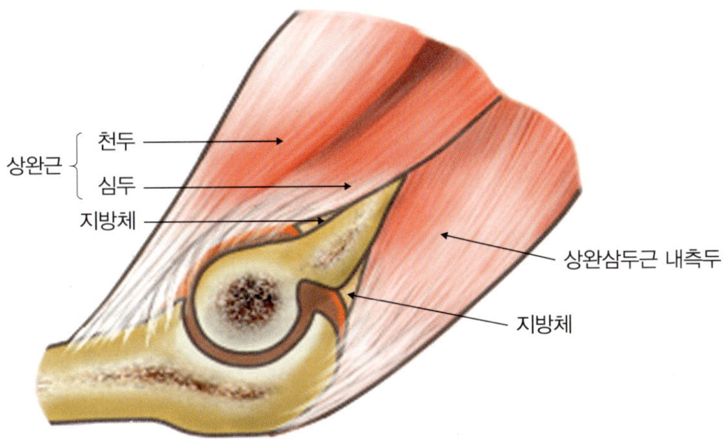

그림 6-17 상완근과 상완삼두근 내측두
상완근은 전방관절낭과, 상완삼두근은 후방관절낭과 결합되어 있다.

표 6-2 상완근의 천두와 심두

	특징	기시 · 주행 · 정지	작용
천두	크다	상완골 골간 전외측면에서 기시하여 장축 방향으로 주행하고 척골조면에 정지한다.	주관절 굴곡 시 큰 힘을 발휘한다.
심두	작다	천두보다 원위부에서 기시하여 부채꼴로 퍼지며, 건막처럼 되어 구상돌기에 부착한다.	완전 신전위에서의 초기 굴곡으로 작용한다.

야구 팔꿈치 : 정리

✓1 왜 주관절 내측에 불안정감이 나타나는가?

힘차게 공을 던지려고 하면 주관절에 외반부하가 가해진다. 이 외반부하를 내측측부인대가 제동하고 있어 내측측부인대의 손상에 의해 주관절의 외반 불안정성은 증가한다. 특히 원위부의 손상은 혈류도 부족하여 수복이 어렵다.

✓2 왜 주관절 내측이 아픈가?

주관절의 외반 불안정성이 기반이 되어 척골신경에 외반 스트레스가 가해지면 코킹 단계(cocking phase)에 팔꿈치 내측부 통증이 발생한다. 또한, 내측측부인대의 일부인 전방 건성중격에 부착하는 천지굴근 심층부의 근육 파열이 발생하기도 한다.

✓3 왜 주관절 외측이 아픈가?

내측측부인대 손상으로 인해 측방 동요성을 제어할 수 없는 상태에서 투구를 지속하면 완요관절의 관절면에 강한 압축 부하와 전단 부하가 가해져 이단성 골연골염이 발병한다. 치료에는 보존적 치료와 관혈적 치료가 있는데, 운동치료에서는 완요관절에 가해지는 압축 부하와 전단 부하를 최소화하는 것이 중요하다.

✓4 야구 팔꿈치에 대한 운동치료는?

장장근, 요측수근굴근, 원회내근, 척측수근굴근, 천지굴근은 전완 회내굴근으로 공통의 기시건을 가지며, 내측상과에서 기시하여 외반 제동 작용을 하는 것으로 생각된다. 따라서 외반 제동기구가 파탄된 주관절에 대한 운동치료에서는 이 근육들의 근력강화가 중요하다.

참고문헌

1. Timmerman AL, et al : Undersurface tear of the ulnar collateral ligament in baseball players a newly recognized lesion. Am J Sports Med 22 : 33-36, 1994
2. Beckett SK, et al : Variations in the normal anatomy of the collateral ligaments of the human elbow joint. J Anat 197 : 507-511, 2000
3. Goodrich E, et al : Adolescent Baseball Pitchers With Ulnar Collateral Ligament Tears Exhibit a High Proportion of Partial Tears. Am J Sports Med 50 : 2198-2202. 2022
4. Dines JS, et al : Platelet-rich plasma can be used to successfully treat elbow ulnar collateral ligament insufficiency in high-level throwers. Am J Orthop(Belle Mead NJ) 45 : 296-300, 2016
5. Frangiamore SJ, et al : Magnetic resonance imaging predictors of failure in the nonoperative management of ulnar collateral ligament injuries in professional baseball pitchers. Am J Sports Med 45 : 1783-1789, 2017
6. Buckley PS, et al : Variations in blood supply from proximal to distal in the ulnar collateral ligament of the elbow : a qualitative descriptive cadaveric study. Am J Sports Med 47 : 1117-1123, 2019
7. Timmerman LA, et al : Histology and arthroscopic anatomy of the ulnar collateral ligament of the elbow. Am J Sports Med 22 : 667-673, 1994
8. Hoshika S, et al : Medial elbow anatomy : A paradigm shift for UCL injury prevention and management. Clin Anat 32 : 379-389, 2019
9. O'Driscoll SW, et al : The cubital tunnel and ulnar neuropathy. J Bone Joint Surg Br 73 : 613-617, 1991

10. Noda I, et al : Relationship between Medial Elbow Pain, Flexor Pronator Muscles, and the Ulnar Nerve in Baseball Players Using Ultrasonography. Healthcare(Basel) 11(1) : 50, 2022

11. Fleisig GS, et al : Kinetics of baseball pitching with implications about injury mechanisms. Am J Sports Med 23 : 233-239, 1995

12. Ahmad CS, et al : Biomechanical evaluation of a new ulnar collateral ligament reconstruction technique with interference screw fixation. Am J Sports Med 31 : 332-337, 2003

13. Ikezu M, et al : Sites of flexor-pronator muscle injury and relationship between ulnar collateral ligament injury and flexor-pronator muscle injury in baseball players : a retrospective cohort study. J Shoulder Elbow Surg 31 : 1588-1594, 2022

14. Matsuzawa K, et al : The origin structure of each finger in the flexor digitorum superficialis muscle. Surg Radiol Anat 43 : 3-10, 2021

15. Numaguchi K, et al : Changes in elbow joint contact area in symptomatic valgus instability of the elbow in baseball players. Sci Rep 11 : 19782, 2021

16. 佐藤達夫, ほか : 日本人のからだ　解剖学的変異の考察. 東京大学出版会, pp110-111, 2000

17. Bishop TA, et al : Flexor carpi radialis tendinitis Part Ⅰ : Operative anatomy. J Bone Joint Surg Am 76 : 1009-1014, 1994

18. 河上敬介, ほか : 円回内筋, 長母指屈筋, 方形回内筋, 肘筋の位置や形. 理学療法22(5) : 720-724, 2005

19. Leonello DT, et al : Brachialis Muscle Anatomy : A study in cadavers. J Bone Joint Surg Am 89 (6) : 1293-1297, 2007

7 상완골 외측상과염

Lateral epicondyle of humerus

증례

45세, 남성. 인사 이동으로 부서가 바뀌어 ✓1 **컴퓨터 사용 시간이 크게 증가하였다.** ✓1 **취미는 테니스**이며, 10년 전부터 일주일에 한 번 2~3시간 정도 하고 있다. 1개월 전부터 백핸드 스트록을 할 때 우측 주관절 외측부에 통증을 느끼기 시작했다. 최근에는 컴퓨터를 사용할 때에도 ✓2 **통증이 느껴져** 정형외과를 찾았다.

상완골 외측상과염으로 진단해 물리치료를 시작하였으며, chair test와 중지신전검사에서 양성으로 나타났고, ✓3 **전완의 회전 제한도 뚜렷하였다.** 전완의 회외 가동범위는 65°, 회내 가동범위는 70°였다. 요골두의 가동술(▶ 영상 7)로 전완의 회전 제한이 소실되자 통증이 감소했지만, 타자를 칠 때에는 통증이 발생하기도 했다. 그래서 키보드의 경사를 조절해 사용하도록 하고, 주기적으로 가슴을 펴는 자세를 취하도록 하는 등 컴퓨터 조작 시의 자세지도를 실시하여 증상은 사라졌다.

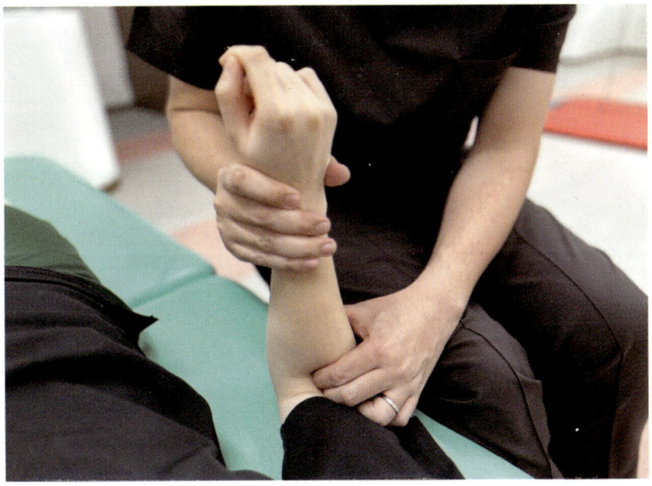

요골두에 대한 가동술(mobilization)

▶ 영상 7

질환노트

상완골 외측상과염

수관절의 저항성 배굴 운동(수건 짜기 등)으로 상완골 외측상과에 통증이 발생한다. 테니스를 하는 증례에서 많아 **테니스 엘보**라고도 한다. 보존적 치료가 주로 시행되지만, 난치성이 된 증례에는 관혈적 치료를 시행하는 경우도 있다.

본 증례의 해부학적 접근

- ✓1 컴퓨터와 테니스는 통증과 관련이 있을까?
- ✓2 통증의 원인은?
- ✓3 상완골 외측상과염과 전완 회전 제한과의 관계는?

✓1 컴퓨터와 테니스는 통증과 관련이 있을까?

1) 테니스 동작의 해부학

테니스에서 공을 치는 동작은 포핸드 스트록과 백핸드 스트록에 따라 다르다.

특히 백핸드 스트록에서 외측상과염의 통증이 두드러진다. 백핸드 스트록에서는 임팩트 시 공으로부터 강한 장굴력을 받는다. 따라서 장굴력을 이겨낼 수 있는 강한 배굴력이 필요하다. 이 배굴에 작용하는 것이 **전완신근**이다. 전완신근은 원심성 수축이 강제되고, 강한 부하가 가해진다.

2) 타이핑 동작의 해부학

▸ **중수지절관절(MP관절)** metacarpi phalangeal joint
▸ **외재근** extrinsic muscles
▸ **천지굴근** flexor digitorum superficialis m.
▸ **심지굴근** flexor digitorum profundus m.
▸ **내재근** intrinsic muscles
▸ **충양근** lumbricals m.
▸ **배측골간근** dorsal interossei m.
▸ **장측골간근** palmar interossei m.
▸ **근위지절간관절(PIP관절)** proximal interphalangeal joints
▸ **원위지절간관절(DIP관절)** distal interphalangeal joints
▸ **상완골 외측상과** lateral epicondyle
▸ **건고정 작용** tenodesis action

타이핑 동작에서는 **중수지절관절**(MP관절)의 굴곡 운동이 발생한다.

MP관절의 굴곡 운동에 작용하는 근육들은 다음과 같다.

- 수관절보다 근위에서 기시하는 외재근 : **천지굴근, 심지굴근**
- 수관절보다 원위에서 기시하는 내재근 : **충양근, 배측골간근, 장측골간근**

내재근은 MP관절의 굴곡에 작용하지만, **근위지절간관절**(PIP관절)과 **원위지절간관절**(DIP관절)에는 신전에 작용한다(그림 7-1). 키보드를 칠 때 PIP관절 · DIP관절은 굴곡위이기 때문에 주로 작용하는 것은 천지굴근과 심지굴근이다.

천지굴근은 상완골 내측상과와 척골에서 기시하고, **심지굴근**은 척골에서 기시한다. 따라서 이 근육들이 과도하게 수축해도 **상완골 외측상과**에 스트레스가 가해지지 않는다.

그러나 천지굴근이나 심지굴근을 효과적으로 작용시킬 때는 수관절을 배굴위로 할 필요가 있다. 수관절을 배굴위로 하면 두 근육의 근 길이가 길어지고, 장력이 높아지기 때문이다. 이를 **건고정 작용**(tenodesis action)이라고 한다(그림 7-2). 수관절을 배굴위로 유지하는 근육은 전완신근이며, 상완골 외측상과에서 기시한다. 따라서 장시간 타이핑을 하면 전완신근의 긴장이 높아져 외측상과염이 발생할 수 있다.

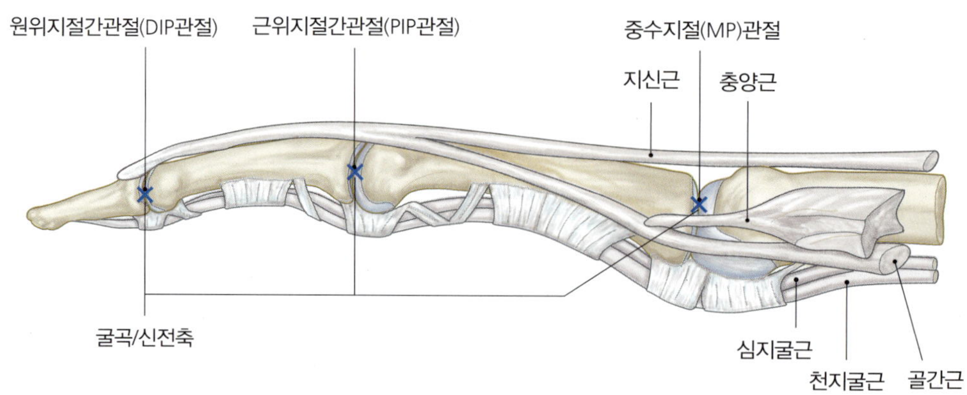

그림 7-1 수지 굴근건의 주행

본 증례의 통증이 발생하는 동작인 테니스의 백핸드 스트록과 타이핑 동작은 언뜻 보기에는 전혀 다른 동작으로 보이지만, 전완신근에 부하가 가해진다는 점에서 공통점이 있다.

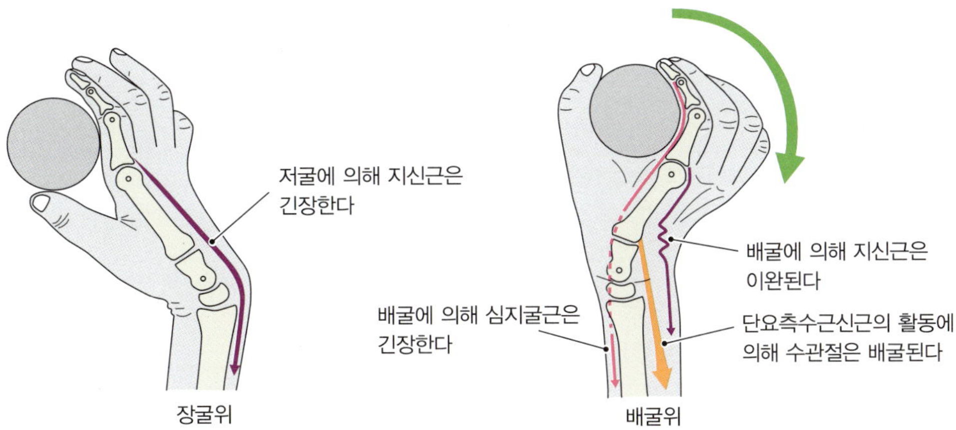

그림 7-2 건고정 작용

건고정 작용

수건이나 막대기를 세게 잡아보자. 수관절은 자연스럽게 배굴위가 된다. 장굴위에서는 세게 잡을 수 없다.

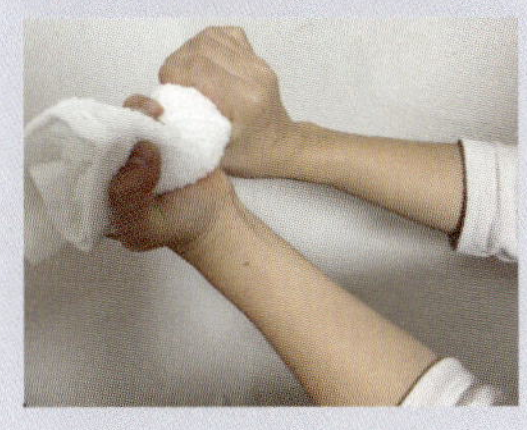

2 통증의 원인은?

1) 전완신근의 구조

외측상과염에서는 전완신근 중 어느 하나에 염증이 생겨 통증이 발생한다. 따라서 전완신근에 강한 부하를 주도록 전완 회내위에서 수관절을 배굴시키고 의자를 들어 올리는 **chair test**나 주관절 신전위, 전완 회내위에서 수관절을 배굴위로 유지시키고 장굴 방향에 저항을 가하는 **Thomsen's test**에서는 상완골 외측상과 부분에 통증이 유발된다.

상완골 외측상과에서 기시하는 전완신근에는 **단요측수근신근, 총지신근, 척측수근신근**이 있다(**표 7-1**).

또한, 외측상과염에서는 중지를 신전위로 유지시켜 굴곡 방향에 저항을 가하는 **중지신전검사**도 양성을 보인다. 따라서 통증의 원인은 단요측수근신근 또는 총지신근의 장력에 의해 외측상과에 강한 견인력이 가해진 결과로 생각된다.

▸ **중지신전검사**
middle finger extension test

Chair test

전완 회내위에서 의자를 잡고, 들어 올리게 하면 외측상과에 통증이 재현된다. 그러나 전완 회외위에서 의자를 들어 올리게 하면 통증이 발생하지 않는다.
chair test는 통증 재현 검사뿐 아니라 환자가 일상생활에서 물건을 들 때 어떤 자세를 피해야 하는지를 깨닫게 하는 데에도 유용하다.

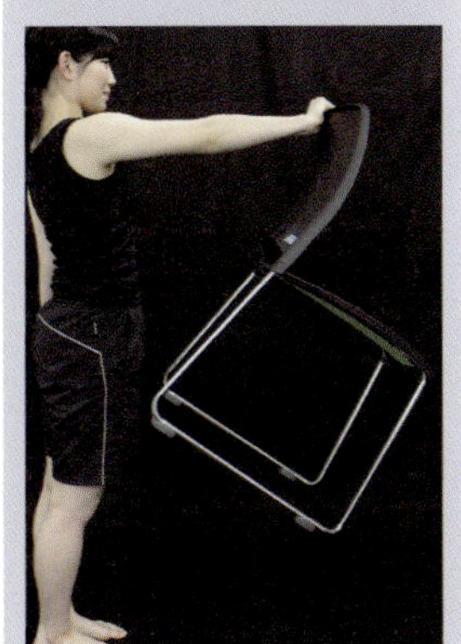

2) 완요활액낭의 존재

단요측수근신근과 총지신근의 기시건과 그 심층의 외측측부인대기구 사이에는 **완요활**

표 7-1 전완신근의 근육

근육	기시	작용
단요측수근신근	두 근육 사이의 건막에 **공통 기시건**이 있으며, 이 기시건이 외측상과를 감싸고 있다(그림 7-3).[1)]	주관절 신전
총지신근		전완 회외
척측수근신근	이 기시건과는 분리되어 기시한다.	수관절 배굴

▸ **단요측수근신근**
extensor carpi radialis brevis m.

▸ **총지신근**
extensor digitorum m.

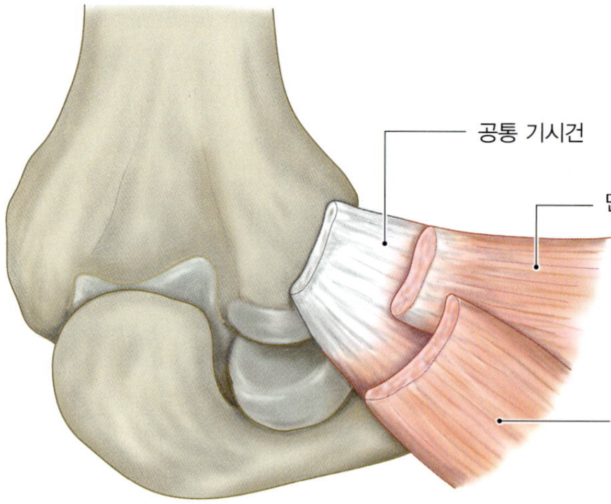

그림 7-3 단요측수근신근과 총지신근의 기시건

단요측수근신근의 표층에 총지신근이 존재하며, 두 근육은 동일한 건에서 기시한다. 이 건이 상완골 외측상과를 덮는다.

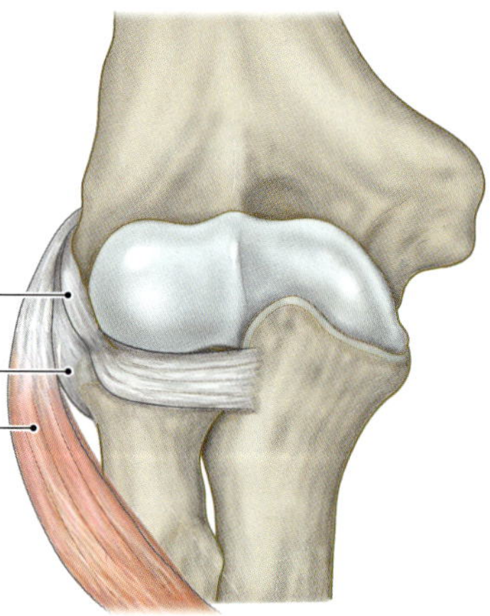

그림 7-4 완요관절낭과 단요측수근신근의 위치 관계

▸ **주근**
anconeus m.

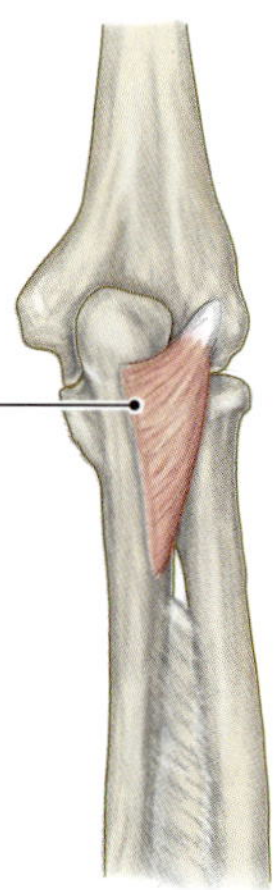

그림 7-5 주근

액낭(brachioradial bursa)이 있다**(그림 7-4)**. 이 활액낭은 단요측수근신근과 외측측부인대 기구 사이에 발생하는 마찰력을 감소시킨다. 단요측수근신근의 긴장이 높아지면 완요활액낭에 대한 마찰력이 증가하여 **활액낭염**(bursitis)[2)]이 발생할 수 있다.

따라서 두 근육의 유연성을 높이는 운동치료나 두 근육에 의한 견인력을 감소시키는 보조기 치료가 효과적이다.

3) 주근의 작용

단요측수근신근과 총지신근의 긴장이 충분히 감소해도 통증이 개선되지 않는 경우도 있다. 만성 외측상과염의 MRI를 검토한 결과, 주근에 강한 신호가 발생한 사례도 보고된 바 있다.[3)]

주근은 외측상과에서 기시하여 주두 및 척골체 상부 1/4의 후면에 정지하는 주관절의 후하방에 존재하는 작은 삼각형의 근육이다**(그림 7-5)**. 주근은 외측상과에서 기시하므로

column

완요관절의 추벽증후군

주름 모양으로 된 활막의 비후 조직이 관절 사이에 끼어 통증을 유발하는 것을 **추벽증후군(plica syndrome)**이라고 한다. 완요관절에는 전방 · 후방 · 외측 · 내측에 **활막주름(추벽)**이 존재한다. Soejima 등[4)]에 따르면, 상완골 외측상과염 20예, 20명 팔꿈치의 전례에서 활막주름을 확인하였다. 존재율은 전방 90%, 외측 85%, 후방 95%, 외측 10%이며, 두께는 후방이 가장 두껍고 이어서 전방, 외측, 내측 순으로 얇아지는 것으로 나타났다. 이 활막주름은 관절낭을 구성하는 활막의 비후된 부분으로 자유신경종말이 풍부하게 존재한다.

▸ **활막주름**
synovial fold

완요관절 운동 시에 이 외측 주름이 끼어들면 팔꿈치 외측에 통증이 발생한다. 특히 외측의 활막주름은 단단하고, 반월연골판 모양으로 되어 있어 **클릭음**이 생길 수도 있다.

외측상과염으로 인한 통증에 대해 운동치료를 실시하는 경우에는 추벽증후군에 의한 통증과 감별이 중요하다.

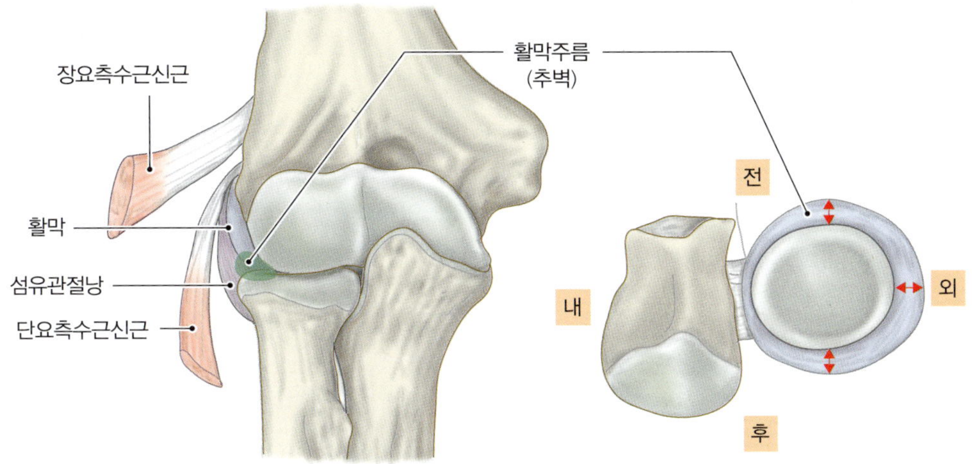

전완신근과 유사해 보이지만, 발생학적으로는 상완삼두근 외측두의 연결부로 생각된다. 작용은 팔꿈치의 신전이며, 전완 회내위에서는 척골의 내반을 제동하는 작용을 한다.

테니스의 백핸드 스트록의 임팩트에서는 전완 회내위에서 주관절로 내반 스트레스가 발생한다. 통증은 그 스트레스에 주근이 길항한 결과라고 볼 수 있다.

외측상과염 통증의 원인을 찾기 위해서는 주근을 포함한 외측상과 부근의 세심한 촉진 기술이 요구된다.

4) 요골신경의 주행

요골신경은 상완신경총의 후신경속에서 분기한다. 액와부터 상완 후면에서 외측을 향해 요골신경구를 비스듬히 주행하여 주관절 전외측의 상완근 외측을 통과하여 전완에 이른다. 요골신경은 상완을 하행할 때 상완삼두근으로 분지를 낸다. 이때 주관절 후방을 지배하는 가지를 분기하고, 이 가지는 주근의 심층에서 주관절 후방으로 향한다. 따라서 위에서 언급한 주근이나 주관절 내 염증이 발생하여 이 요골신경의 주위가 경직되면 요골신경에 과도한 역학적 스트레스가 가해질 수 있다.

▸ **요골신경**
radial nerve

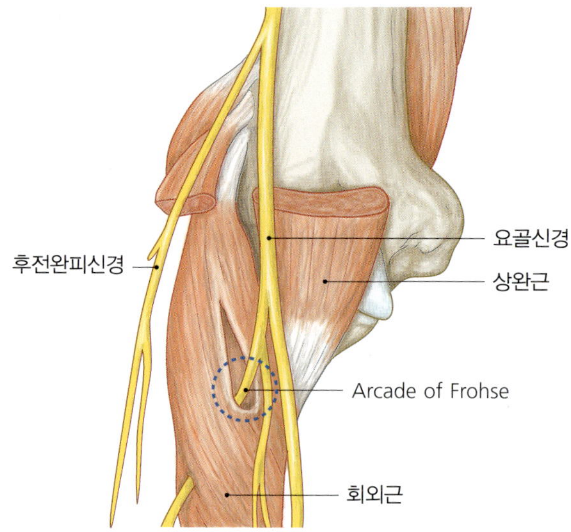

그림 7-6 Arcade of Frohse

주관절 전외측을 통과한 요골신경은 회외근을 통과하여 원위로 향하지만, 회외근을 관통한 후 근위를 향해 반회하는 가지가 나와 총지신근을 지배함과 동시에 일부 가지는 팔꿈치 외측에도 분포한다(그림 7-6). 이 회외근의 입구부를 **Arcade of Frohse**라고 하며, 요골신경심지(후골간신경)의 포착 부위로 유명하다.

3 상완골 외측상과염과 전완 회전 제한과의 관계는?

1) 회내/회외 운동의 구조

▸ **근위요척관절**
proximal radio-ulnar joint

▸ **원위요척관절**
distal radio-ulnar joint

전완의 회내/회외 운동은 요골과 척골 사이에 발생한다. 요골과 척골 사이에는 **근위요척관절**과 **원위요척관절**이 있다(그림 7-7, 표 7-2).

이 중 어느 한쪽의 관절 운동이 장애를 받으면 전완의 회내/회외 운동이 제한된다. 근위요척관절은 완요관절, 완척관절과 함께 주관절복합체로 분류되므로 외측상과염과 같이 주관절의 손상이 있는 경우 이 관절의 운동도 장애를 받을 수 있다.

2) 주관절의 외측지지기구

▸ **외측측부인대(LCL)**
lateral collateral ligament

▸ **요골윤상인대**
annular ligament of radius

▸ **요측측부인대(RCL)**
radial collateral ligament

▸ **부인대**
accessory collateral ligament

▸ **외측척측측부인대(LUCL)**
lateral ulnar collateral ligament

외측지지기구인 **외측측부인대**는 다음과 같은 4개의 인대로 구성된다.

- **요골윤상인대** : 요골절흔의 전방에서 요골두를 감싸듯이 주행하여 요골절흔의 후방에 도달하여 주관절낭과 결합한다(그림 7-8).
- **요측측부인대** : 상완골 외측상과에서 부채꼴로 퍼져 요골윤상인대의 최외측부 표층에 부착한다.
- **부인대** : 요골윤상인대와 척골회외근능(supinator crest)을 잇는다.
- **외측척측측부인대** : 외측상과에서 척골회외근능을 잇는다.

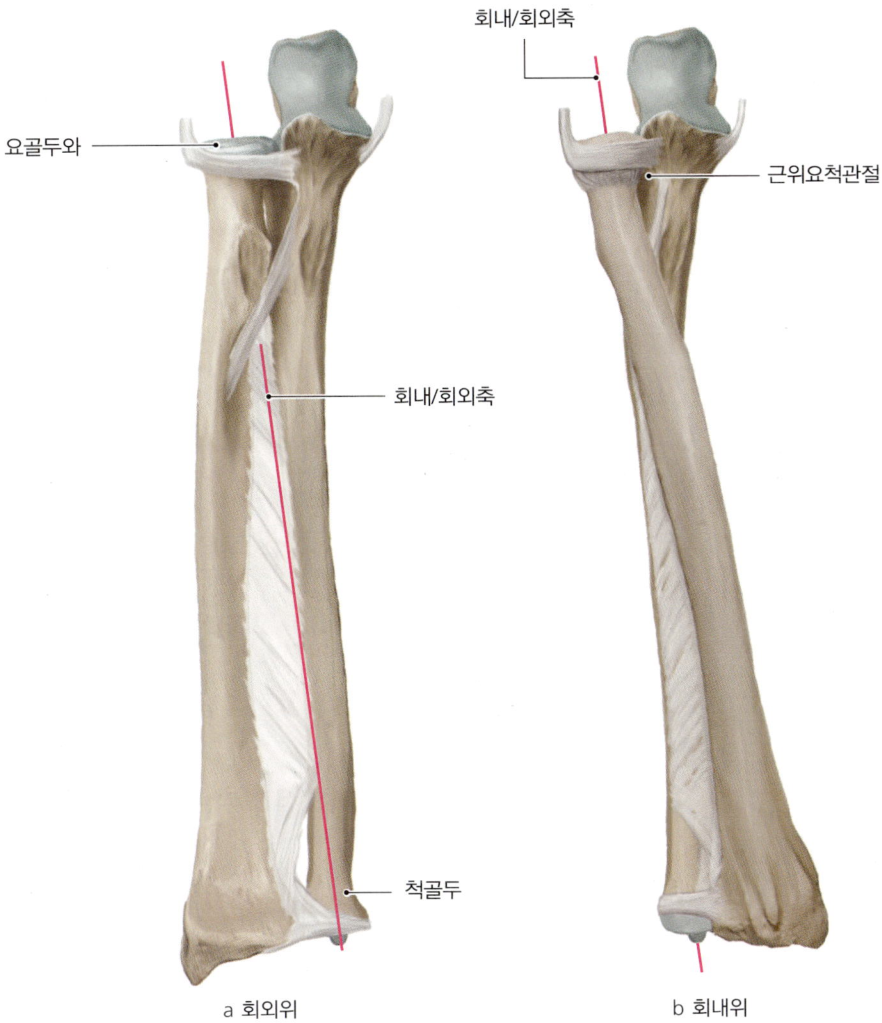

그림 7-7 근위 · 원위요척관절의 운동

근위요척관절에서는 관절와인 요골절흔에서 요골두가 회전하고(spin motion), 원위요척관절에서는 관절두인 척골두 주위를 척골절흔이 회전한다(wiper motion).

표 7-2 요척관절의 구조와 작용

근위요척관절	**요골두**와 척골의 **요골절흔**으로 구성	관절와인 요골절흔에서 요골두가 회전 (spin motion)
원위요척관절	**척골두**와 요골의 **척골절흔**으로 구성	관절두인 척골두 주위를 척골절흔이 회전 (wiper motion)

결손이나 흔적 정도로 존재하는 경우가 많은 외측척측측부인대 이외의 외측지지기구는 모두 **요골윤상인대**에 부착한다**(그림 7-9)**. 따라서 테니스의 백핸드 스트록과 같이 주관절에 내반 스트레스가 가해지면 요측측부인대가 긴장하면서 요골윤상인대에도 긴장이 가해진다.

▸ **요골두**
radial head

▸ **요골절흔**
radial notch

▸ **척골두**
ulnar head

▸ **척골절흔**
ulnar notch

▸ **요골윤상인대**
anular ligament of radius

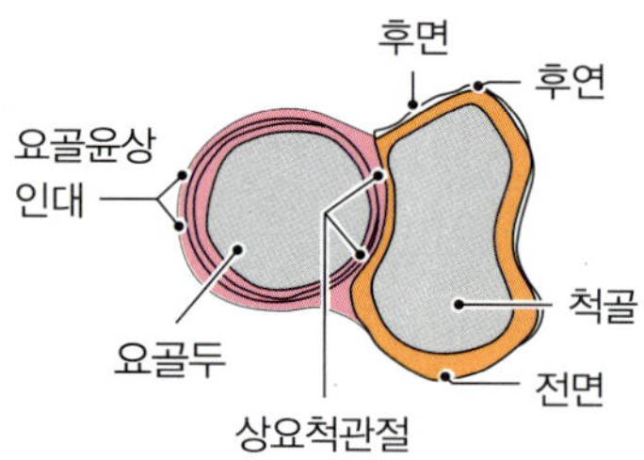

그림 7-8 요골윤상인대

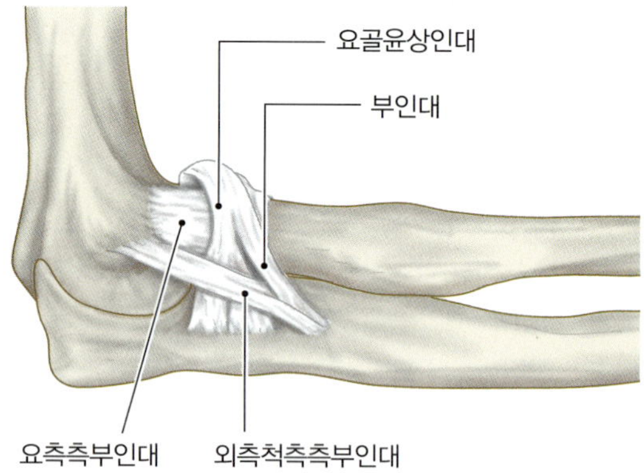

그림 7-9 외측측부인대(LCL)

column

외측척측측부인대와 후외측회전불안정증

▸ **후외측회전불안정증 (PLRI)**
posterolateral rotatory instability

주관절의 외측측부인대 손상 후 잔존하는 주관절의 불안정성 중에서도 **후외측회전불안정증(PLRI)**이 문제가 될 수 있다. PLRI에서는 전완 회외위에서 주관절에 외반 스트레스를 가하며 축압을 가하면 요골두가 후외측으로 탈구되는 듯한 불안감을 호소한다.

완요관절의 외측에 위치한 인대는 외측척측측부인대(LUCL)이다. 따라서 기존에는 이 인대의 손상이 PLRI를 유발하는 것으로 여겨졌다.[7] 그러나 외측측부인대의 형태에는 많은 변이가 존재하고, LUCL이 존재하지 않는 경우도 많다. LUCL뿐만 아니라 외측측부인대 전체나 전완신근이 완요관절을 안정시키고 있다[8]고 생각해야 한다.

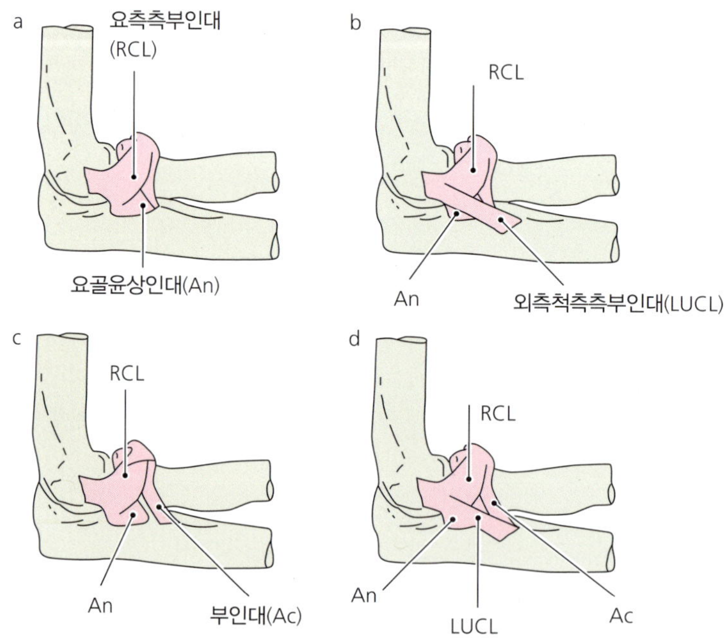

외측측부인대의 변이

a : LUCL, Ac의 결손 예, b : Ac의 결손 예, c : LUCL의 결손 예, d : 4개의 인대가 존재하는 예 (Beckett KS, et al : Variations in the normal anatomy of the collateral ligaments of the human elbow joint. J Anat 197 : 507-511, 2000에서 인용)

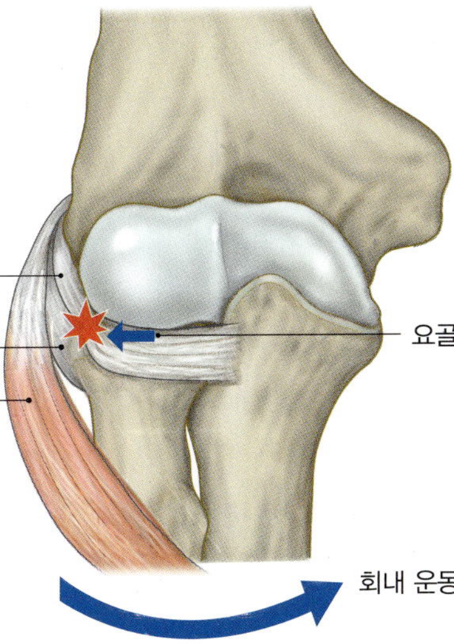

그림 7-10 전완 회내 운동에서 요골두에 의한 완요활액낭의 압박
전완 회내 운동에 의해 요골두는 외측으로 변위된다. 그 결과, 완요관절의 외측에 존재하는 완요활액낭은 압박을 받는다.

또한, 외측상과염에서 문제가 되는 단요측수근신근이나 총지신근도 요골윤상인대에서 기시한다. 따라서 외측상과염에서는 이 근육들의 견인력에 의해 요골윤상인대의 미세 손상이나 반흔화가 발생한다. 요골윤상인대는 근위요척관절의 안정성을 높여주는 인대이므로 전완의 회내/회외 운동에 제한이 발생할 수 있다.[5, 6]

3) 요골두의 이동

전완이 회내 운동을 할 때 요골과 척골이 교차하므로 요골두는 2mm 정도 외측으로 이동한다. 만약 전완의 회내 운동이 정상적으로 이루어지지 않는 상태에서 회내 운동이 강제되면 요골두는 과도하게 외측으로 이동하게 되고, 단요측수근신근과 외측지지기구 사이에 존재하는 **완요활액낭**에 대한 **압축 응력**이 증가하게 된다**(그림 7-10)**.

따라서 전완의 회내/회외 운동의 제한을 제거하는 것이 외측상과염의 운동치료에서 중요하다.

상완골 외측상과염 : 정리

✓1 컴퓨터와 테니스는 통증과 관련이 있을까?

테니스의 백핸드 스트록과 타이핑 동작은 언뜻 보기에는 전혀 다른 동작으로 보이지만, 전완신근에 부하가 가해진다는 점에서는 유사한 동작이며, 둘 다 외측상과염을 유발하기 쉽다.

✓2 통증의 원인은?

외측상과염의 통증은 단요측수근신근 또는 총지신근에 의한 장력으로 인해 외측상과에 강한 견인력이 가해진 결과로 생각된다. 또한, 이들 기시건과 그 심층의 외측측부인대기구 사이에 있는 완요활액낭에 대한 마찰력이 증가하여 발생하는 활액낭염도 통증의 원인 중 하나이다.

Q3 상완골 외측상과염과 전완 회전 제한과의 관계는?

단요측수근신근이나 총지신근은 요골윤상인대에서 기시하므로 외측상과염에서는 요골윤상인대의 미세 손상과 반흔화가 발생하여 전완의 회내/회외 운동에 제한이 생길 수 있다. 전완의 회내 운동이 정상적으로 이루어지지 않는 상태에서 회내 운동이 강제되면 요골두는 과도하게 외측으로 이동하게 되고, 단요측수근신근과 외측지지기구 사이에 위치한 완요활액낭에 대한 압축 응력이 증가한다.

참고문헌

1. Greenbaum B, et al : Extensor carpi radialis brevis : An anatomical analysis of its origin. J Bone Joint Surg Br 81 : 926–929, 1999
2. Bosworth DM : The role of the orbicular ligament in tennis elbow. J Bone and Joint Surg Am 37 : 527–533, 1955
3. Coel M, et al : MR Imaging of patients with lateral epicondylitis of the elbow(tennis elbow) : Importance of increased signal of the anconeus muscle. Am J Roentgenol 161 : 1019–1021, 1993
4. 副島修, 西尾謙吾：上腕骨外側上顆炎の解剖学的検討と鏡視下手術. 整形・災害外科54：29–33, 2011
5. 二見俊郎, ほか：上腕骨外側上顆炎の病態. 関節外科25：55–59, 2006
6. 西浦康正, ほか：上腕骨外上顆炎の治療. 関節外科25：60–64, 2006
7. O'Driscoll SW, Morrey BF : Posterolateral rotatory instability of the elbow. J Bone Joint Surg Am 73 : 440–446, 1991
8. Cohen MS, et al : Rotatory instability of the elbow : The anatomy and role of the lateral stabilizers. J Bone Joint Surg Am 79 : 225–233, 1997

8 원위 요골 골절
Distal radius fracture

증례

50세, 여성. 넘어지면서 왼손을 수상했다. 직후부터 종창 · 열감 · 통증이 심해 정형외과에 내원하였다. X선상 **원위 요골 골절** 소견을 보였고, 전위가 심해 타원에서 장측 locking plate를 이용한 관혈적 정복 고정술을 시행하였다. 수술 후 2일째부터 보조기를 착용하고, 물리치료를 시작하였다.

물리치료 시작 시점에 통증과 수관절 · 전완의 가동범위 제한이 현저했으며, 수관절에서 수지까지 부종이 관찰되었다. 수지의 굴곡 · 신전 가동범위 제한도 있어 초기부터 수지의 능동 운동과 수관절 운동을 시행하였고, 수술 후 3일만에 ✓1 **무지와 시지(검지)의 저림을 자각하게 되었다.**

수술 후 3주 만에 보조기를 제거하고, 부종도 개선되었다. 무지와 시지의 저림도 호전되었으나, 수관절과 전완의 가동범위 제한이 남아있었다. 수관절을 장굴 시 ✓2 **수관절 요측부에 통증이 발생하였고,** 척굴 시 통증이 심해졌다. 수지를 쥐었다가 펼 때, ✓3 **무지와 시지의 걸리는 느낌을 호소하였다.** 수관절 장굴 · 배굴, ✓4 **전완 회외 시에는 수관절 척측부에 통증이 확인되었다.** 이에 장무지굴근건의 활주성을 회복하기 위해 활주층(gliding layer)인 방형회내근 지방체에 대한 도수치료(▶ 영상 8)를 실시하였다. 또한, 시지의 건활주성 개선도 도모하였다.

수술 5개월 후 locking plate 제거 및 관절경을 실시했을 때 TFCC(삼각섬유연골복합체)의 구조적 파탄은 보이지 않았다.

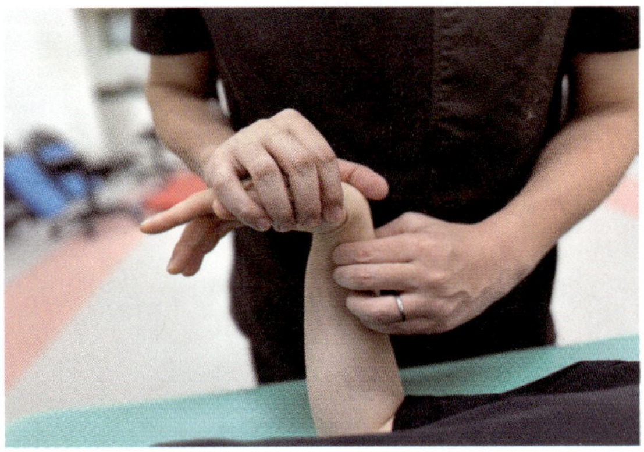
방형회내근에 대한 도수치료

▶ 영상 8

질환노트

원위 요골 골절

낙상으로 인해 발생하는 경우가 많으며, 고령자의 4대 골절(그 밖에 상완골 경부 골절, 척추 압박 골절, 대퇴골 경부 골절) 중 하나이다. 일반적으로 Colles 골절이 많고, 그 외 Smith 골절, Barton 골절, chauffeur 골절 등이 있다. 주로 보존적 치료를 시행하지만, 최근에는 locking plate나 창외고정법(external skeletal fixation)이 발달해 안정된 고정성과 정렬을 얻을 수 있어 수술이 선택되는 경우도 많다.

본 증례의 해부학적 접근

- ✓1 왜 무지와 시지에 마비가 왔는가?
- ✓2 왜 수관절 요측부 통증이 발생하는가?
- ✓3 수지 굴곡 운동 시 건의 걸림이 발생하는 이유는?
- ✓4 전완 회외 시 척측부 통증의 원인은?

✓1 왜 무지와 시지에 마비가 왔는가?

▸ **수근관증후군**(CTS)
carpal tunnel syndrome

본 증례의 무지와 시지의 마비감 호소는 일시적인 **수근관증후군**일 가능성이 있다. 수근관증후군은 횡수근인대(굴근지대)의 비후로 인해 수근관 내압이 상승하여 발생하는 병태가 많지만, 본 증례에서는 그 기왕력이 없었다.

마비의 원인으로는 다음과 같은 두 가지 요인을 생각할 수 있다.

1) 골절에 의한 수근관 내압의 상승

▸ **수근관**
carpal tunnel

▸ **횡수근인대**
transverse carpal ligament

▸ **정중신경**
median nerve

수근관은 측면 · 바닥면은 수근골, 상면은 횡수근인대로 형성된 터널이다. **횡수근인대**는 요측에서는 주상골 결절에서 대능형골 장측면에 부착하고, 척측에서는 두상골에서 유구골구(hamulus of hamate bone)에 부착한다. 이 터널은 소관과 대관으로 나뉘며, **소관**에는 요측수근굴근이 통과하고, **대관**에는 정중신경과 천지굴근건, 심지굴근건, 장무지굴근건이 통과한다. **정중신경**은 가장 상면에 위치하며, 횡수근인대 바로 아래를 통과한다(**그림 8-1**).[1)]

수근관은 근위수근 레벨과 원위수근 레벨로 나뉜다. 원위수근 레벨이 더 좁고, 수근관 내압이 상승하기 쉽다(**그림 8-2**).[2)] 골절로 인한 종창이나 혈종의 영향으로 수근관 내압은 상승한다.[3)] 또한, 수근관 내압은 수관절 자세에 따라 달라진다. Phalen[4)]은 수관절 장굴위에서는 정중신경이 횡수근인대와 굴근건 사이에서 눌린다고 하였다(**Phalen test**). 본 증례는 수관절의 보조기 고정 중 수지의 마비를 자각하였다. 보조기는 수관절 중립위에 있었기 때문에 수관절 자세에 따른 수근관 내압의 영향은 적은 것으로 생각되었다. 골절로 인해 혈종이나 염증에 따른 종창이 발생하여 수근관 내압이 상승했을 가능성이 있다.

해보자!

Phalen test
수근관증후군의 증상유발 검사이다. 수관절 장굴위에서 1분 동안 유지하여 정중신경 영역에 감각 이상이 발생하면 양성이다. 먼저 수관절 능동 장굴로 검사하고, 음성이면 양측의 손등을 맞대어 수관절을 수동적으로 장굴시켜 다시 검사한다.

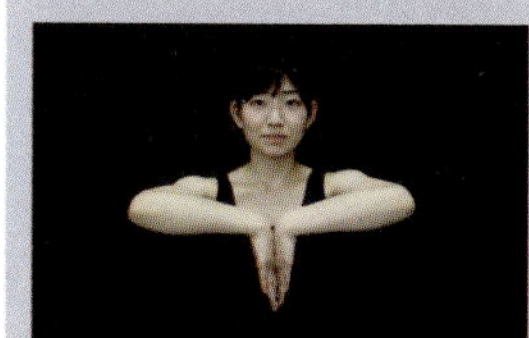

2) 수근관내를 통과하는 구조물의 부피 변화

Ikeguchi[5)]는 수근굴근건 활막의 비후나 비염증성 섬유화가 **정중신경**을 압박할 수 있다고 하였다. 본 증례는 수술 후 초기, 수관절에서 수지에 걸쳐 부종이 관찰되어 **굴근건 활**

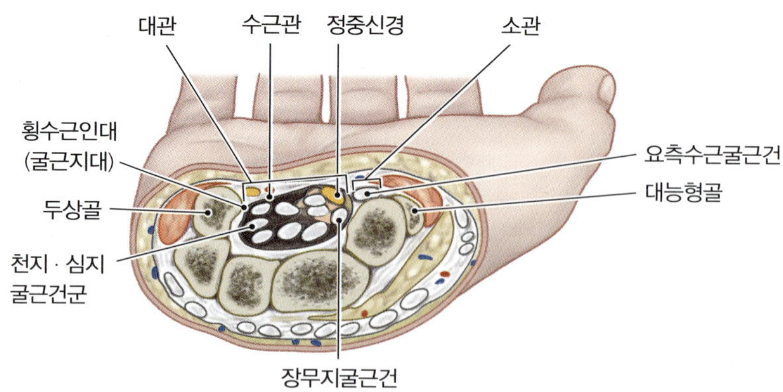

그림 8-1 수근관의 해부

요측수근굴근건이 지나는 소관과 정중신경, 지굴근건이 지나는 대관으로 나뉜다. 정중신경은 횡수근인대와 천지굴근건과 심지굴근건 사이를 통과한다.

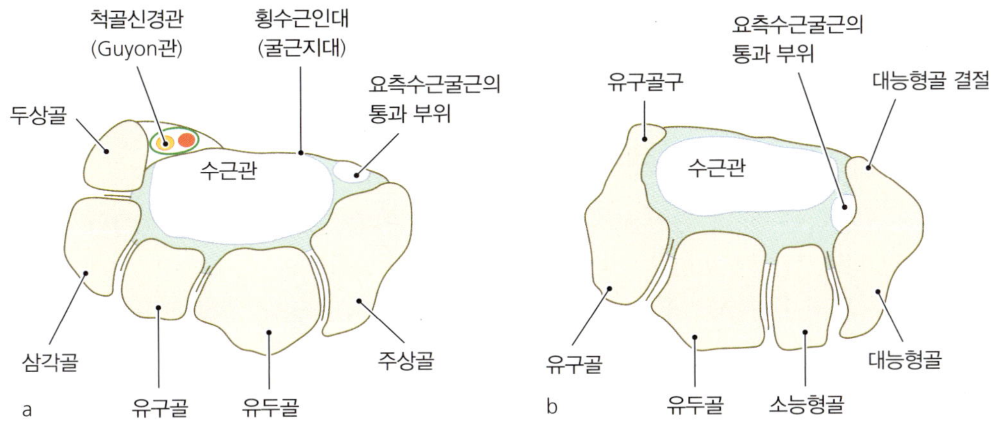

그림 8-2 수근관의 근위와 원위

a. 수근관 근위부 : 척골신경관이 존재한다. 수근관은 다소 넓다.
b. 수근관 원위부 : 근위부에 비해 좁다. 압박의 요소가 강해진다.

막의 비후가 발생했을 가능성이 있다. 수근관 내 구조물의 부피 변화가 발생하여 상대적으로 수근관 내압이 일시적으로 상승하고, 정중신경이 압박되었을 가능성이 있다.

✓2 왜 수관절 요측부 통증이 발생하는가?

수관절 요측부 통증을 생각할 때는 해부학적으로 통증을 유발하기 쉬운 구조에 주목한다.

1) De Quervain병(협착성 건초염)

수관절 배측에는 **신근지대**가 존재하며, 그 **제1구획**을 장무지외전근건, 단무지신근건이 통과한다(그림 8-3, 4). 이 근육들은 수관절에서 가장 요측에 위치하며 척굴에 의해 신장된다. 또한, 무지의 사용으로 건이 활주하면 구획내에서 신근지대와 요골경상돌기 사이에 마찰 스트레스가 커진다. Eichoff test,[6] Brunelli test[7]를 실시하여 제1구획부에서의 통증이 유발되면 **de Quervain병**일 가능성이 높다.

본 증례는 Eichoff test, Brunelli test 모두 양성이었으나, 제1구획부보다 전완 원위 요측부에서의 통증을 호소하였다.

▸ **신근지대**
extensor retinaculum

질환노트

De Quervain병
수관절 배측의 제1구획에 발생하는 협착성 건초염. 여성에서는 출산·수유와 함께 발병하는 경우가 많다. 주로 휴식, 소염진통제에 의한 약물요법, 스테로이드 건초 내 주사 등의 보존적 치료를 시행한다.

2) 건 주행의 교차 부위

De Quervain병의 트리거가 되는 **장무지외전근**과 **단무지신근**은 전완 척측·중앙 약간 요측에서 무지중수골, 근위지골로 주행한다. 이 근건들은 장·단요측수근신근건과 전완 원위 레벨에서 교차한다(그림 8-5). 이 부위에서 근건의 활주에 따른 마찰 스트레스는 소성결합조직에 의해 완충되는 것으로 추정된다. 염증이나 부동으로 소성결합조직의 가동성이 저하된 경우, 장굴·척굴에 의해 수관절 요측부 통증이 발생할 수 있다.

▸ **장무지외전근**
abductor pollicis longus m.

▸ **단무지신근**
extensor pollicis brevis m.

본 증례의 장굴 · 척굴 시 통증 부위는 이 교차 부위와 일치하며, 압통도 확인되어 도수 치료 후 증상이 완화되었다.

3) 요골신경 천지와 외측전완피신경의 주행

▸ **요골신경 천지**
superficial branch of radial nerve

장무지외전근과 단무지신근의 표층에는 **요골신경 천지**가 통과하고, 신근지대의 천층에서 손등으로 나온다(**그림 8-6**).[8)]

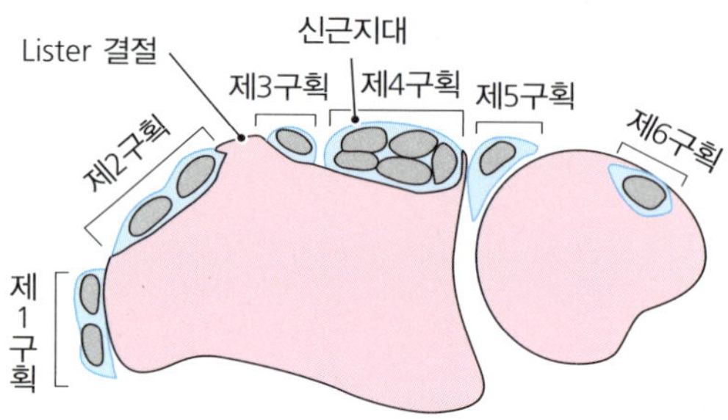

그림 8-3 수관절의 신근지대와 신근건

신근지대는 수관절 신근의 구획을 형성하여 건의 탈구를 방지한다.

제1구획 : 단무지신근, 장무지외전근
제2구획 : 장 · 단요측수근신근
제3구획 : 장무지신근
제4구획 : 총지신근, 시지신근
제5구획 : 소지신근
제6구획 : 척측수근신근

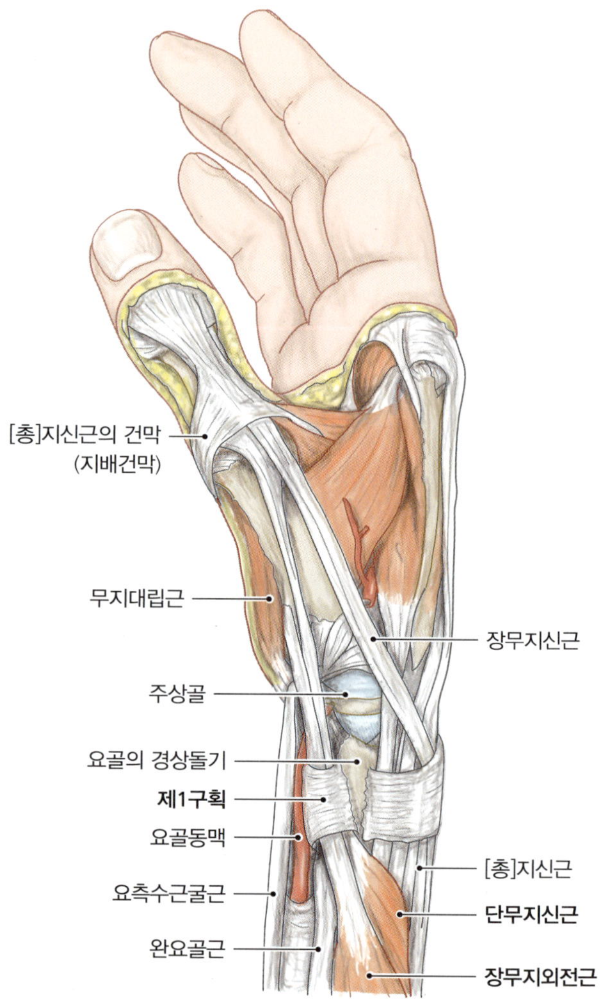

그림 8-4 수관절 요측면의 해부 및 제1구획

단무지신근건, 장무지외전근건은 신근지대 제1구획내를 통과한다. 구획은 건의 탈구를 방지하고 수축 효율을 높이는 한편, 건초와의 마찰 스트레스가 발생하기 쉬워 통증 유발 부위가 된다.

해보자!

Eichhoff test

환자에게 무지를 강하게 쥐도록 지시한 후 수관절을 수동적으로 척굴시킨다. 제1구획 주위의 수관절 요측부에 통증이 나타나면 양성으로 판정한다. 통증을 유발하는 검사이지만, 상당히 강한 통증이 나타날 수 있으므로 수동적인 척굴동작은 신중하게 한다.

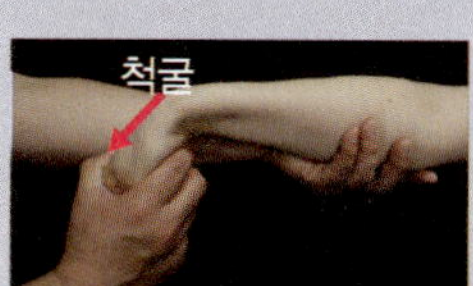

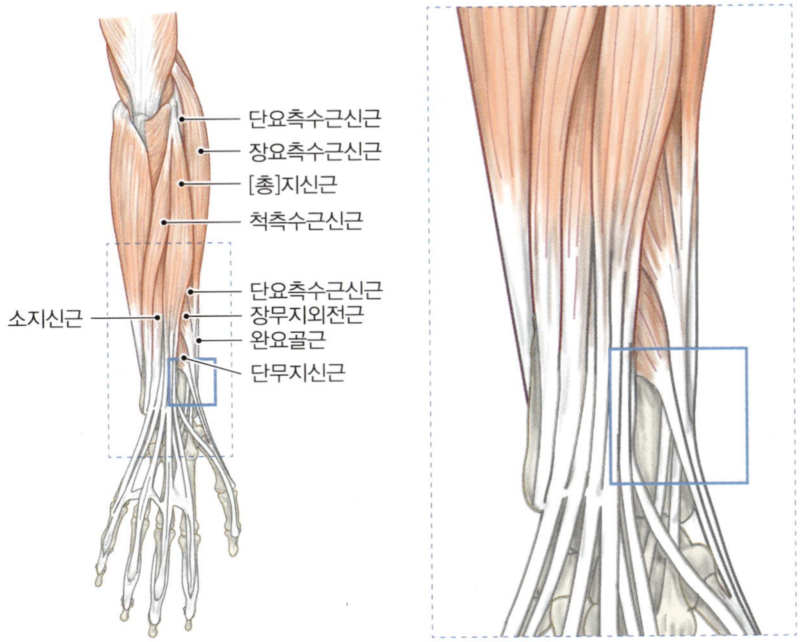

그림 8-5 단무지신근, 장무지외전근과 장 · 단요측수근신근의 건 교차부

단무지신근건, 장무지외전근건의 심층을 장 · 단요측수근신근건이 주행한다. 이 부위(□)는 마찰 스트레스가 발생하기 쉬우며, 통증 호발 부위이다.

해보자!

Brunelli test

환자에게 무지를 요측 외전시킨 상태에서 수관절을 요굴하도록 지시한다. 장무지외전근, 단무지신근을 수축시켜 건의 긴장을 높인 상태에서 요굴을 가함으로써 건에 마찰 스트레스를 가하는 검사이다. Eichhoff test와 마찬가지로 예리한 통증이 나타나므로 통증의 증강에 주의한다.

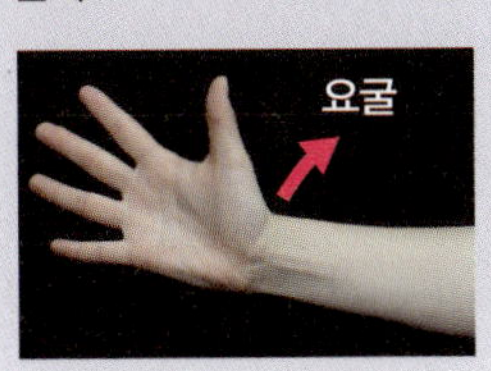

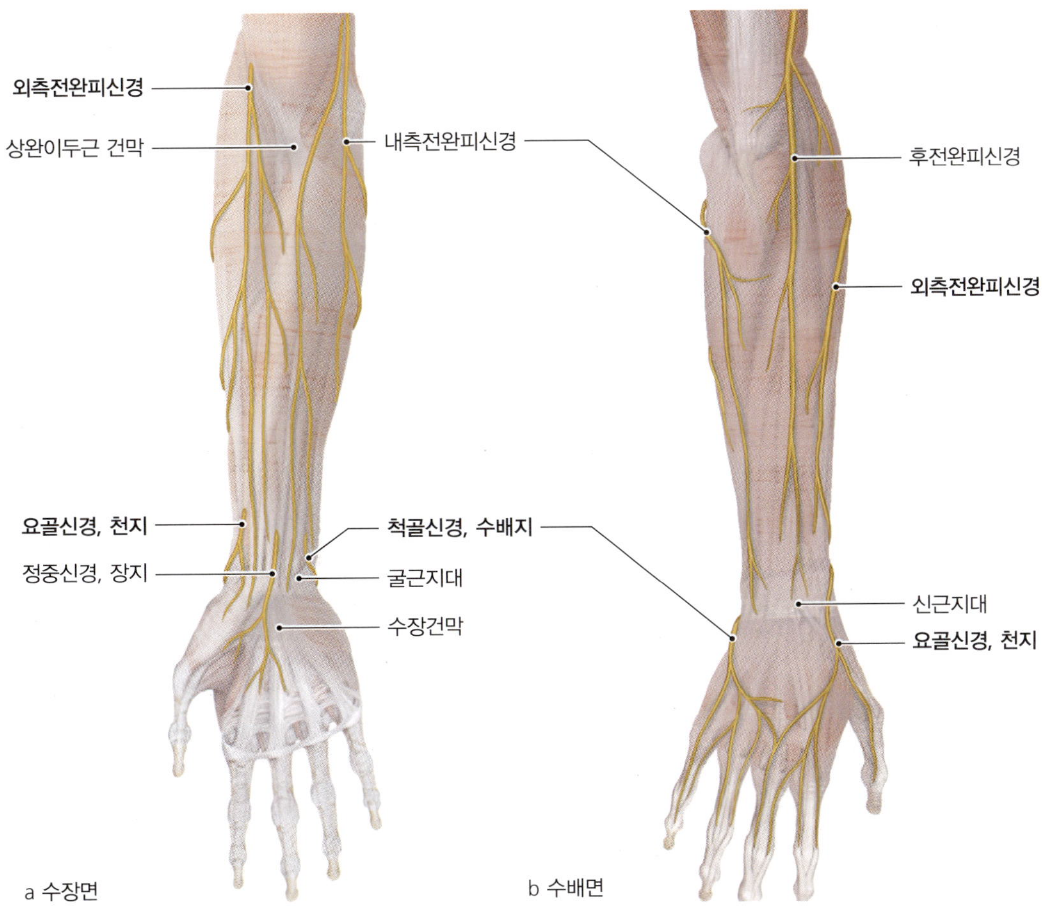

그림 8-6 전완에서 수관절의 피신경

▸ **외측전완피신경**
lateral antebrachial cutaneous nerve

제1구획의 배측 표층에는 **외측전완피신경**도 존재한다.[8] 본 증례에서 요골신경 신장검사를 시행했는데 결과는 음성이었다. 그러나 요측부 통증의 원인으로서 이들 신경 주위에 존재하는 소성결합조직의 가동성이 저하되어 수관절 부근의 요측부 통증을 일으킬 가능성이 있으므로 통증을 특정할 때 혼재하지 않도록 감별이 필요하다고 생각된다.

4) 무지CM관절의 불안정화

▸ **무지CM관절**
CM joint of thumb

▸ **장무지외전근**
abductor pollicis longus m.

▸ **무지대립근**
opponens pollicis m.

무지CM관절은 안장관절(sellar joint)이며 가동성이 큰 반면, 불안정한 관절면을 보인다(**그림 8-7**). Norose 등[9]은 무지CM관절의 배측 관절낭은 제1배측 골간근 건막과 두꺼운 관절낭으로 구성되며, 요측 관절낭에는 장무지외전근의 부건(paratenon)이 부착하지만, 배측에 비해 얇은 구조임을 밝혔다. 또한, **장무지외전근**과 **무지대립근**이 CM관절 요측의 안정화에 기여할 수 있는 가능성을 시사하고 있다.

본 증례에서 무지CM관절의 통증은 확인되지 않았으나, 무지대립근의 기능 저하로 인해 장무지외전근이 안정화에 과도한 수축을 요구하여 앞서 언급한 요측부 통증을 유발하는 트리거가 되었을 가능성이 있다. 또한, 무지대립근이나 장무지외전근의 기능 저하는 무지CM관절의 불안정화를 조장하는 계기가 될 수 있어, 원위 요골 골절 후 **six pack exercise**[10] 등으로 무지를 포함한 손가락의 기능을 유지할 필요가 있다(**그림 8-8**).

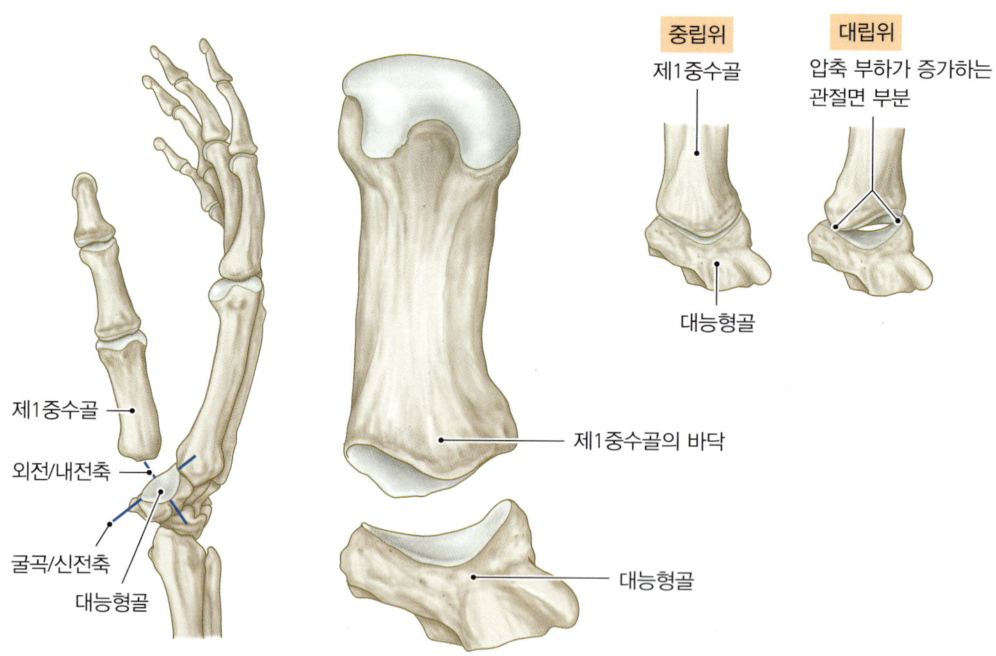

그림 8-7 무지CM관절

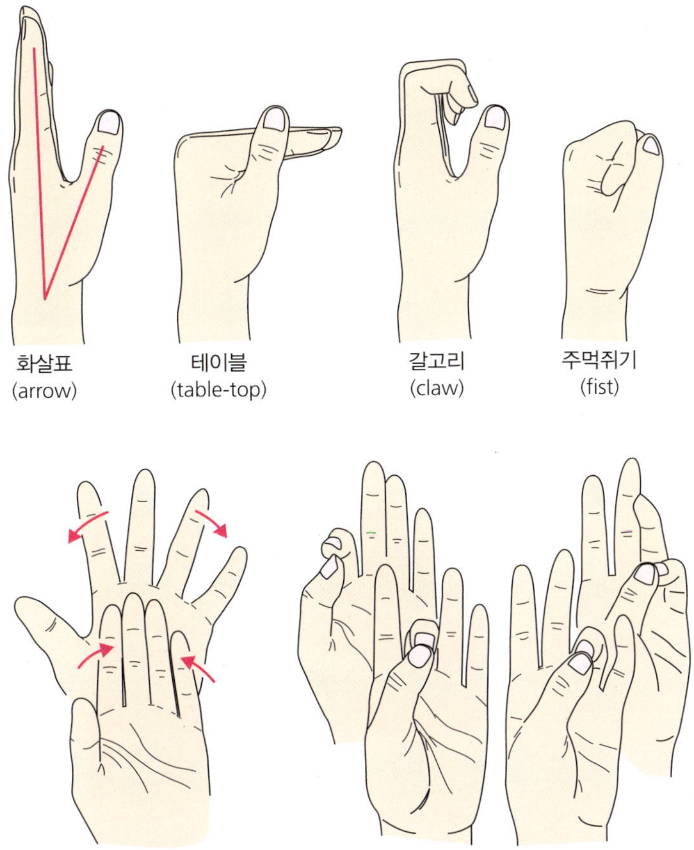

그림 8-8 Six pack exercise

(Fernandez DL, Wolfe SW : Distal radius fractures. In : Green DP, et al : Green's operative hand surgery 5th edition, p658, Elsevier, Philadelphia, 2005에서 인용)

3 수지 굴곡 운동 시 건의 걸림이 발생하는 이유는?

1) 방아쇠수지증후군

수지의 장측에는 굴근건이 주행하고 있으며, 이 건들은 활액을 동반한 **활막성 건초**로 덮여 있다. 또한, 뼈와 건을 고정하기 위해 **pulley**라고 하는 인대성 건초가 터널처럼 존재한다(**그림 8-9**).

방아쇠수지증후군은 **굴근건 협착성 건초염**이라고도 하며, 활막성 건초와 인대성 건초의 기계적인 마찰 스트레스에 의해 발생하는 건초염이다. 수지의 굴신에 따라 건의 활주가 장애를 일으켜 통증을 동반한 **탄발현상**(snapping)이 발생한다. 인대성 건초의 비후나 활막성 건초에 건 종양이 형성되는 등 중증화되는 경우 건초를 절개하는 수술을 시행하기도 한다.

본 증례는 원위 요골 골절 후 수지에 부종이 확인된 경우이다. 활막성 건초가 비후하여 인대성 건초와의 사이에 마찰이 발생함에 따라 시지의 걸리는 느낌이 발생한 것으로 생각된다.

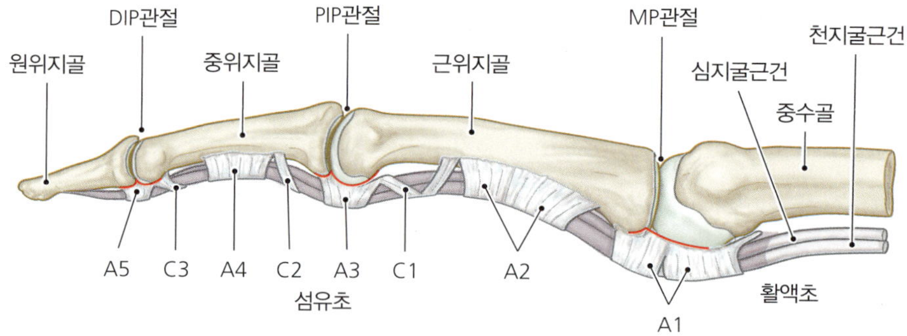

그림 8-9 지굴근건 pulley 기구

손가락을 측면에서 본 모습이다. 빨간선 부분은 장측판의 위치를 나타낸다.

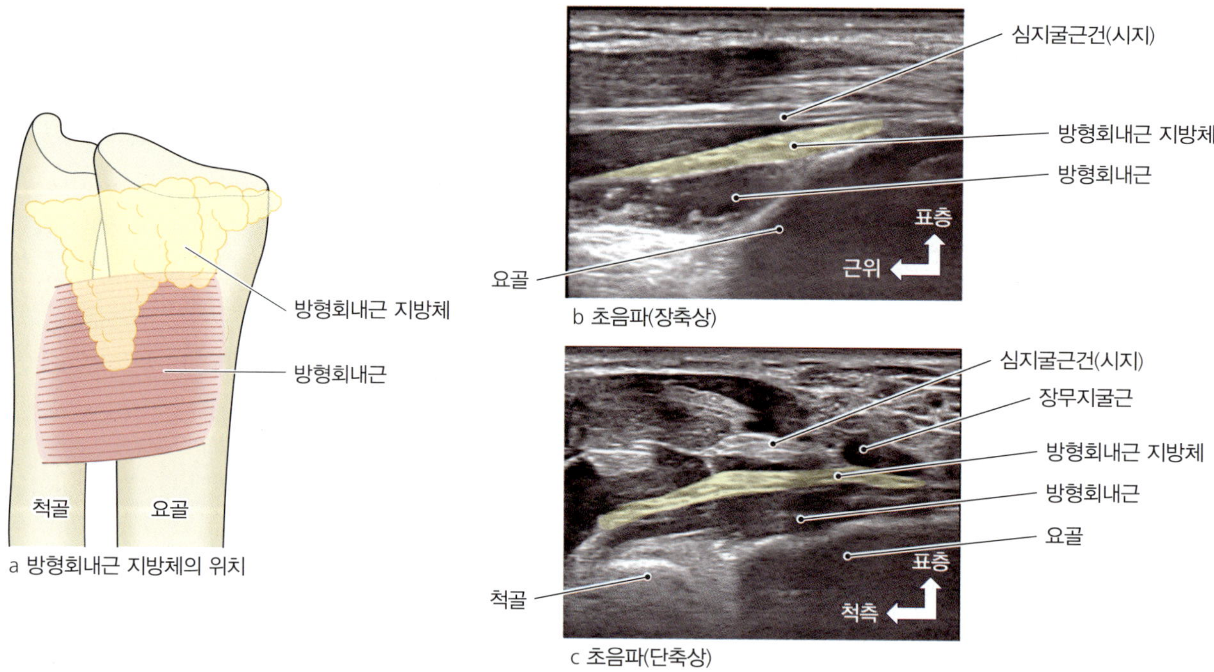

그림 8-10 방형회내근 지방체

지굴근건의 심층에서 방형회내근의 원위 표층에 지방체가 있어 활주층을 형성한다고 생각된다.

2) 장무지굴근건의 활주장애

▸ **장무지굴근**
flexor pollicis longus m.

▸ **방형회내근**
pronator quadratus m.

장측 locking plate를 실시할 때, plate 설치를 위해 장무지굴근 기시부를 박리할 수 있다. 이로 인해 수술 후 무지의 굴곡력이 저하되는 경우가 있다.

장무지굴근건의 심층 및 **방형회내근**의 표층에는 지방층(방형회내근 지방체)이 있어 장무지굴근건의 활주층을 형성한다(**그림 8-10**).[11] 수술 후 초기에는 장무지굴근건 파열의 합병증을 피하기 위해 무지 신전에 의한 원위 활주는 하지 않는다. 따라서 장무지굴근건은 근위·원위의 충분한 활주 거리가 확보되기 어려워 방형회내근 지방체와의 활주장애를 유발할 수 있다.

이와 같이 무지에는 시지와는 다른 병태에 의해 걸리는 느낌이 발생한 것으로 생각된다.

4 전완 회외 시 척측부 통증의 원인은?

원위 요골 골절에는 종종 원위 요척관절장애가 합병된다. 원위 요척관절은 장측 · 배측 요척인대와 **삼각섬유연골복합체(TFCC)**로 구성된다.

▸ **삼각섬유연골복합체**(TFCC)
triangular fibrocartilage complex

1) 삼각섬유연골복합체(TFCC)의 구성

TFCC는 하요척관절의 안정성과 수관절 척측의 축압에 대한 완충 작용을 가지며, 수관절에 힘을 전달하는 역할을 한다.[12, 13)]

TFCC는 요골, 월상골, 삼각골 척골 사이에 존재하며, **삼각섬유연골(TFC)**, 삼각(요척)인대, **메니스커스유사체**, 척골 월상골인대, 척골 삼각골인대로 구성된다.[14-17)] Nakamura[18-20)]는 원위부(해먹 구조), 근위부(삼각인대), 척측부(척측수근신근 건초와 척측관절낭으로 구성된 기능적 척측측부인대)의 3개 부위로 구성된다고 하였다(**그림 8-11**).

▸ **삼각섬유연골**(TFC)
triangular fibrocartilage

▸ **메니스커스유사체**
meniscus homologue

2) 척측부 통증의 해석

TFCC를 구성하는 모든 조직은 **척골신경지배**이다.[21)] 회내 · 회외, 척굴 · 장굴에 의해 TFCC에 축압 스트레스나 전단력이 발생하여 통증이 유발된다.

본 증례에서는 금속고정물 제거(implant removal) 시 관절경에서 TFCC의 구조적 파탄은 관찰되지 않았다. 그렇다면 본 증례의 척측부 통증의 원인은 무엇이었을까?

전완에서 주행하는 척골신경은 수관절 척측 레벨에서 수배지(dorsal branch)로서 장측에서 배측으로 주행을 바꾼다(**그림 8-6**, ➡ p91). 척골신경 주위 소성결합조직의 가동성 저하가 신경의 과긴장을 유발하여 지배 영역인 TFCC에 통증이 발생했을 가능성이 있다.

또한, 척측수근신근 건초는 척골두 레벨에서 **subsheath**라고 하는 섬유성 밴드에 의해 고정되어 있다(**그림 8-12**).[22)] 전완 회외 시 척측수근신근 건초와 subsheath가 마찰을 일으켜 척측부 통증의 원인이 될 수 있다.

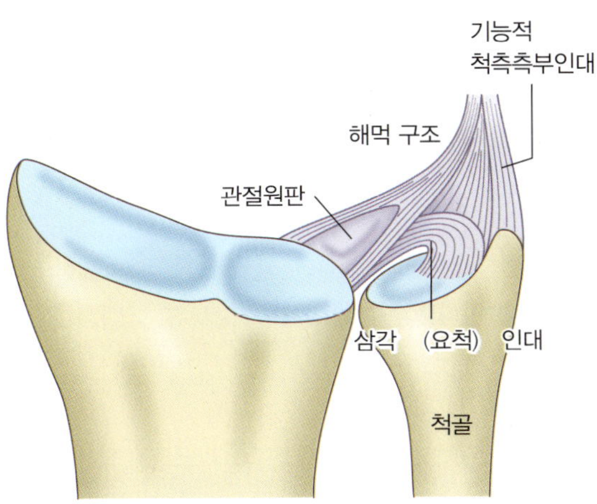

그림 8-11 삼각섬유연골복합체(TFCC)의 구조
원위부가 해먹 구조, 근위부가 삼각인대, 척측부가 기능적 척측측부인대이다.

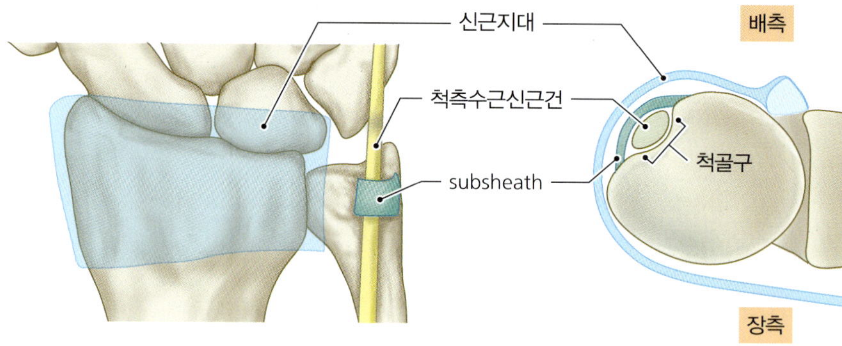

그림 8-12 척측수근신근의 subsheath

TFCC나 하요척관절에 대한 스트레스 검사로는 ulnocarpal stress test,[23] fovea sign,[24] 척골의 plus variant[25, 26]가 있다. 척측수근신근 건초에 대한 스트레스 검사로는 ECU synergy test[27]나 carpal supination test[28]가 있다.

본 증례에서는 금속고정물 제거 전의 평가에서 어떤 검사에서도 뚜렷한 양성은 관찰되지 않았다. 수관절 배굴·장굴 모두 척측부 통증이 발생했고, 그 부위는 TFCC 부위를 포함한 전완 원위 척측부터 TFCC 원위의 손등 척측에까지 이르렀다. 따라서 본 증례는 척골신경 신장검사가 양성인 점과 통증 부위가 척골신경 수배지의 주행과 유사했기 때문에 척골신경 주위 소성결합조직의 가동성이 저하되어 증상을 유발한 것으로 생각하였다.

원위 요골 골절 : 정리

✓1 왜 무지와 시지에 마비가 왔는가?

수근관증후군은 수근관 내압의 상승으로 인해 발생한다. 횡수근인대의 비후로 발생하기 쉽지만 원위 요골 골절 후의 경우, 골절 후 혈종이나 종창, 굴근 건초의 부피 증가에 따라 수근관 내압이 상승하여 일시적으로 발생할 수 있다.

✓2 왜 수관절 요측부 통증이 발생하는가?

수관절 요측부의 해부학적 협착 부위나 건 교차부의 마찰 스트레스, 피신경 주위 소성결합조직의 가동성 저하, 무지CM관절의 안정성 저하는 수관절 요측부 통증을 유발할 수 있다.

✓3 수지 굴곡 운동 시 건의 걸림이 발생하는 이유는?

원위 요골 골절술 후 손가락 걸림이 발생하는 경우, 수지굴근건의 인대성 건초 및 활막성 건초에 병태가 생겨 굴근건 협착성 건초염(방아쇠수지증후군)이 발생할 수 있다. 또한, 이와는 다른 병태로 수술 침습에 따른 장무지굴근의 근력저하와 방형회내근 지방체와의 건 활주장애에 따른 무지의 걸림이나 불편감이 발생할 수 있다.

✓4 전완 회외 시 척측부 통증의 원인은?

원위 요골 골절 후 TFCC 손상이나 하요척관절의 손상이 합병될 수 있지만, 이들에 문제가 없는 경우에도 척측부 통증이 발생할 수 있다. 그 원인으로 척골신경 유래의 통증도 염두에 두어야 하지만, 감별평가를 충분히 시행하여 통증 부위를 명확히 할 필요가 있다.

참고문헌

1. Robbins H : Anatomica study of the median nerve in the carpal tunnel and etiologies of the carpal-tunnel syndrome. J Bone Joint Surg 45 : 953-966, 1963
2. Michael S, ほか(著), 坂井建雄, 松村譲兒(監訳) : プロメテウス解剖学アトラス　解剖学総論/運 動器系第3 版. p291, 医学書院, 2017
3. Ford DJ, et al : Acute carpal tunnel syndrome. J Bone Joint Surg 68 : 758-759, 1986
4. Phalen GS : The carpal : Tunnel syndrome. J Bone Joint Surg 48 : 211-228, 1966
5. 池口良輔 : 手根管症候群の病態と診断. 日手会誌第37 : 227-234, 2021
6. Brunelli G : Finkelstein's versus Brunelli's test in De Quervain tenosynovitis. Chir Main 22 : 43-45, 2003
7. 後藤佳子, ほか : de Quervain 病に対する疼痛誘発テスト. 日本手外科学会雑誌28 : 76-79, 2011
8. 荒川高光 : 手関節・手部の機能改善に必要な解剖学. 工藤慎太郎(編) : 関節機能障害を「治す!」理 学療法のトリセツ. p79, 医学書院, 2022
9. Norose M, Nimura A : Anatomical study for elucidating the stabilization mechanism in the trapeziometacarpal joint. Sci Rep 1　12 : 20790, 2022
10. Fernandez DL, et al : Distal radius fractures. In : Green DP, et al : Green's operative hand surgery 5th edition, p658, Elsevier, Philadelphia, 2005
11. 清水弘毅 : 橈骨掌側部の屈筋腱滑動床. 日手会誌　28 : 643-646, 2012
12. 安部幸雄, ほか : 手関節鏡によるTFCC 損傷の診断と治療. 整形・災害外科53 : 327-332, 2010
13. 堀井恵美子 : TFCC の解剖と機能. 医学のあゆみ159 : 837-839, 1991
14. Kauer JM : The articular disc of the hand. Acta Ana(t Basel)93 : 590-605, 1975
15. Palmer AK, et al : Biomechanics of the distal radioulnar joint. Clin Orthop Relate Res 187 : 26-35, 1984
16. Tsai PC, et al : The distal radioulnar joint. Bull NYU Hosp Jt Dis 67 : 90-96, 2009
17. Lewis OF, et al : The anatomy of the wrist joint. J Anat 106 : 539-552, 1970
18. Nakamura T, et al : Functional anatomy of the triangular fibrocartilage complex. J Hand Surg Br 21 : 581-586, 1996
19. 中村俊康 : 背側進入による直視下TFCC 縫合術とTFCC 再建術. 整形・災害外科53(4) : 341-347,　2010
20. 中村俊康 : 合併する軟部組織損傷(TFCC 損傷, SL 靭帯損傷)の診断. 斎藤英彦, 森谷浩治(編) : 橈骨遠位端骨折―進歩と治療法の選択, pp54-60, 金原出版, 2010
21. Shigemitsu T, et al : Innervation of the triangular fibrocartilage complex of the human wrist : Quantitative immunohistochemical study. Anat Sci Int 82(3) : 127-132, 2007
22. Maffulli N, et a(l Eds.) : Tendon injuries ; basic science and clinical medicine. Springer, pp142-146, 2005
23. Nakamura R, et al : The ulnocarpal stress test in the diagnosis of ulnar-sided wrist pain. J Hand Surg Br 22 : 719-723, 1997
24. Tay SC, et al : The"ulnar fovea sign"for defining ulnar wrist pain : an analysis of sensitivity and specificity. J Hand Surg Am 32 : 438-444, 2007
25. 水関隆也, ほか : TFCC 損傷/尺骨突き上げ症候群に対する尺骨短縮術の成績. 日本手外科学会雑 誌19 : 225-228, 2002
26. 坪川直人, ほか : 手の外科における単純X 線写真-肢位と読影. Orhtopaedics 19 : 1-10. 2006
27. Ruland RT, et al : The ECU synergy test : an aid to diagnose ECU tendonitis. J Hand Surg Am 33 : 1777-1782, 2008
28. Kataoka T, et al : Pressure and tendon strain in the sixth extensor compartment of the wrist

during simulated provocative maneuvers for diagnosing extensor carpi ulnaris tendinitis. J Orthop Sci 20 : 993–998, 2015

9 척추 압박 골절

Vertebral compression fracture

증례

67세, 여성. 남편과 단둘이 살고 있다. 연말 대청소 때, 의자에 올라가 조명을 닦다가 넘어져 엉덩방아를 찧었다. 등에 '쿵'하는 충격이 있었지만, 마비도 없어 파스를 붙이고 경과를 지켜보기로 하였다. 3일 후 안정 시 요배부 통증은 호전되었으나, 뒤척임 · 일어서기 · 보행 등의 동작 시 요배부 통증이 완화되지 않아 A병원에 내원하였다. 요배부 타박상을 진단받고 경과를 관찰하였다.

2주가 지났지만 동작 시 요배부 통증은 변화가 없었고, 오히려 보행 시 ✓2 **하지관절이 점점 쉽게 피로해졌다.** 또한, 2~3일 전부터 등의 요철이 신경 쓰이기 시작하였다. 이로 인해 B병원에 내원하여 제12흉추, 제1요추의 **척추 압박 골절**(VCF)로 진단받고 체간 보조기 착용과 ✓4 **재활치료를 시작하였다**(▶ 영상 9).

주소는 동작 시 ✓5 **요배부 통증**이었으나, 등의 요철과 기침이나 재채기를 할 때 ✓3 **요실금이 많아졌다**고 호소하였다.

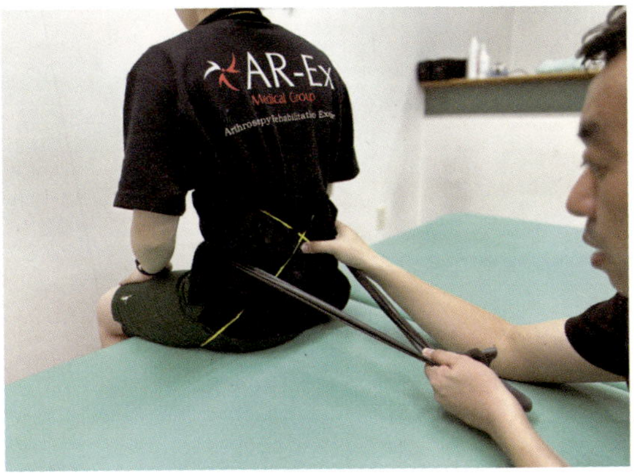

다열근 운동

▸ **척추 압박 골절**(VCF)
vertebral compression fracture

▶ 영상 9

본 증례의 해부학적 접근

- ✓1 척추의 정렬과 기능해부
- ✓2 왜 하지관절이 점점 쉽게 피로해졌는가?
- ✓3 왜 요실금이 많아졌는가?
- ✓4 척추 압박 골절 후에 대한 재활치료 접근은 무엇을 고려해야 하는가?
- ✓5 왜 요통이 합병되었는가?

질환노트

척추 압박 골절
추체 전방 지주 부분이 골절되는 외상성 질환이다. 특히 골다공증이 합병된 경우가 많아 고령의 여성에서 흔하며, 엉덩방아를 찧거나 재채기 등의 경미한 외적 부하로도 발생할 수 있다. 호발 부위는 흉요추 이행부(제11흉추-제2요추)이며, 고령화에 따라 발생률이 증가하는 추세이다.

01 척추의 정렬과 기능해부

1) 척추의 생리적 S자 만곡

정상적인 척추의 정렬에는 경부, 흉부, 요부, 천골부에 4개의 생리적 만곡이 존재한다. 경부와 요부는 **전만**, 흉부와 천골부는 **후만**이므로 **생리적 S자 만곡**이라고 한다.

이 척추의 정렬은 중력과 큰 관계가 있다. 신생아기에는 하루의 대부분을 누운 자세로 보내기 때문에 척추의 장축 방향으로 중력이 가해지지 않는다. 따라서 척추 전체가 역C자로 후만되어 있다. 앉거나 선 자세 등의 운동 발달에 따라 척추의 장축 방향으로 중력이 가해지기 시작하면 척추의 정렬에 변화가 생긴다. 걷기나 달리기가 활발해지면 경부와 요부의 전만이 형성된다. 학생 시기의 끝 무렵이 되면 흉부와 천골부의 후만이 형성되고, 척추의 정렬은 완성된다(**그림 9-1**).

이 생리적 S자 만곡으로 대칭적인 입위(선 자세)를 유지할 때, 흉부에서는 추체 전방에 흉곽이 존재하므로 중심선이 추체의 전방을 지난다. 따라서 흉부를 지지하는 요부에서는 항상 자세 유지를 위한 신전근 활동이 필요하게 된다.

2) 척추의 구조와 기능

▸ **경추**
cervical vertebrae

▸ **흉추**
thoracic vertebrae

▸ **요추**
lumber vertebrae

▸ **천추**
sacral vertebrae

▸ **미추**
caudal vertebrae

▸ **가동성**
mobility

척추는 7개의 **경추**, 12개의 **흉추**, 5개의 **요추**, 5개의 **천추**, 3~5개의 **미추**, 총 32~34개의 추골로 구성되어 있다. 천추는 30세까지, 미추는 20대 후반부터 골유합이 이루어진다.

관절 구조는 제1~2경추를 제외하고는 **평면관절**이며, 그 특징은 **가동성**이 높다는 것이

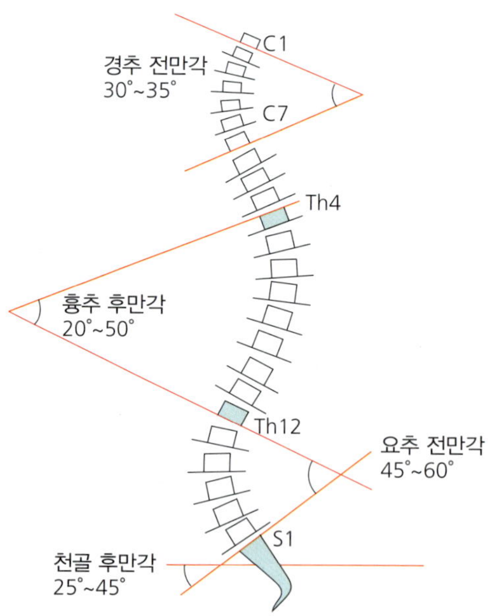

그림 9-1 생리적인 척추 만곡

경추 전만각 : 정상 30~35°(제1경추 하연과 제7경추 하연이 이루는 각도)
흉추 후만각 : 정상 20~50°(제4흉추 상연-제12흉추 하연이 이루는 각도)
요추 전만각 : 정상 45~60°(제12흉추 하연-제1천추 상연이 이루는 각도)
천골 경사각 : 정상 25~45°(제1천추-수평선이 이루는 각도)

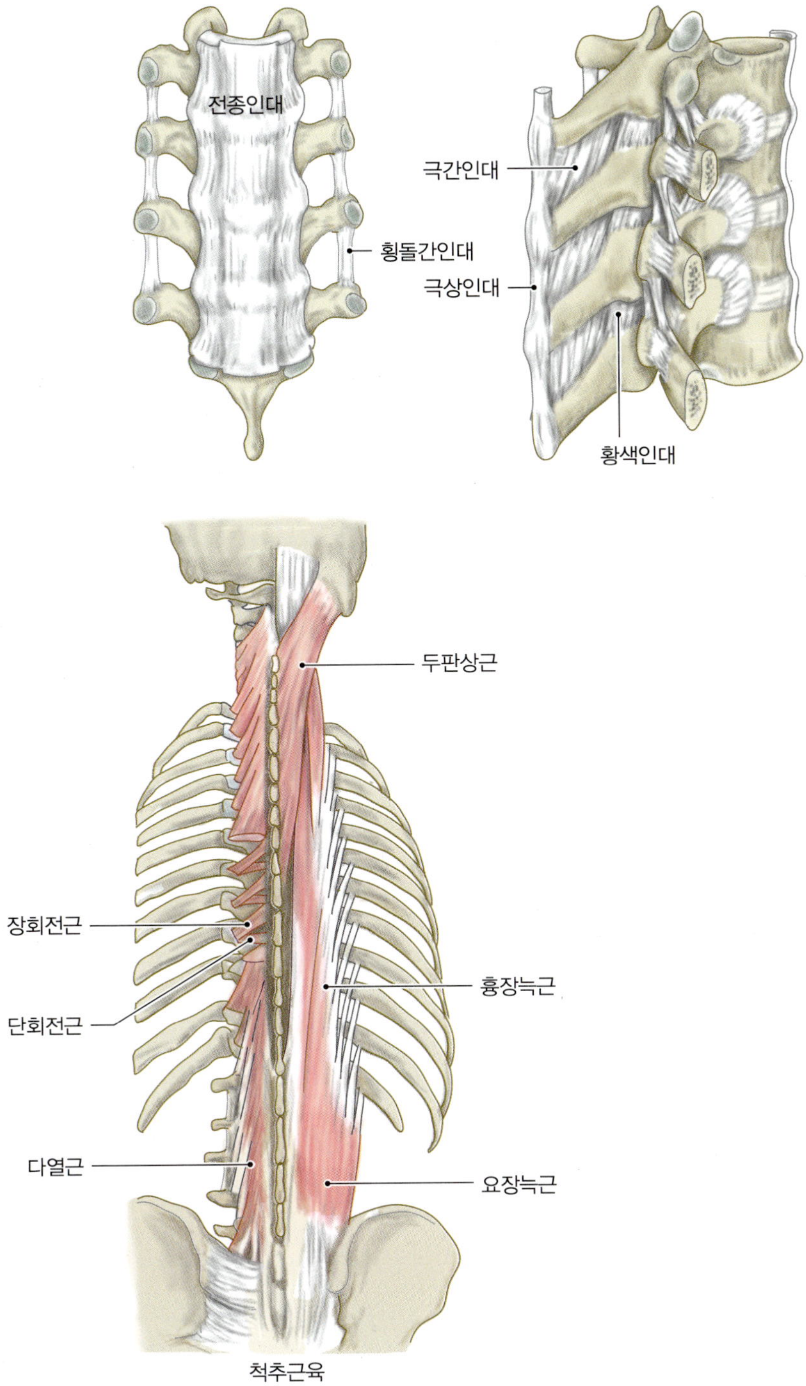

그림 9-2 추체 사이의 해부

다. 그러나 척추는 체간을 지지하는 기능과 척수 신경을 보호하는 기능을 가지고 있기 때문에 가동성과 함께 **안정성**이 요구된다. 따라서 추체 사이에는 많은 인대·근육이 존재한다(그림 9-2).

▸ **안정성**
stability

3) 고유배근이란

해부학적으로 체간 배측에 존재하는 고유배근(intrinsic muscles of back)은 **외측근**과

내측근으로 분류된다(**그림 9-3**, **표 9-1**).

내측근이 척추 분절 사이의 운동이나 위치적 변화를 조절하여 외측근이 척추의 큰 운동을 가능하게 한다.

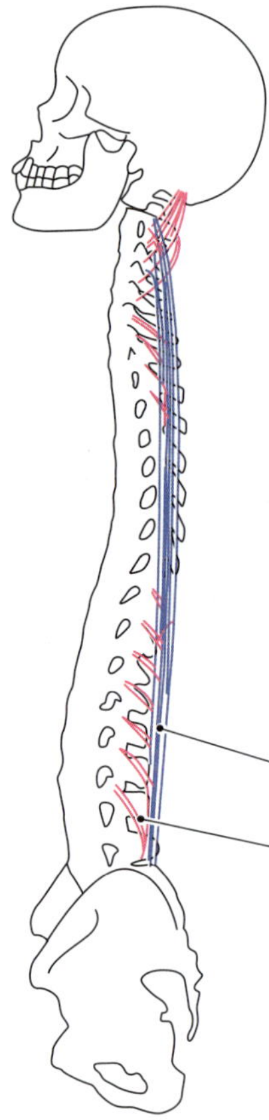

그림 9-3 외측근과 내측근의 위치 관계

외측근은 주행의 특성으로 인해 척추의 안정성을 유지하고, 척추의 운동 방향을 결정하는 중요한 근육임을 알 수 있다. 반면, 내측근은 주행거리가 짧아 전만을 형성하는 중요한 근육이지만 척추 운동에는 적합하지 않다.

표 9-1 외측근과 내측근

외측근	장늑근 최장근 판상근	표층에 위치하며 다분절에 걸쳐 주행하므로 신체에 가해지는 외적 부하에 대해 안정성을 유지하고, 척추의 운동 방향을 결정하는 기능을 가진다.
내측근	극간근 회전근 다열근	심층 척추의 심부에 위치한 소근육으로 하나의 분절에 관여한다. 근력은 외측근보다 약해 체간 운동이나 체중 지지에는 적합하지 않지만 많은 근방추가 존재하고, 척추 분절 사이의 운동이나 위치적 변화를 중추신경계에 전달할 수 있어 분절 사이의 미묘한 운동이나 위치적 변화를 조절하는 기능을 가진다고 생각된다.[1]

▸ **장늑근**
iliocostalis m.

▸ **최장근**
longissimus m.

▸ **판상근**
splenius m.

▸ **극상근**
interspinal m.

▸ **회전근**
rotator m.

▸ **다열근**
multifidus m.

4) 요추-골반 영역의 안정화기구

흉요부의 배측에는 **흉요근막**이라는 섬유성 근막이 존재한다. 본래 흉요근막은 최장근과 장늑근의 근막으로, 이를 둘러싸고 있는 천엽과 심엽으로 나뉜다(그림 9-4).

▸ **흉요근막**
fascia thoracolumbalis

① 천엽

천엽의 상부에는 **광배근**이나 **하후거근**이 기시하고, 하부에는 천골 후면과 **대둔근**이 결합된다.

따라서 흉요근막의 천엽은 광배근이나 하후거근에 의해 비스듬히 상방으로, 대둔근에 의해 비스듬히 하방으로 견인되어 섬유 주행이 어깨띠를 매듯이 발달해 견고한 근막이 된다. 즉, 광배근이나 대둔근이 흉요근막의 천엽을 견인하여 돛단배의 돛이 펼쳐지듯 긴장해 흉요부 배면의 안정성이 높아진다(그림 9-5).

광배근과 대둔근은 흉요부 배면의 안정성에 중요한 역할을 담당하고 있다고 할 수 있다.

▸ **천엽**
superficial layer
▸ **광배근**
latissimus dorsi m.
▸ **하후거근**
serratus posterior inferior m.
▸ **대둔근**
gluteus maximus m.

② 심엽

심엽은 다열근을 완전히 둘러싸고 있으며, **내복사근**과 **복횡근**이 기시한다.

다열근이 수축하고 내복사근과 복횡근이 가로 방향으로 견인하면 심엽의 긴장이 높아지지만, 천엽에 비해 근막도 얇고, 근육의 견인력도 약하기 때문에 흉요부 배면의 안정성에 기여하는 비율은 낮다.

요추-골반 영역의 안정화기구라는 하나의 기능적 유닛으로 생각하면, 천엽에서 기시하는 광배근-대둔근, 심엽에서 기시하는 내복사근-복횡근, 주위에 있는 다열근·장늑근·최장근이 협응하여 흉요근막의 긴장을 높이는 것이 중요하다고 생각한다.

▸ **심엽**
deep layer
▸ **내복사근**
internal oblique m.
▸ **복횡근**
transverse abdominis m.

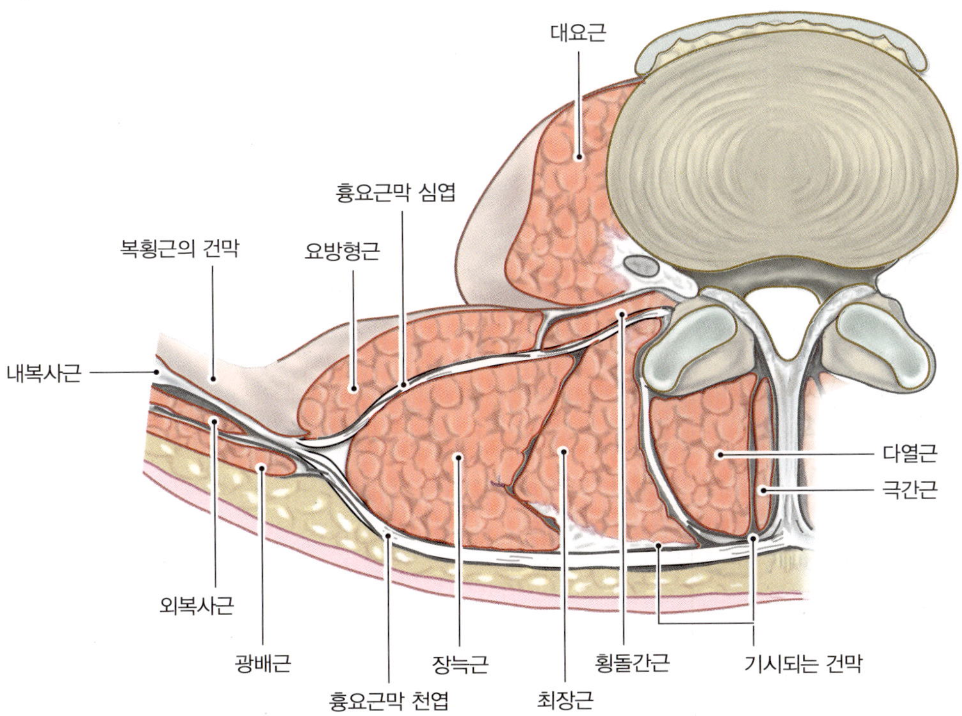

그림 9-4 흉요근막과 부착하는 근조직

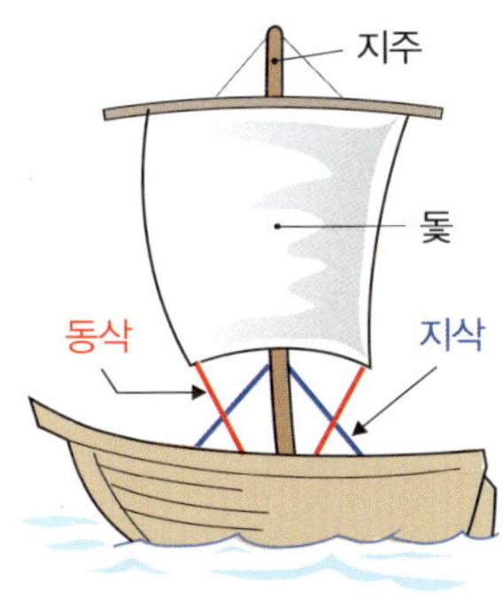

그림 9-5 돛단배의 구조

column

심부근-근막 코르셋이란?

복횡근-다열근-흉요근막으로 구성된 원주형의 통을 **심부근-근막 코르셋**이라고 한다. 이 심부근-근막 코르셋의 작용은 복횡근이 양측성으로 수축하고 동시에 다열근이 수축함으로써 흉요근막의 긴장이 증가하고, 요추 골반 영역의 안정성을 향상시키는 것이다. 또한, 복횡근의 양측성 수축으로 복강 내압이 상승하고 요추 과전만을 방지하는 작용도 있다.

요배부 통증이 있는 환자에서 복횡근이 수축되지 않아 복압이 증가하지 않거나, 좌우 비대칭의 수축이 발생해 심부근-근막 코르셋이 충분히 기능하지 않아 요추 골반 영역의 안정성이 저하되었다는 보고가 있다.[2)]

2 왜 하지관절이 점점 쉽게 피로해졌는가?

1) 고령자 척추 압박 골절의 특징

▸ **압박 골절**
compression fracture

▸ **추체의 전방 지주 부분**
anterior column

압박 골절은 **추체의 전방 지주 부분**의 골절로, 압박률에 따라 설상추형 · 편평추형 · 어추형으로 분류된다(**그림 9-6**).

고령자의 척추 압박 골절은 골다공증을 기반으로 경미한 외상으로 발병하는 경우가 많기 때문에 발병 초기의 X선 소견에서 추체에 골절 소견이 발견되지 않거나 미세한 골절뿐인 경우가 많다. 그러나 척추의 압박변형은 빠른 증례에서 2~3일, 느린 증례에서도 약 2~3주 정도면 완성되므로 초진 시의 적절한 판단과 치료가 중요하다. 호발 부위는 **흉요추 이행부**(제11흉추-제2요추)이다.

골다공증으로 인한 척추 압박 골절의 경우, 추체의 취약성과 골유합의 지연이 추체 압박을 진행시켜 흉요추 이행부에서 다발성 압박 골절을 일으키는 경우도 적지 않다. 고령자는 요추 전만이 감소하거나 소실된 경우가 많으며, 흉요추 이행부가 다발성으로 압박 골절을 일으켜 흉추 후만이 증강하고, 척추 전체가 후만변형되어 간다.

정상적인 척추 정렬로 선 자세를 유지하고 있을 때, 중심선은 경부와 요부에서 추체 속을 통과한다. 그러나 척추가 후만변형되면 중심선은 경부와 요부에서도 추체의 전방을 통과하게 된다. 중심이 전방으로 변위되는 것뿐 아니라 흉곽의 무게를 지지해야 하므로 요배구 근육에는 큰 신전근 활동이 필요하다.

2) 척추후만변형의 영향

척추후만변형은 하지관절에도 영향을 미쳐 퇴행성 관절증의 발생이나 진행의 요인이 되는 것으로 보고되었다. 예를 들어, 골반 후경의 증가에 따라 대퇴골두의 전방 피복 면적이 감소하고, 골두로의 국소적인 관절응력이 증가하여 **퇴행성 고관절증**을 발생시킨다는 보고[3)]가 있다. 또한, 척추후만변형은 입각기(stance phase)의 고관절 외전 모멘트를 감소시켜 퇴행성 슬관절증의 진행에 영향을 미친다는 보고[4)]도 있다.

정상적인 척추 정렬의 경우, 중심선은 슬관절의 전방을 통과하지만, 척추후만변형이 되면 중심선은 슬관절의 후방을 통과하게 되어 대퇴직근이 과도하게 활동할 필요가 있다. 따라서 근육이 쉽게 피로해지고(easy fatigability), **이차적인 근력저하**를 보이는 것으로도 알려져 있다.

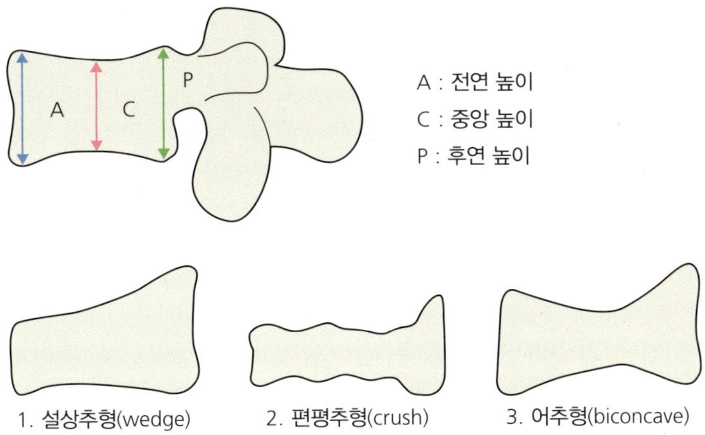

그림 9-6 압박률과 척추 압박 골절의 종류

1. 설상추형 : 추체 전연의 높이가 감소하는 변형 ; A/P가 0.75 미만.
2. 편평추형 : 추체 전체에 걸쳐 높이가 감소하는 변형 ; 상위 또는 하위 추체에 비해 A, C, P 각각 20% 이상 감소.
3. 어추형 : 추체 중앙이 움푹 들어간 변형 ; C/A 또는 C/P가 0.8 미만.

본 증례는 2주 경과 후 보행 시 하지관절의 피로감을 호소하였다. 이 원인은 폐용성 근위축이 발생했을 가능성도 부정할 수 없으나, **척추 정렬의 변화**에 의한 영향도 고려할 필요가 있다.

✓3 왜 요실금이 많아졌는가?

1) 요실금의 분류

요실금이란 무의식적(비자발적)으로 소변이 배출되는 상태를 말하며, 그 증상에 따라 다음과 같은 5가지 유형으로 분류된다.

▸ **요실금**
urinary incontinence

① **절박성 요실금** : 강한 요의와 함께 소변이 새어 나온다.
② **복압성 요실금** : 기침이나 재채기 등 복압이 상승할 때 소변이 새어 나온다.
③ **일류성 요실금** : 방광에 소변이 가득 차서 요도를 통해 소변이 새어 나온다.
④ **기능성 요실금** : 사지 마비 · 화장실을 인식하지 못하는 등 방광 기능과 무관하게 발생한다.
⑤ **반사성 요실금** : 척수의 신경학적 이상으로 발생한다.

척추 압박 골절은 추체 전방 지주 부분의 골절이므로 척수병증을 일으키는 경우는 드물다. 특히 **제12흉추-제1요추**를 포함한 심각한 압박 골절의 경우, 추체 후방의 척추관에 있는 척수(제2-4천수)가 손상되어 반사성 요실금을 유발할 수 있다.

본 증례에서는 척수 손상은 보이지 않아 반사성 요실금의 가능성은 낮다.

▸ **골반저근**
muscles of pelvic floor

2) 복압성 요실금과 골반저근

본 증례와 같이 기침이나 재채기를 할 때 요실금이 발생하는 것을 **복압성 요실금**이라고 한다. 복압성 요실금은 임신·출산, 노화, 비만 등으로 인해 골반저를 구성하는 근육(**골반저근, 표 9-2**)이 이완되어 발생하기 때문에 여성에게 많다.

골반저근은 치골과 미골 사이를 연결하는 해먹 모양으로, 그 기능은 ① 골반강의 장기를 지지, ② 천골-미골의 관절을 굴곡, ③ 요도·항문에서 배설되는 소변이나 대변을 제어하는 것이다.

Nguyen 등[5]은 장기 하수와 요추 전만 감소 및 골반 후경에는 상관관계가 있으며 척추 후만위, 특히 **흉추후만변형**이 동반된 경우 복압이 골반저로 향하는 작용이 강해져 골반저근이 쉽게 신장되어 골반저근의 기능이 저하된다고 지적하였다.

따라서 척추후만변형을 동반한 증례의 경우 **골반저근의 기능 평가**가 중요하다. 예를 들어, 골반저근의 기능 중 하나인 천골-미골의 관절 굴곡 작용을 이용한다. 바로 누운 자세에서 미골에 손을 대고, 환자에게 '소변을 멈추듯 힘을 주세요'라고 지시한다. 골반저근이 제대로 작용하면 천골-미골이 굴곡되므로 손에서 미골이 멀어진다. 손에서 미골이 멀어지지 않는 경우 골반저근의 기능저하를 의심하고, 상세한 평가와 접근을 고려해야 한다.

본 증례와 같이 골다공증에 동반된 제12흉추-제1요추의 척추 압박 골절을 일으켜 척추 압박이 발생하면 척추후만변형으로 인해 골반저근이 이완되어 복압성 요실금이 발생할 수 있다.

해보자!

골반저근의 기능 평가

① 피검사자에게 그림과 같은 자세를 취하게 하고, 긴장을 풀게 한다.
② 검사자는 복측에서 미골 끝을 촉진하고 가볍게 압박한다.
③ 검사자는 피검사자에게 '소변을 멈추듯 힘을 주세요'라고 지시한다.
④ 골반저근의 기능이 정상인 경우, 촉진하던 미골 끝이 복측으로 이동하는 것을 확인할 수 있다.

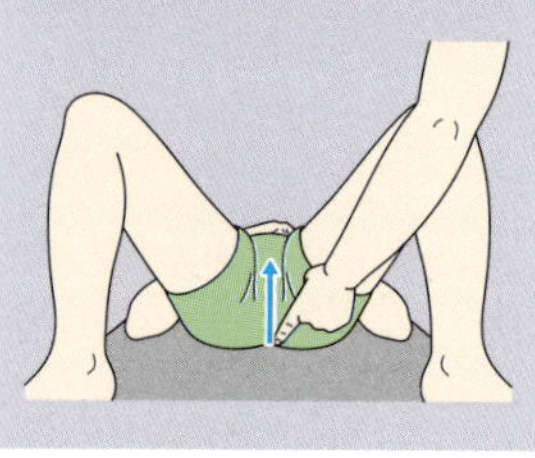

표 9-2 골반저근

근육명			기시	정지
요생식삼각	천층	구해면체근	남 : 음경 하부의 결합조직 여 : 음핵 기저부의 결합조직	정중봉선, 회음건 중심 회음건 중심
		좌골해면체근	좌골지, 좌골 결절	음경각, 음핵각
		천회음횡근	좌골지	회음건 중심
	심층	심회음횡근	좌골지	요생식격막의 정중봉선
		요도괄약근	남 : 좌골지, 치골지 여 : 좌골치, 치골지	음경 기저부의 정중봉선, 내부섬유는 요도를 감싼다. 정중봉선, 내부섬유는 요도를 감싼다.
항문삼각		미골근	좌골극	미골
		외항문괄약근	미골의 건	항문을 감싼다.
		항문거근		
		장골미골근	좌골극, 치골	미골
		치골미골근	치골의 내측연	미골

4 척추 압박 골절 후에 대한 재활치료 접근은 무엇을 고려해야 하는가?

척추 압박 골절 후 치료는 골유합과 척추후만변형 예방을 목적으로 보존적 치료를 선택하는 경우가 많다. 일반적으로 약 4주간의 체간 깁스 고정 후, 약 8주간의 경성 코르셋 착용을 하게 된다. 재활치료는 외고정 기간 동안과 골유합 후(후만변형을 동반)로 구별해 생각할 필요가 있다.

1) 외고정 기간 동안의 접근

외고정 기간 동안에는 골유합 촉진과 척추후만변형 예방이 중요하므로 척추 운동이 최대한 발생하지 않는 자세나 방법을 선택한다. 추체 전방이 압박된 증례가 척추후만위를 취하면 추체의 전방에 중력에 의한 압축이 가해져 압박의 위험이 높아지므로 주의한다. 또한, 척추 운동을 최대한 줄인 등척성 수축에서 최장근이나 장늑근 등의 근력강화도 필요하지만, 압박 골절 후에는 요추 전만이 감소 또는 소실되어 척추의 안정성이 저하되므로 척추의 안정성을 제공하는 근육들의 근력강화가 필요하다.

척추에 작용하는 근육은 **local muscles**와 **global muscles**로 분류된다(표 9-3). 외고정 기간 동안은 척추를 안정시키기 위해 local muscles에 대한 접근이 필요하다.

표 9-3 local muscles와 global muscles

local muscles	고유배근 내측근(다열근 등) 복횡근, 내복사근, 골반저근, 횡격막	척추 안정성에 관여한다. 체간 심층에 위치해 있다.
global muscles	고유배근 외측근, 복직근, 외복사근	척추 운동에 관여한다.

▸ **복직근**
rectus abdominis m.

▸ **외복사근**
external oblique m.

① 심부근-근막 코르셋에 대한 접근

척추후만변형을 예방한다는 것은 가능한 한 척추의 생리적 S자 만곡을 유지시키는 것이며, 체간 기능을 향상시키는 접근은 필수적이다.

심부근-근막 코르셋을 시상면에서 보면 배면은 다열근, 전면·측면은 복횡근, 상면은 횡격막, 하면은 골반저근이 있다. 요추 전만에는 다열근의 수축이 필요한데, 동시에 복횡근이 양측성으로 수축하여 복압이 상승하고 요추의 안정성은 향상된다. 그 기능을 충분히 발휘하기 위해서는 상면의 횡격막, 하면의 골반저근의 긴장이 유지되어야 한다(그림 9-7).

② 횡격막-골반저근-복부근육에 대한 접근

횡격막과 **골반저근**은 그 위치 관계로 인해 **복식호흡** 시 길항 작용을 한다.[6)]

▸ **횡격막**
diaphragm

- **흡기 시**
  - 횡격막 : 구심성 수축에 의해 하방으로 내려와 평탄화된다.
  - 골반저근 : 원심성 수축을 하며 신장된다.
- **호기 시**
  - 횡격막 : 원심성 수축에 의해 상방으로 올라간다.
  - 골반저근 : 구심성 수축을 하며 단축된다.

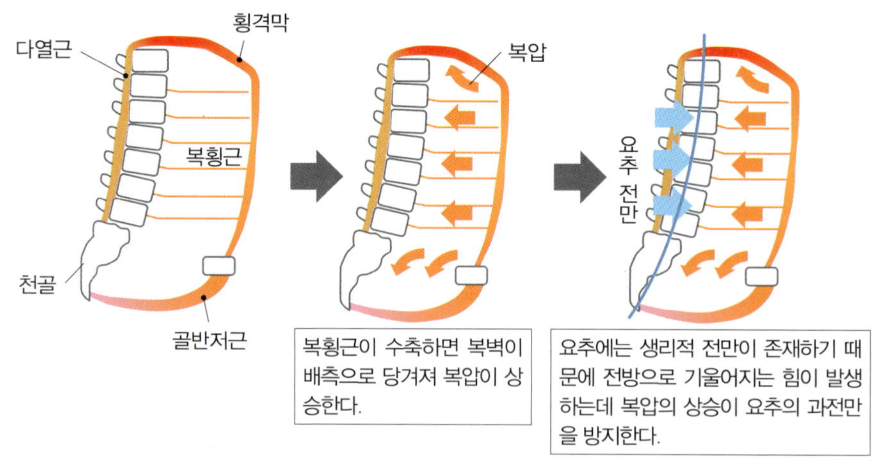

a 횡격막 · 골반저근의 긴장이 정상적인 경우

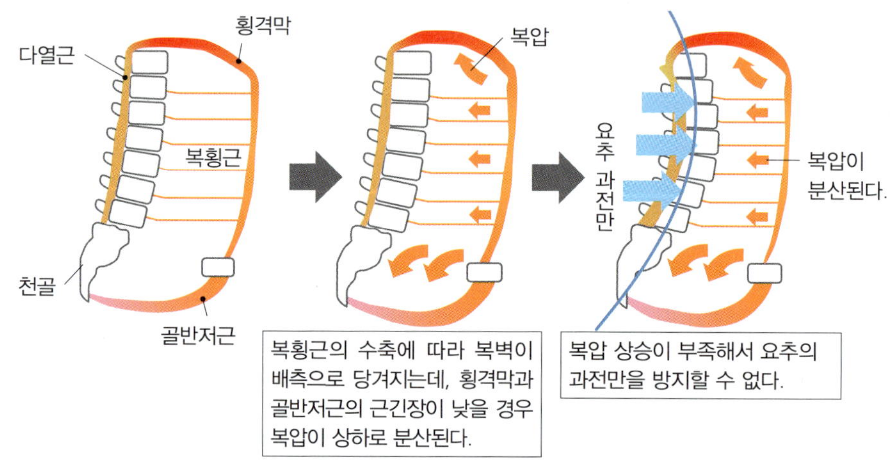

b 횡격막 · 골반저근의 긴장이 낮은 경우

그림 9-7 횡격막 · 골반저근이 요추의 안정성에 미치는 영향

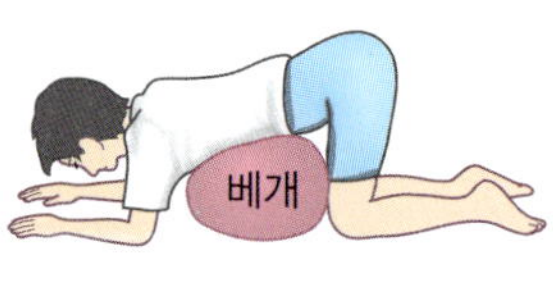

그림 9-8 inclined prone kneeling

머리를 낮게 한 네발기기 자세를 하면 장기의 무게를 제거할 수 있다. 또한, 복부에 베개 등을 삽입해 흉요추의 과신전을 방지할 수 있다.

또한, 흡기 시에는 복부근육도 골반저근과 마찬가지로 원심성 수축하고, 호기 시에는 구심성 수축을 하기 때문에 복벽을 당기며 복식호흡을 하면 횡격막-골반저근-복횡근 · 복사근 · 복직근 등의 복부근육을 동시에 단련할 수 있다. 골반저근의 기능이 상당히 저하된 경우에는 장기의 무게를 제거하기 위해 엎드린 자세나 inclined prone kneeling(**그림 9-8**)으로 시행하는 것을 권장한다.

이 외에도 골반저근에 대한 접근법은 vaginal cone을 이용한 접근법이나 전기자극, 케겔 운동 등 다양하다.

③ 다열근-복횡근에 대한 접근

다열근, 복횡근 등의 local muscles는 분절 사이의 미묘한 운동이나 위치적 변화를 조절하는 역할을 하므로 큰 척추 운동을 동반하는 복근 운동이나 배근 운동으로는 그 기능을 향상시킬 수 없다. 반대로 외고정 기간 동안은 척추가 고정되어 있으므로 다열근, 복횡근 등 local muscles에 대한 접근이 비교적 쉽게 이루어질 수 있다.

예를 들어, 선 자세에서 척추 정렬을 바꾸지 않고 상지를 전방 거상하면 몸의 중심은 전방으로 이동한다. 따라서 체간에는 굴곡 모멘트가 발생하는데, 척추의 정렬을 바꾸지 않고 지지하는 것은 local muscles, 특히 다열근의 작용이 중요해진다. 이때 복벽을 당겨 실시하면 복횡근의 기능도 증가하고, 심부근-근막 코르셋의 기능이 향상된다. 경과를 관찰하며 세라밴드® 등을 이용해 부하를 증가시킨다. 척추의 정렬이 변화하지 않도록 주의가 필요하다.

2) 골유합 후(후만변형을 동반)의 접근

적절한 초기 치료에도 불구하고 추체 압박이 진행되어 척추후만변형이 발생한 증례에서는 요배부 통증이 만성화되어 ADL 능력도 저하된다. 그러나 한 번 압박이 발생한 추체는 원래대로 돌아가지 않기 때문에 골유합 후의 접근은 요배부 통증의 완화와 척추후만변형의 예방에 중점이 있다.

요배부 통증의 원인은 다양하지만, 여기서는 척추 정렬의 변화로 인한 **근연축**에 대해 언급하고자 한다.

Claus 등[7]에 따르면, 요부 다열근은 생리적 전만위일 때 가장 활동이 높고, 후만위일 때 가장 활동이 저하된다. 즉, 척추후만변형을 동반한 증례의 경우 다열근의 근활동은 저하되고, 심부근-근막 코르셋의 작용도 저하된 것으로 생각된다. 요추 골반 영역의 안정성이 확보되지 않은 상태에서 추체 전방에 중심이 있는 흉곽을 요최장근이나 장늑근 등 global muscles가 지지하게 되므로 요배부의 global muscles에는 큰 부하가 가해진다. 이 상태가 만성화되면 요배부의 global muscles는 과긴장 상태가 되어 근연축을 일으킨다. 따라서 근연축으로 인한 요배부 통증의 경우 가능한 범위에서 심부근-근막 코르셋의 작용을 향상시키고, 요배부의 global muscles를 단련하는 것이 중요하다.

또한, 척추후만위가 다발성의 척추 압박 골절을 유발하는 원인이 된다는 관점에서도 global muscles의 근력강화는 중요하다고 할 수 있다.

> 용어해설
>
> **근연축(spasm)**
> 근육의 과긴장으로 인해 근육내에 혈액이 정체되고, 발통물질이 축적된 상태. 임상적으로는 근육의 기시와 정지를 가까이 한 자세에서도 압통 소견이 나타난다.

column

요배부의 이완

척추후만변형에 따라 요배부 통증을 호소하는 증례는 많다. 극히 드물게 지연성의 신경근 증상을 보이는 증례도 있지만, 대부분의 증례는 요배부근육의 근연축이 원인이다. 이 경우 '통증 완화'를 목적으로 근연축을 풀어주는 이완을 시행하기도 한다. 그러나 요배부의 global muscles가 과긴장 상태로 흉곽을 지지하고 있었다고 보면 이완으로 인해 흉곽을 지지할 수 없게 되어 증상이 악화될 수도 있다. 따라서 요배부의 이완은 적절한 평가를 바탕으로 시행해야 한다.

5 왜 요통이 합병되었는가?

1) 고관절과 요추의 관계

사족보행 동물은 고관절 굴곡위에서 체중을 지지하기 위해 비구(acetabulum)는 복측으로 열려 있다. 직립이족보행을 획득한 인간의 비구는 **전외측 하방**으로 열린 구조로 되어 있다. 반면, 대퇴골두는 경부에 **경체각**, **전염각**이 존재하여 **전내측 상방**을 향한다. 즉, 고

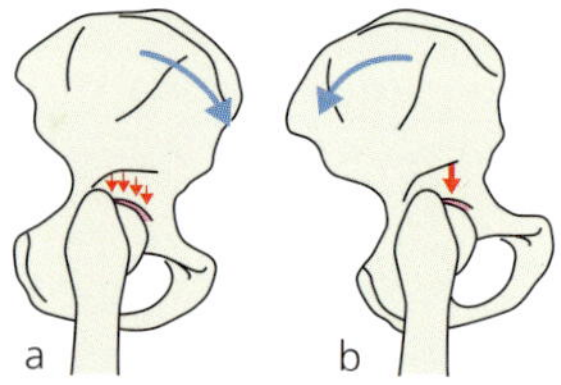

그림 9-10
골반 전경으로 인한 골두 피복률의 보상
a : 골반이 전경하여 골두 피복률이 높다.
b : 골반이 후경하여 골두 피복률이 낮다.

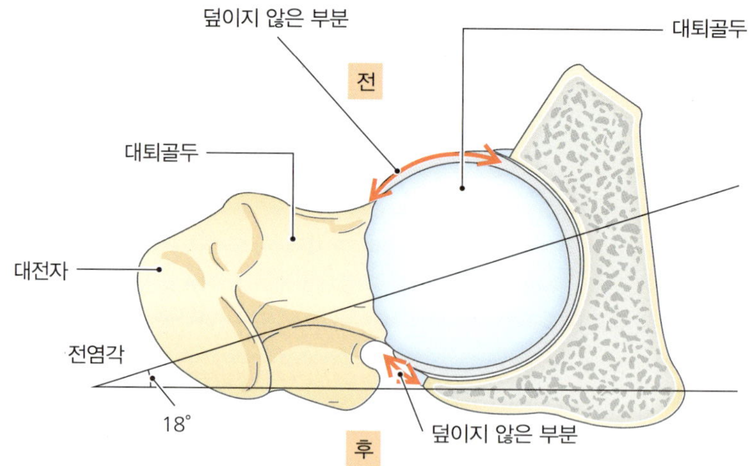

그림 9-9 우측 고관절의 수평단
비구가 전방을 향하기 때문에 대퇴골두는 전방 피복률이 낮다.

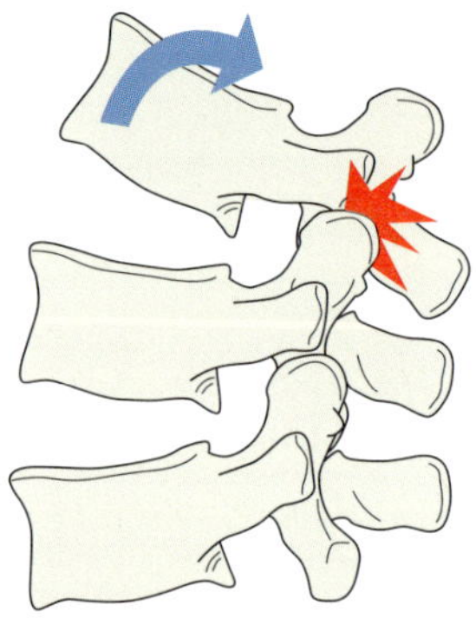

그림 9-11
요추 전만과 추간관절에 대한 압축 응력

관절은 전방의 골두 피복률이 낮은 구조로 되어 있다(그림 9-9).

골두 피복률이 낮으면 하중 응력이 강해져 연골의 마모 · 파괴가 발생한다. 반대로 골두 피복률을 높이면 퇴행성 고관절증의 증상을 완화시킬 수 있다. 고관절의 골두 피복률은 **굴곡 · 내전 · 내회전위**에서 높아지므로 골반의 전경을 강화함으로써 골두 피복률을 보상하는 것으로 생각된다(그림 9-10). 골반이 전경하면 골반 상부에 존재하는 요추의 **생리적 전만**은 강화된다.

요추는 전방의 추체와 좌우의 추간관절로 상하 추체와 연결되어 체중을 3점으로 지지하고 있다. 요추의 전만이 증가하면 후방에 존재하는 **추간관절**에 대한 압축 응력이 강화된다(그림 9-11). 이 압축 응력으로 인해 추간관절 유래의 통증이 나타난다.

2) 추간관절과 연관통

- ▸ **추궁** vertebral arch
- ▸ **횡돌기** transverse process
- ▸ **극돌기** spinous process
- ▸ **추궁근** pedicle
- ▸ **추간공** intervertebral foramen
- ▸ **신경근** nerve root
- ▸ **척추관** vertebral canal
- ▸ **척수신경** spinal nerves

추간관절 유래의 통증은 **둔부통**이나 **하지통**과 같은 연관통을 유발하는 경우가 많다. 그 원인은 추간관절의 신경지배와 관련이 깊다.

추체 후방에 있는 **추궁**에서는 **횡돌기**와 **극돌기**가 나와 근육이나 인대의 부착부가 된다. 추체에서 추궁까지를 **추궁근**이라고 한다. 추궁근의 상하에는 상추궁절흔과 하추궁절흔이 있으며, 상하의 추궁절흔이 결합하여 **추간공**을 형성한다. **신경근**은 이 추간공을 통과해 **척추관** 밖으로 나온다. 즉, 추간공은 척추관으로 가는 출입구이다.

이 출입구를 나온 신경근의 대부분은 **척수신경전지**로 사지에 분포하며, 사지의 운동과 감각을 담당한다. 또한, 일부는 **척수신경후지**가 되어 추간관절을 구성하는 상관절돌기의 기저부를 향해 배면으로 돌아 들어가도록 주행해 **내측지**와 **외측지**로 나뉜다(그림 9-12).

추간관절의 변성 등으로 인해 척수신경후지의 내측지가 흥분하면 다열근이나 극간근 등의 연축이 생긴다. 따라서 동일 추간관절의 방척추근에 압통이 발생할 수 있다.

3) 다열근의 기능

고유배근 내측군에서 3~5 추체 위로 주행하는 근육을 **다열근**이라고 한다. 요부에서는

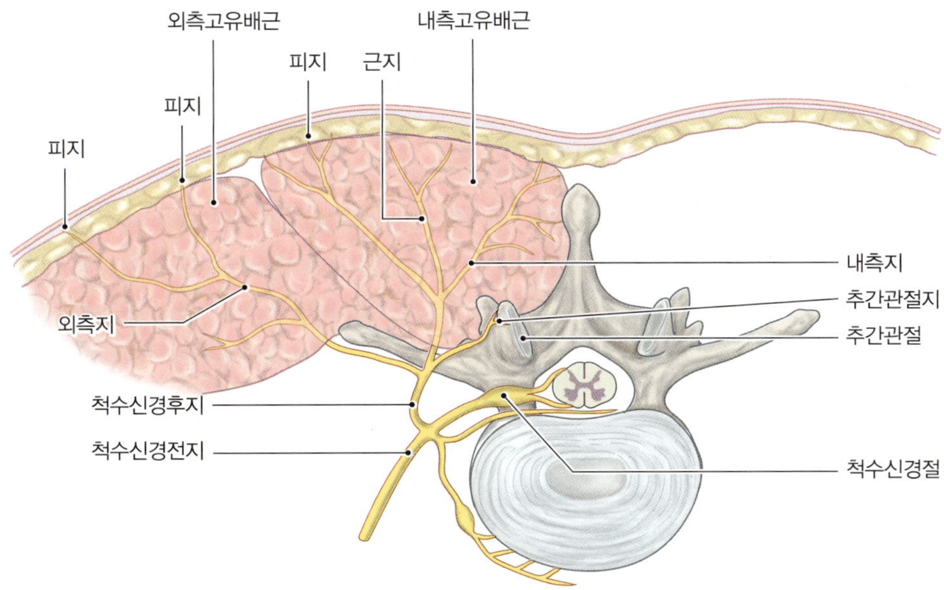

그림 9-12 척수신경 후지의 주행과 추간관절지

척수신경후지는 내측지와 외측지로 분기한다. 내측지는 추간관절에 분포해 동관절의 감각을 지배하는 동시에 다열근이나 극간근 등의 내측고유배근을 지배하고, 외측지는 최장근이나 요장늑근 등의 외측고유배근을 지배한 후 각각 피지가 된다.

반극근은 거의 관찰되지 않고, 다열근이 대부분을 차지한다. 이들 요부 다열근은 내측은 극돌기, 전면은 늑골돌기, 후면과 외측은 흉요근막의 심엽에 완전히 둘러싸여 하나의 구획을 형성한다. 따라서 요추후만위가 지속되면 근내압의 상승을 초래해 **구획증후군**(compartment syndrome)을 일으킨다.[17)]

또한, **요부 다열근**은 요추의 생리적 전만위에서 가장 활동이 높고, 후만위에서 가장 낮은 것으로 보고되었다.[18)] 척추 압박 골절은 척추 전체의 후만변형을 유발하기 쉬우며, 요부 다열근에 의한 전만위 유지가 어려워지는 것도 구획증후군을 조장하는 것으로 생각된다.

척추 압박 골절 : 정리

✔1 척추의 정렬과 기능해부

척추는 체간을 지지하는 기능과 척수신경을 보호하는 기능을 가지고 있어 가동성과 함께 안정성이 요구된다. 특히 요추-골반 영역의 안정성에 있어서는 흉요근막이 중요하다. 흉요근막의 천엽에는 광배근 · 대둔근이, 심엽에는 내복사근 · 복횡근이 기시한다. 이 근육들이 균형 있게 흉요근막의 긴장을 높여 요추-골반 영역의 안정성이 향상된다.

✔2 왜 하지관절이 점점 쉽게 피로해졌는가?

추체의 압박이 다발적으로 발생하면 척추후만변형을 초래한다. 척추후만변형은 하지관절에도 영향을 미쳐 퇴행성 관절증의 발생과 진행의 요인이 된다. 또한, 척추후만변형이 되면 중심선은 슬관절의 후방을 통과하여 대퇴직근이 과도하게 활동할 필요가 있다. 따라서 근육이 쉽게 피로해져 이차적인 근력저하를 보일 수 있다.

✓3 왜 요실금이 많아졌는가?

기침이나 재채기에 의해 요실금이 발생하는 것을 복압성 요실금이라고 한다. 복압성 요실금은 임신·출산, 노화, 비만 등으로 인해 골반저근이 이완되어 발생하므로 여성에서 많다. 골반저근의 이완과 요추 전만 감소 및 골반 후경에는 상관관계가 있는 것으로 보고되었으며, 골반저근의 이완은 요실금과 척추의 정렬 이상에 영향을 미친다.

✓4 척추 압박 골절 후에 대한 재활치료 접근은 무엇을 고려해야 하는가?

척추 압박 골절 후 재활치료 접근은 골절 후에 요추 전만이 감소 또는 소실되어 척추의 안정성이 저하되므로 척추의 안정성을 제공하는 local muscles의 근력강화가 필요하다. 골유합 후는 척추 후만변형을 예방하기 위해 최장근이나 장늑근 등 global muscles의 근력강화가 필요하다.

✓5 왜 요통이 합병되었는가?

압박 골절에 따른 요통은 보통 4주 정도면 완화된다. 본 증례는 발병 2주째이므로 압박 골절에 의한 요통으로 생각된다. 또한, 체간 보조기 착용으로 요추 전만위가 강제된다. 추간관절에 변성이 있는 경우 척수신경후지 내측지의 흥분이 높아져 다열근에 연축이 생겨 요통이 조장될 수 있다.

참고문헌

1. 齋藤昭彦：体幹機能障害の分析および治療．理学療法科学22：1-6，2007
2. Ota M, et al：Differences in abdominal muscle thicknesses between chronic low back pain patients and healthy subjects. J Phys Ther Scie 23：855-858, 2011
3. 渡部　亘，井樋栄二：加齢に伴う腰椎弯曲異常と股関節症．整形・災害外科46：951-961，2003
4. 黒川貴志，ほか：脊柱後弯を呈する高齢者の歩行時の運動学・運動力学的分析．理学療法科学25：589-594，2010
5. Nguyen JK, et al：Lumbosacral spine and pelvic inlet changes associated with pelvic organ prolapse. Obstet Gynecol 95：332-336, 2000
6. 田舎中真由美：骨盤底筋群機能障害に対する評価とアプローチ．理学療法学35：212-215，2008
7. Claus AP, Andrew P, et al：Different ways to balance the spine：Subtle changes in sagittal spinal curves affect regional muscle activity. Spine 34(6)：208-214, 2009
8. 齋藤良彦：脊椎の分節的安定性のための運動療法．J Clin Phys Ther 7：11-18，2004
9. 赤羽根良和，ほか：骨粗鬆症性脊椎圧迫骨折に対する運動療法の意義―椎体圧潰変形の抑止効果に ついて．PT ジャーナル44(6)：527-533，2010
10. 赤羽根良和，ほか：脊椎骨折に対する的確・迅速な臨床推論のポイント．理学療法28：56-60，2011
11. 荻野　浩，ほか：腰痛を呈する疾患とその治療―骨祖粗鬆・圧迫骨折．Medical Rehabilitation 98：141-148，2008
12. 森　論史：骨粗鬆症患者の椎体圧迫骨折―脊柱変形とADL 低下の関連．日本腰痛会誌8：58-63，2002
13. 大野晴子，ほか：新鮮脊椎圧迫骨折の予後予測因子の検討．整形外科と災害外科53：740-744，2004
14. 渡辺俊彦：腰痛疾患に対する腰痛体操の意義と臨床経験．日本腰痛会誌13：63-70，2007
15. 岡村菊夫，ほか：高齢者尿失禁ガイドライン．平成12 年度厚生科学研究費補助金(長寿科学総合研 究事業)事業，2000

16. 井上貴央(訳)：カラー人体解剖学—構造と機能　ミクロからマクロまで，第4 版. pp219–221, 西村書店，2011

17. Konno S, et al：The relationship between intramuscular pressure of the paraspinal muscles and low back pain. Spine 19：2186–2189. 1994.

18. Andrew P, et al：Different ways to balance the spine：subtle changes in sagittal spinal curves affect regional muscle activity. Spine 34：E208–E214. 2009

10 근위 대퇴골 골절
Proximal femoral fracture

증례

85세, 여성. 1개월 전 동네에서 낙상하여 **✓1 좌측 대퇴골 경부 골절(Garden 분류 III)**로 진단받고(그림 10-7, ➡ p119), **✓2 인공골두치환술**을 시행받았다. 보행 시 서혜부 통증은 남아있었지만, 실외 T자형 지팡이 보행 · 실내 단독 보행이 가능해졌고 본인이 강하게 원하여 조기 퇴원하였다.

이후 자택에서 다시 낙상하여 **✓1 우측 대퇴골 전자부 골절**이 발생했다. 골절형은 Evans 분류 Type 1 Group 3(그림 10-8, ➡ p120)으로, **✓2 관혈적 골접합술(γ-Nail술)**을 시행하였다. 수술 후 다음날부터 완전체중부하(FWB)를 허용해 물리치료를 시작하였다. 시작 직후에는 대퇴부의 종창과 피하출혈을 보였고, 몸을 뒤척이거나 일어날 때, 심한 고관절 외측부 통증을 호소하였다. 또한, 일어설 때는 체간 전경상(flexion momentum)에서의 고관절 굴곡에 따라 좌측 서혜부 내측에 통증이 발생하였고, 이전 손상 부위인 좌측 고관절 굴곡의 가동범위와 고관절 외전근력의 저하도 남아있었다. 이에 **✓4 외전근의 이완을 시행하자, 서혜부 내측의 통증은 감소하였다.**

수술 후 4주가 경과하고 휠체어에서 독립적 ADL은 가능해졌지만, **✓3 보행 시 초기 접지(initial contact)부터 하중 반응기(loading response)에 발생하는 심한 대퇴 외측부 통증이 남아 있었다.** 주소는 '발을 딛을 때 아파서 걷기 힘들다'는 것이었다. 근력과 관절 가동범위에는 뚜렷한 좌우 차이를 보이지 않았다. 옆으로 누운 자세에서 **✓5 슬관절의 굴신 운동을 반복하자**(▶ 영상 10) **체중부하 시 대퇴 외측부 통증은 즉시 완화되고,** 보행 속도가 향상되었다.

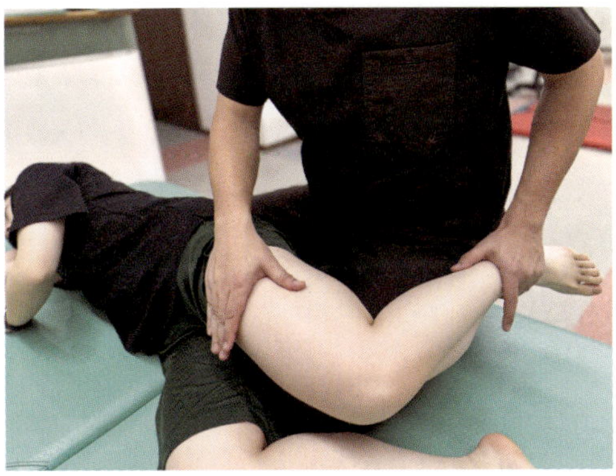

슬관절 굴신 운동에 의한 피하조직과 외측광근 사이의 활주성 개선

▶ 영상 10

질환노트

근위 대퇴골 골절

골다공증을 가진 고령자에게 잘 발생한다. 관절낭 내 골절인 대퇴골 경부 골절과 관절낭 외 골절인 대퇴골 전자부 골절로 크게 나뉜다. 두 골절 모두 90% 이상이 외과적 수술의 적응증이 된다. 골유합을 얻기 어려운 대퇴골 경부 골절은 인공골두치환술, 골유합을 얻기 쉬운 대퇴골 전자부 골절은 관혈적골접합술이 시행되며 조기 보행이 권장된다. 고령자에게 많이 발생하는 골절이므로 폐용(disuse) 예방 등 합병증에도 유의할 필요가 있다.

본 증례의 해부학적 접근

- ✓1 대퇴골 경부 골절과 대퇴골 전자부 골절로 손상되기 쉬운 곳은 어디인가?
- ✓2 왜 골절 부위에 따라 수술방법이 다른가?
- ✓3 왜 보행 시 고관절 외측부 통증이 발생하는가?
- ✓4 왜 외전근력 개선으로 서혜부 내측 통증이 개선되었는가?
- ✓5 왜 슬관절의 굴신을 반복하면 대퇴 외측부 통증이 개선되는가?

✓1 대퇴골 경부 골절과 대퇴골 전자부 골절로 손상되기 쉬운 곳은 어디인가?

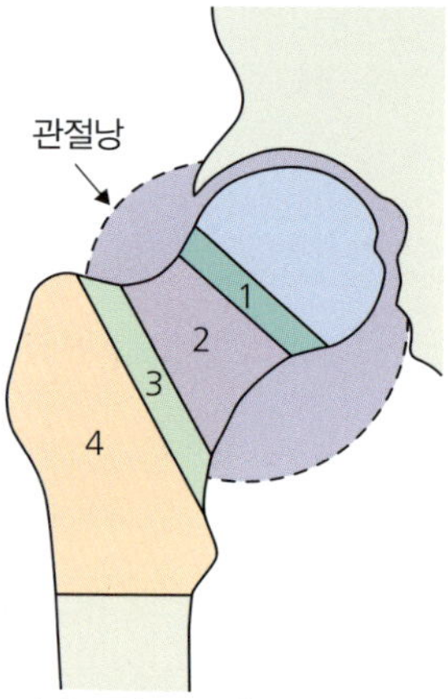

대퇴골 경부 골절
1 : 골두하 골절
2 : 중간부 골절

대퇴골 전자부 골절
3 : 전자간 골절
4 : 전자관통 골절

그림 10-1
근위 대퇴골 골절의 분류

직립이족보행을 하는 인간의 대퇴골은 하지와 체간을 연결하는 고관절에서 항상 체간의 하중을 지지하고, 선 자세를 유지하며 운동하고 있다. 대퇴골은 하중의 영향을 받아 노화에 따라 형태와 구조가 변화한다.

이러한 하중관절인 대퇴골의 골절은 **근위 대퇴골 골절**이라고 하며, 골절 부위에서 골두하 골절 · 중간부 골절 · 전자간 골절 · 대전자 골절 · 전자관통 골절로 분류하고, 대퇴골두하에서 전자간선(intertrochanteric line) 근위까지의 골두하 골절과 중간부 골절을 **대퇴골 경부 골절**, 전자간선에서 소전자 기저부까지의 전자간 골절(basicervical)과 전자관통 골절을 **대퇴골 전자부 골절**이라고 한다(**그림 10-1**).[1, 2]

1) 경체각의 감소

대퇴골경은 대퇴골체에 대해 직선이 아니라 내측으로 기울어 있다. 이 기울기는 **대퇴골경**의 장축과 **대퇴골체**의 장축이 이루는 각도로 나타나며, **경체각**이라고 한다. 경체각은 신생아에서는 150°이지만, 하중에 의한 변화에 따라 감소하여 성인에서는 **125~130°**가 된다(**그림 10-2**). 대퇴골경에는 경체각에 의해 하중 방향으로 전단력이 작용해 역학적 약점이 된다.

2) Ward 삼각

대퇴골경의 역학적 약점은 경부 내측의 두꺼운 골피질인 **Adams궁**과 **골량**이라고 하는 골구조에 의해 보완된다. 골구조의 구축은 '뼈에 가해지는 외력에 대해 가장 효율적으로 그것을 지지할 수 있는 형태나 구조를 취한다'는 **Wolff의 법칙**에 의해 규정된다. 골량은 이 법칙에 따라 구축되었다(**그림 10-3**).

골량은 서로 보강하여 역학적 강도를 증가시키며, 주압축골량, 주인장골량, 부압축골량으로 둘러싸인 그물망 구조의 성긴 부분은 **Ward 삼각**이라고 하며, 대퇴골 경부 골절의 호발 부위이다.[3]

3) 골다공증의 영향

노화에 의한 경체각의 감소가 진행되어 **내반고**(coxa vara)가 되면 하중 방향으로의 전단력은 더욱 증가한다. 여기에 **골다공증**이 동반되면 골량에 의한 보강도 소실되어 **대퇴골 경부 골절**의 위험성이 높아진다. 골다공증이 진행되어 주 골량의 위축이 두드러지게 되면 뼈의 단위 단면적당 하중이 증가하여 골량내에 **미세 손상**(micro damage)이 발생하기 쉽다. 노화에 따른 뼈의 수복 기능 저하도 겹쳐 미세 손상이 축적되고, 결국 파탄을 일으켜 생리적 범위의 부하로 골절에 이르게 된다. Tsuboyama[4]는 대퇴골 경부 골절에는 입위(선 자세) 하중만으로 골절되고, 골절로 인해 낙상한 사례도 포함될 수 있다고 보고하였다.

한편, **대퇴골 전자부 골절**은 대퇴골 경부 골절에 비해 비교적 강한 외력에서의 낙상이나 부상 시 연령이 유의하게 높은 것으로 보고되었다.[5] 요부가 직접 접지된 낙상이나 측

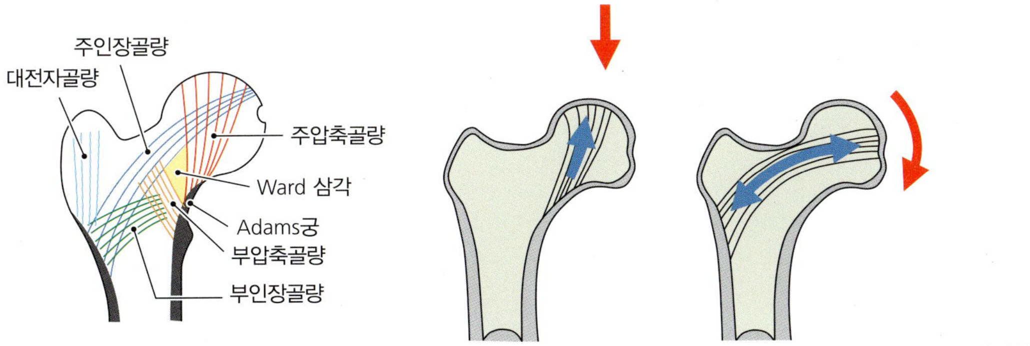

a 대퇴골 근위의 골량 구조　　b 대퇴골에 대한 외력(빨간화살표)과 가해지는 힘(파란화살표)의 방향

그림 10-3 대퇴골의 골량 구조

주압축골량은 대퇴골에 가해지는 압축력에 대해, 주인장골량은 굽힘모멘트에 대해 지지하는 형태나 구축이 된다.

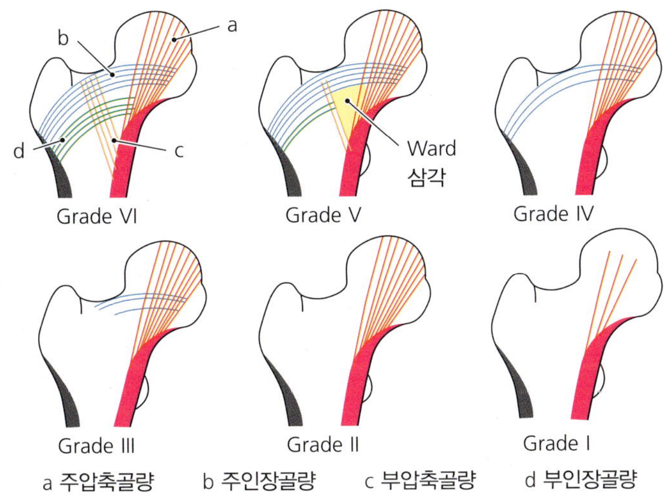

그림 10-4 Singh 분류에 의한 대퇴골 경부 골량의 변화

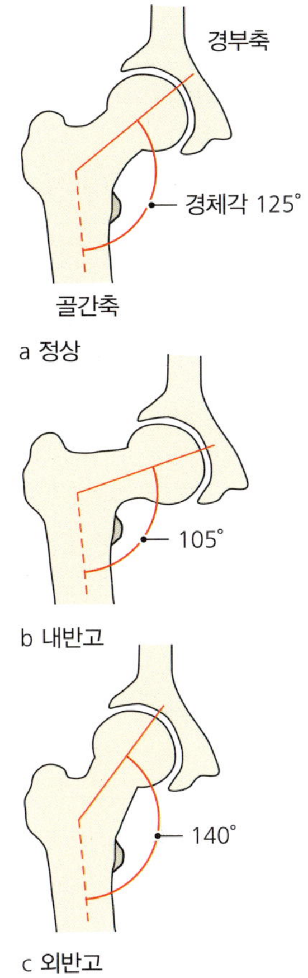

그림 10-2 경체각

b : 경체각이 감소하면 인장력이 증대하여 더 큰 굽힘모멘트가 발생한다. 이로 인해 더 많은 장력을 받는 골량의 형성이 촉진된다.

c : 경체각이 증가하면 압축력이 증대하여 더 큰 압축응력이 발생한다. 이로 인해 더 많은 압축력을 받는 골량의 형성이 촉진된다.

방으로의 낙상인 경우, 경부 기저부 상방에 압축 주응력의 집중 부위가 있어 경부 기저부에서 전자부에 걸쳐 골절선이 생기는 대퇴골 전자부 골절의 가능성이 높다.[6] 또한, 대퇴골 전자부 골절에서는 골밀도뿐만 아니라 골질도 유의하게 저하되어 있는 특징이 있다.[7] 즉, 대퇴골 전자부 골절에서는 골량 등의 구조적 문제보다 골밀도나 골질의 영향이 크다.

골다공증의 평가에는 X선으로 대퇴골경 골량의 소실 정도를 보는 **Singh 분류**가 이용된다(**그림 10-4**).[8] Grade I · II에서는 고도의 골위축을 보이며, 주 압축골량만이 남아 있다. 그 외에도 **이중에너지 X선 흡수측정법(DXA)**에 의한 **골밀도(BMD)** 측정이 골다공증 진단의 높은 정확도와 낮은 피폭선량 등의 장점으로 널리 보급되었다.[9] 그러나 골밀도가 높은 증례에도 취약성 골절이 발생하기[10] 때문에 최근에는 골질의 평가로서 해면골 미세구조와 관련된 지표(**TBS**)의 임상응용이 진행되고 있다.

- **이중에너지 X선 흡수측정법**(DXA)
  dual-energy X-ray absorptiometry
- **골밀도**(BMD)
  bone mineral density
- **TBS**
  trabecular bone score

4) 외반고의 경우

경체각이 증가하여 외반고가 되면 대퇴골 경부 골절은 일어나지 않을까?

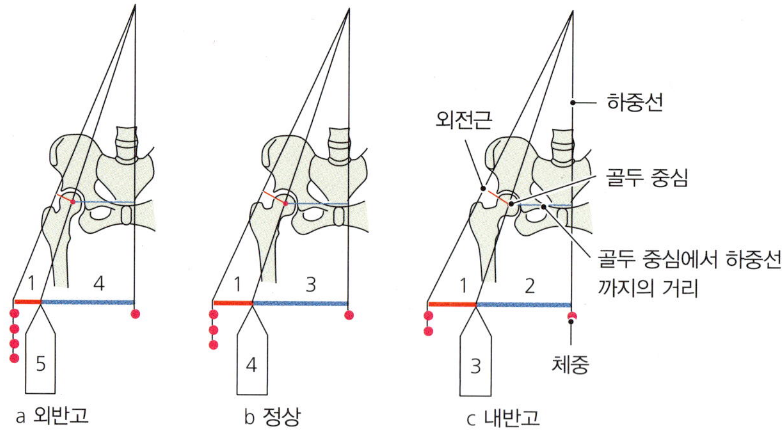

그림 10-5 경체각과 하중부하의 변화

Pauwels의 이론에 따라 골두 중심에서 외전근까지의 거리(빨간색)와 골두에서 하중선까지의 거리(파란색)를 나타낸다(숫자는 거리의 비율을 나타낸다). 외반고(a)에서는 1:4이므로 체중의 4배의 외전근력이 필요하다.

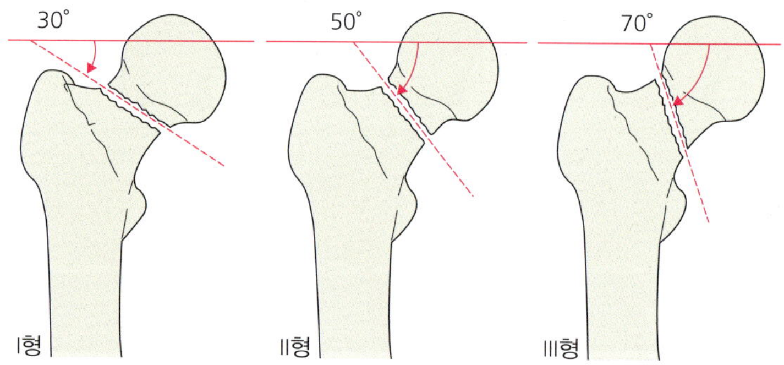

그림 10-6 Pauwels 분류

외반고(coxa valga)에서는 대퇴골두 중심에서 외전근 부착부까지의 거리가 짧아지기 때문에 대퇴골두에 하중량이 증가하여 큰 외전근력이 필요하게 된다(**그림 10-5**). 경체각의 증가로 인해 전단력은 감소하지만, 비구와의 적합성은 저하되고, 관절면의 단위면적당 가해지는 압력은 증대한다. 이는 외반고에서는 주압축골량이 증가하는 점에서도 이해할 수 있다(**그림 10-2c**, ➡ p117). 압력의 증가로 인해 대퇴골두와 비구의 관절연골과 골조직은 변형된다. 또한, 골다공증이 더해지면 대퇴골두내에 대퇴골경이 감입(impacted)되어 발생하는 **대퇴골 경부 골절**의 위험성이 높아진다.

5) 대퇴골 경부 골절의 분류

대퇴골 경부 골절에는 골절선의 방향에 따른 **Pauwels 분류**와 골성 · 연부조직의 연속성과 골편의 전위방식에 따른 **Garden 분류**가 있으며, 임상에서 널리 이용되고 있다(**그림 10-6**, **7**).

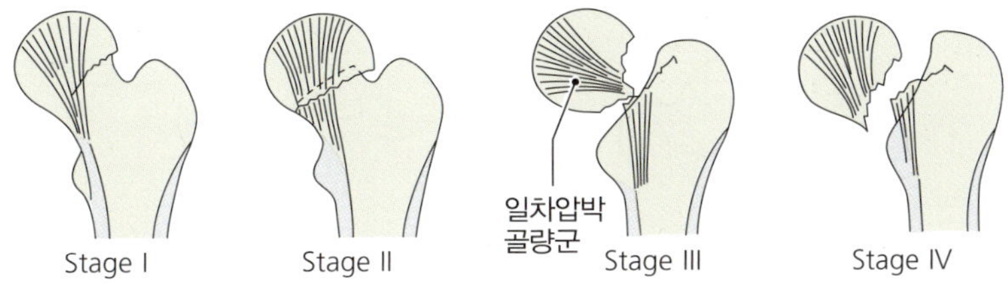

그림 10-7 Garden 분류

Stage I : 불완전 골절(내측에 골성 연속이 남아 있는 것)

Stage II : 완전 골절 · 최소전위(대부분의 경우, 골편은 감압되어 경도의 외반위를 취한다. 연부조직의 연속성은 남아 있다)

Stage III : 완전 골절 · 전위(Weitbrecht 지대의 연속성은 남아 있으며, 골두로의 혈행은 어느 정도 유지된다. 원위골편이 전위되면 이 지대에 당겨져 골두도 회전전위를 일으킨다. 따라서 하지를 견인하면 이 지대의 긴장에 의해 정복되어 안정된다)

Stage IV : 완전 골절 · 전위(Weitbrecht 지대가 파열되어 골두로의 혈행은 중단된다. 경부 주위의 지대가 모두 파열되어 골두는 회전하지 않고, 주압축골량은 정상 대퇴골과 같은 주행을 보인다)

〔Garden RS : Low-angle fixation in fractures of the femoral neck. J Bone Joint Surg Br 43 : 647-663, 1961에서 인용〕

6) 대퇴골 전자부 골절의 분류

대퇴골 전자부 골절에서는 **Evans 분류**가 일반적으로 널리 이용된다(**그림 10-8**). 그 외에도 내측 골피질(**대퇴거**, Adams궁)의 정복이 중요하며, 이 부위의 정복과 견고한 고정이 이루어지면 내반변형을 예방할 수 있는 가능성이 높다. 따라서 측면상에서 골피질이 맞물려 있는지 아닌지를 판단하기 위해 **Ikuta 분류**(**그림 10-9**)도 유용하다.

▸ **대퇴거(대퇴경부경판)**
calcar femorale

✓2 왜 골절 부위에 따라 수술방법이 다른가?

근위 대퇴골 골절에 대한 수술은 대퇴골 경부 골절과 대퇴골 전자부 골절에서 다르다. 대퇴골 경부 골절에서는 Garden 분류 III · IV에서 대체로 인공골두치환술이 선택된다. 반면, 비교적 젊고 Garden 분류 I · II의 경우는 골접합술(Hansson Pin이나 cannulated cancellous screw 등)이 시행된다.[1)]

대퇴골 전자부 골절은 γ-Nail(short femoral nail)술 또는 compression hip screw와 같은 골접합술이 선택된다.

1) 대퇴골 경부 골절과 대퇴골 전자부 골절 병태의 차이점

대퇴골 경부 골절은 **관절낭 내 골절**이다. 대퇴골 경부 관절낭 내에는 골막이 없고, 활액이 존재하여 혈종이 형성되기 어렵다. 골절의 수복 과정에서는 골막의 골형성세포와 혈종 내 백혈구 · 단핵구 · 탐식세포, 혈소판 내 생물학적 활성을 가진 성장인자의 작용에 의해 가골이 형성된다. 골막이 존재하지 않고, 혈종이 응고하기 어려운 상황에서는 뼈의 수복도 잘 일어나지 않는다.

한편, 대퇴골 전자부는 혈류가 풍부한 해면골로 이루어져 있기 때문에 대퇴골 전자부

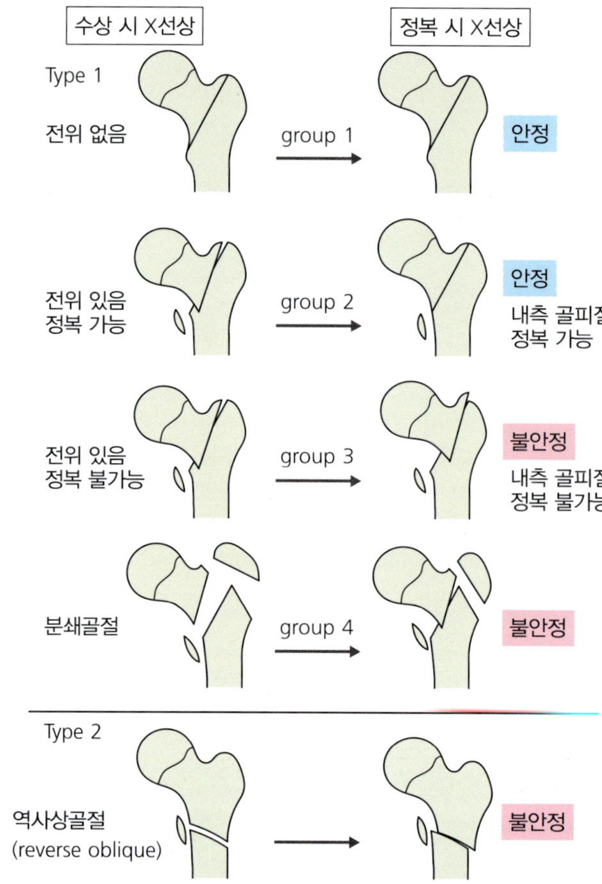

그림 10-8 대퇴골 전자부 골절에 대한 Evans 분류

견인에 의해 정복이 가능한지 여부에 주목하여 정복이 불가능한 경우를 불안정형 골절로 정의
Type 1 : 골절선이 대전자에서 소전자로 향하는 통상적인 골절형
Type 2 : 골절선이 역방향이 되는 드문 '역사상골절'로 불안정형에 포함
(Evans EM, et al : The treatment of trochanteric fractures of the femur. J Bone Joint Surg Br 31 : 190-203, 1949에서 인용)

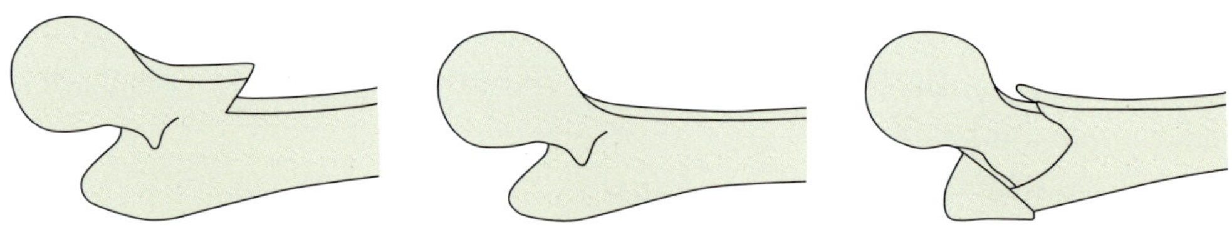

그림 10-9 Ikuta 분류

골절은 대퇴골 경부 골절에 비해 골유합이 양호하다. 그러나 해면골이며 골막을 가지고 있어 일반적으로 통증과 종창이 심하고 피하출혈을 보이는 경우도 많다.

2) 대퇴골두에 대한 혈행장애

▸ **골괴사**
osteonecrosis

골절 시 영양혈관이 손상되면 뼈에 대한 혈액공급이 불충분해져 **골괴사**를 유발한다.

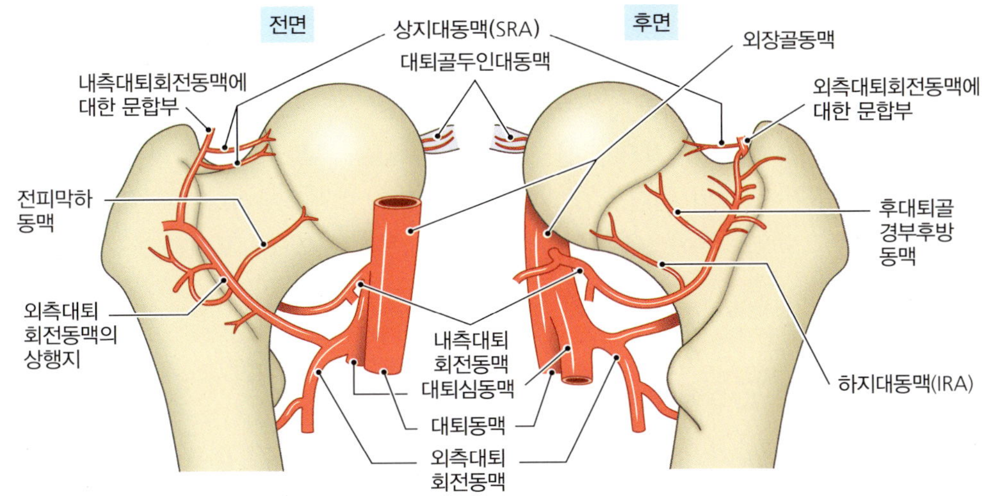

그림 10-10 대퇴골두의 영양혈관

대퇴골두의 영양혈관은 다음과 같다(**그림 10-10**).

- **상지대(피막)동맥(SRA)** : 대퇴골두의 외측 상방 2/3 영역에 영양을 공급한다.
- **하지대(피막)동맥(IRA)** : 대퇴골두의 내측 하방 1/3 영역에 영양을 공급한다.
- **대퇴골두인대동맥** : 대퇴골두인대내를 통과하여 대퇴골두의 소영역에 영양을 공급한다.

▸ **상지대(피막)동맥(SRA)**
superior retinacular artery

▸ **하지대(피막)동맥(IRA)**
inferior retinacular artery

▸ **대퇴골두인대동맥**
artery of ligament of head of femur

대퇴골 경부 골절에서는 SRA와 IRA가 파열되어 대퇴골두로의 혈행이 저하된다. SRA와 IRA의 파열 정도를 예측하기 위해 Garden 분류가 이용된다. 그러나 Stage III로 판단되어도 실제로는 SRA와 IRA 모두가 파열되어 있거나 Stage IV에서도 IRA가 잔존하고 있는 경우도 있다(**표 10-1**). 이와 관련하여 Sato[11]는 Stage I · II와 Stage III · IV 사이에는 대퇴골두의 혈행에 유의한 차이를 보이므로 골절형을 4형으로 분류하는 것은 그다지 의미가 없으며, Stage I · II를 **비전위형 골절**, Stage III · IV를 **전위형 골절**로 분류하여 치료법 선택에 이용하는 것이 실용적이라고 보고하였다. 또한, 드물게 IRA에서 SRA로의 문합이 존재하는 경우나 대퇴골두인대동맥이 비정상적으로 넓은 범위에 분포하여 골두가 괴사를 피할 수 있다.[12]

표 10-1 Garden 분류와 혈관 손상의 관계

Garden 분류	SRA	IRA
Stage I	잔존	잔존
Stage II	잔존	잔존
Stage III	손상	잔존
Stage IV	손상	손상

3) 대퇴골 경부 골절의 수술법 선택 포인트

대퇴골두로의 혈행이 얼마나 보존되어 있는지에 따라 대퇴골두 괴사의 위험성이 예측되며, 치료법으로 골접합술 또는 인공골두치환술 중 하나를 선택하게 된다.

골접합술에서는 인공골두치환술의 합병증인 탈구, 감염, 느슨해짐(해리)이나 마모, 관골측에 미치는 영향 등의 단점을 피할 수 있다. 그러나 가관절(pseudarthrosis) 및 골유합 후 **late segmental collapse**가 발생할 위험성이 높다.[13-15]

용어해설

late segmental collapse
골절이나 탈구 등의 외상 후 골괴사에 빠진 뼈가 운동이나 하중에 의해 함몰 · 변형되는 것.

대퇴골 경부 골절은 골다공증을 앓고 있는 고령자에서 발생할 가능성이 높다. 골절 후에는 보행장애가 동반된다. 보행장애로 인해 보행시간이 감소하면 폐용증후군이나 인지 기능 저하가 일어나 생명 예후에 크게 관여한다. 수술로 견고한 고정이 이루어지면 **조기**

용어해설

Sliding mechanism
Lag screw에 갖추어져 있는 기구이며, 하중에 의해 원위골편과 근위골편이 맞물려 골유합이 촉진된다.

Telescoping
Lag screw의 sliding mechanism에 의한 원위골편과 근위골편이 맞물리는 것을 telescoping이라고 한다. 과도하게 telescoping하는 경우 lag screw 외측으로의 돌출로 인한 대퇴 외측부 통증이나 대퇴골 경부의 단축에 따른 둔근의 근력저하가 발생할 수 있다.

Cut out
과도한 telescoping이 발생하여 lag screw가 골두 측으로 뚫고 들어가는 것을 cut out이라고 한다. 재수술의 적응증이 될 수 있으므로 주의가 필요하다.

보행(early ambulation)이 가능하여 재빨리 하중 · 보행연습을 시작할 수 있다.

이상과 같이 대퇴골 경부 골절의 치료법은 Garden 분류에서의 비전이형 골절에는 골접합술, 전이형 골절에는 인공골두치환술을 선택하여 조기에 안정된 보행을 재획득하는 것이 가장 큰 목적이 된다. 예외적으로 전위가 적은 Garden 분류 I · II에서의 골접합술의 경우에도 지연성 골두 괴사의 위험을 고려하여 2주 정도 비체중부하나 부분체중부하를 시행한다. 따라서 고령으로 비체중부하가 어려운 경우 등에는 인공골두치환술을 선택하기도 한다.

4) 대퇴골 전자부 골절의 수술방식 선택 포인트

대퇴골 전자부는 혈류가 풍부한 해면골로 이루어져 있어 골접합술이 시행된다. 수술방식은 short femoral nail술 또는 compression hip screw와 같은 골접합술이 선택된다. 수술방식의 선택은 수술자의 영향을 받는데, 최근 대퇴골 전자부 골절에 대한 관혈적 골접합술의 80% 이상이 short femoral nail인 것으로 보고되었다.[16] **Short femoral nail**(γ-nail)술은 레버암이 짧고, 고정성을 얻기 쉽고, 불안정형 골절에도 대응할 수 있는 등의 장점이 있다. 따라서 필자의 소속기관에서도 대퇴골 전자부 골절 사례에 대한 골접합술은 대체로 short femoral nail술이 시행되고 있다. short femoral nail술의 특성으로 **sliding mechanism**에 의해 골절부가 압착되지만, 내측 골피질이 불충분한 등의 이유로 과도한 **telescoping**이나 **cut out**이 발생할 수 있으므로 주의한다.

✓3 왜 보행 시 고관절 외측부 통증이 발생하는가?

1) 피부에 미치는 영향

▸ **최소침습인공관절수술(MIS)**
minimally invasive surgery

인공골두치환술 및 인공고관절치환술에는 **최소침습인공관절수술(MIS)**이라는 방법이 있는데, MIS는 피부 · 근육 · 건의 박리(dissection)가 적어 조기 재활이 가능하다. 그러나 MIS에서는 수술에 필요한 시야를 확보하기 위해 피부를 과도하게 견인하여 열상이나 압궤 손상을 유발할 수 있다. 또한, 수술시간과 출혈량 증가, 인공관절이 적절한 위치에 설치되지 않아 탈구 · 골절 등의 합병증을 유발하는 등의 문제점도 있다.

인공관절 재료의 진보와 수술 수기의 향상은 현저하고, 보다 안전하게 이상적인 위치에 확실히 설치되어 장기 성적을 좋게 하는 방법이 검토되고 있다.

2) 근육에 미치는 영향

적절한 수술 후 하중 · 보행연습을 시작했음에도 불구하고, 고관절 외측부에 통증을 호소하는 증례를 경험하는 경우가 있다.[17]

▸ **대퇴근막장근**
tensor fasciae latae m.

▸ **중둔근**
gluteus medius m.

인공골두치환술 및 인공관절치환술의 진입방법에는 전방 · 전측방 · 측방 · 후방 · 후외측 등 다양한 방법이 있다. 진입방법에 따라 침습되는 근육이나 연부조직은 다르지만, 어느 진입방법에서도 측방에 존재하는 **대퇴근막장근**이나 **중둔근**, 그 근막은 절개되는 경우가 많다(**그림 10-11**). 대퇴근막장근이나 중둔근은 보행 시 한 다리로 선 자세에서 골반을 수

표 10-2 대전자에 부착하는 근육과 활액낭

대전자 분류	부착하는 근육	활액낭
anterior facet(AF)	소둔근	subgluteus minimus bursa
lateral facet(LF)	중둔근	subgluteus medius bursa
superoposterior facet(SPF)	이상근	secondary piriformis bursa
posterior facet(PF)	중둔근과 대둔근의 일부	gluteofemoral bursa

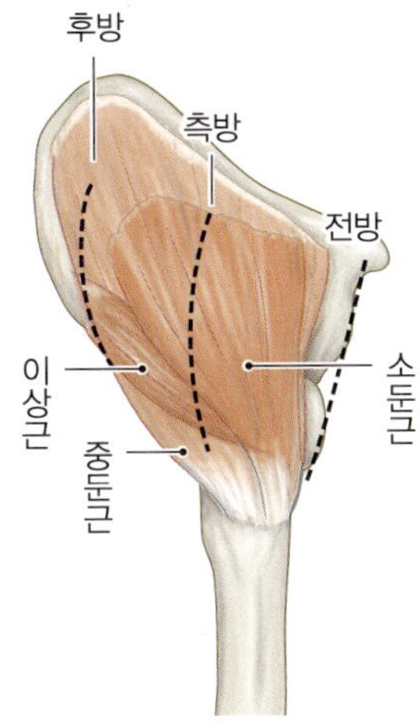

그림 10-11
대전자에 부착하는 근육, 외측면
점선은 치환술의 진입방법을 나타낸다.

평으로 유지하기 위해 작용한다. 이때 이들 **외전근**에는 체중의 약 2~3배의 외전근력이 필요하다(Pauwels의 이론)(그림 10-5, ➡ p118).

인공고관절치환술 후 외전근의 근력이 회복되는 데는 며칠이 걸린다. 조기부터 하중 트레이닝이나 보행 연습이 시작된 경우에는 침습을 받은 외전근에 통증이 발생할 수 있다. Aizawa 등은 적절한 접근이 이루어지지 않으면 '동작을 수행할 수 있다'라고 해도 비정상적인 정렬이나 비효율적인 관절 운동이 교정되지 않은 채 잘못된 운동제어가 학습될 수 있다고 보고하였다.[18] 이러한 잘못된 보행 형태로 인해 수술 후 수개월이 지나도 외전근의 출력이 발휘되지 않아 고관절 외측부뿐만 아니라 다른 부위의 통증을 호소하는 경우가 있다. 둔부를 구성하는 근육의 정지부가 대전자 부근에 모여 있기 때문에(그림 10-11), 그 근육 사이의 마찰 스트레스를 줄이기 위해 근육 사이에는 **활액낭**이 존재한다(표 10-2). 수술 침습으로 인해 활액낭의 염증이나 반흔화가 발생하여 치료 대상이 될 수 있다.

수술 후 고관절 외전근에 접근하는 것은 중요하지만, 침습 부위에서의 반흔 형성을 저해하지 않도록 어느 부위가 침습되어 어느 정도 수복되었는지를 확인 후 접근하는 것이 중요하다.

한편, 대퇴골 전자부 골절에서는 다수의 근육이 부착된 골절선이 대전자에 이른다. 이러한 경우는 고관절의 외측(대전자부)에 통증이 발생하는 경우가 많다. **대전자**는 대·중·소둔근이 부착되는 4개의 부위로 나뉜다(그림 10-12). 이 분류는 둔근의 압통 소견을 취할 때 해부학적 지표가 된다. 즉, 골절선을 확실히 확인하는 것은 수상 시 연부조직(근육)의 손상을 알 수 있고, 근수축에 의한 골전위의 위험을 관리하는 데 중요하다.

또한, Ikezoe 등[19]은 중둔근 전부·중부섬유와 대퇴근막장근은 한 다리로 선 자세 시에 최대 수의수축 시와 비교하면 약 1/4 정도의 근활동만 나타나 고관절 외전근은 정상인의 한 다리로 선 자세에서는 여유있는 근활동이 이루어지고 있다고 보고하였다. 보행에서는 외전근이 최대수축을 하는 것과 같은 출력은 불필요하며, 동작에 따른 출력을 발휘시키는 것이 중요하다.

3) 신경에 미치는 영향

대퇴골 경부 골절 후 보행 능력은 수상 전 보행 능력이 높을수록 보존된다.[9] 고령자의 경우, 수술 전에 고관절의 변형이나 구축 등으로 인해 **다리 길이 차이**가 존재할 수 있다. 인공골두치환술로 다리 길이가 연장되면 **대퇴신경**과 **폐쇄신경**, **좌골신경**이 견인되어 과긴장을 초래하고, 신경병증을 보인다. 또한, 근육·인대·관절낭 등 긴장의 균형이 맞지 않아 가동범위가 제한되는 경우도 있다.

▸ **대퇴신경**
femoral nerve

▸ **폐쇄신경**
obturator nerve

▸ **좌골신경**
sciatic nerve

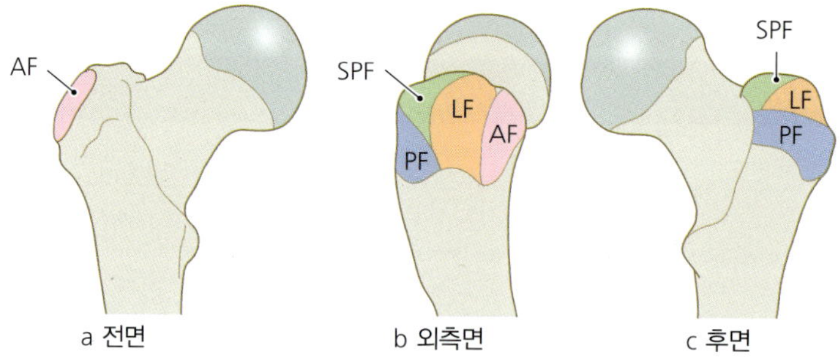

그림 10-12 대전자의 4개 facet

수술 전 상태를 적절히 파악하고, 정상에 가까운 보행형태에 가까워지도록 조기에 대처하는 것이 중요하다.

✓4 왜 외전근력 개선으로 서혜부 내측 통증이 개선되었는가?

1) 고관절의 안정성

고관절은 대퇴골두와 비구로 이루어진 **구상관절**(spheroid joint)이다. 대퇴골경에는 경체각과 전염각이 존재하며, 관골 외측면에 있는 비구는 전외측으로 기울어 있다.

대퇴골두에 대한 비구의 **피복량**은 선 자세(고관절 신전위)에서는 전방에서 감소하고, 네발기기 자세(고관절 굴곡 외전 외회전위)에서는 전체를 덮고 안정화된다. 이 피복량의 변화가 대퇴골두의 안정성에 영향을 미치지만, 관절낭 · 인대 · 근육으로 보완되어 어느 정도의 안정성이 유지된다. 특히 동작 시에는 근육에 의한 안정화 작용이 중요하며, **고관절 주위 근육**이 협응하지 않으면 관절 운동축이 안정되지 않는다.

인공골두치환술로 인해 관절낭 · 인대 · 근육이 침습되면 고관절의 안정성은 떨어진다. 후방진입법에서는 과굴곡이나 굴곡 · 내전 · 내회전위, 전방진입법에서는 신전위에서의 외회전으로 고관절은 탈구되기 쉽다.

2) 고관절 운동

▸ **장요근**
iliopsoas m.

▸ **심층 외회전근**
- 이상근
- 대퇴방형근
- 내폐쇄근
- 외폐쇄근
- 상쌍자근
- 하쌍자근

고관절 운동은 **장요근** 등에 의한 굴곡 방향으로의 힘과 대퇴골두를 후방으로 밀어 올리는 힘으로 분배된다(그림 10-13).[20, 21] 이 대퇴골두의 후방으로 밀어 올리는 것을 제어하는 것이 **심층 외회전근**(그림 10-14)이다. Kondo 등[20]은 외회전근이 대퇴골두의 후방이동 제어 외에 대퇴골두를 구심위로 유지하는 데에도 매우 중요한 역할을 한다고 보고하였다. 외회전근은 고관절의 외회전 작용과 함께 대퇴골두를 비구에 구심위로 유지시키는 작용을 한다.

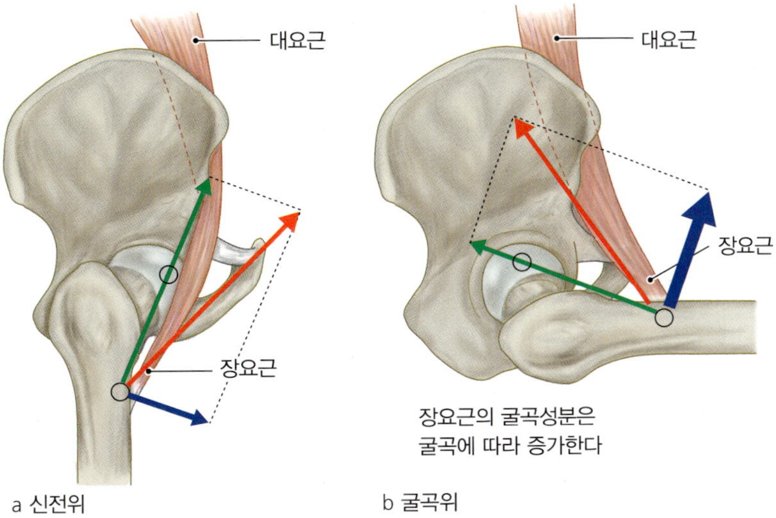

그림 10-13 고관절 굴곡 운동 시 힘의 분배

고관절 굴곡은 장요근 등에 의한 굴곡 방향의 힘과 대퇴골두를 후방으로 밀어 올리는 힘으로 분배된다. 이 골두를 후방으로 밀어 올리는 힘을 억제하는 것이 심층 외회전근이다.[20, 21]

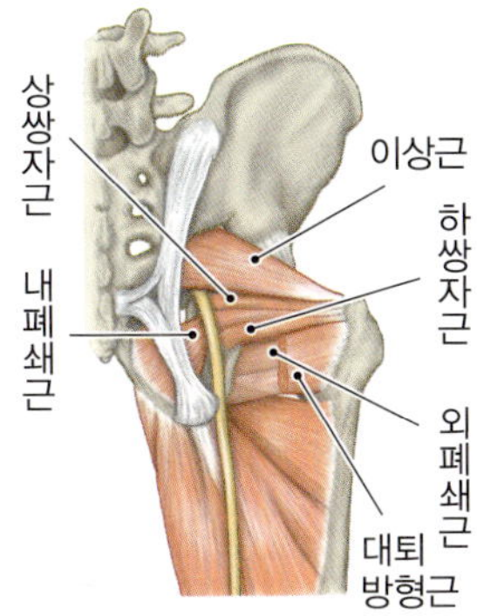

그림 10-14
심층 외회전근의 주행

Tanino[22]는 순수한 고관절의 굴곡, 즉 내전/외전 및 내회전/외회전 중립위에서의 굴곡을 위해서는 대퇴골두가 비구내를 내회전하도록 미끄러지는 운동이 필요하다고 보고하였다.

그렇다면 고관절 굴곡에 따른 내회전 운동은 어떻게 조절되는 것일까? 고관절 신전위에서는 외회전근의 모멘트가 내회전근보다 크다. 그러나 고관절 굴곡에 따라 근육의 주행이 변화하면 이 관계에도 변화가 생긴다. 고관절 굴곡 시, 고관절 후방에서는 외회전근의 지지에 의해 대퇴골두가 비구에 대한 구심위를 유지한다. 고관절 전내측에서는 **중둔근**에 의한 내회전 모멘트의 증가로 인해 대퇴골두는 내회전 방향에 대한 미끄럼 운동이 발생하여 안정적인 고관절 굴곡이 이루어지고 있는 것으로 생각된다(**그림 10-15**).

▸ **중둔근**
gluteus medius m.

이러한 균형이 깨져 정상에서 벗어난 관절 운동이 유발되면 충돌과 같은 압박 스트레스나 견인 및 회전 스트레스가 관절면에 가해져 관절낭, 근육, 건의 침해수용기를 자극하여 통증을 유발할 수 있다.

본 증례의 기왕력인 좌측 대퇴골 경부 골절 측에서는 중둔근의 근력이 저하되고 다른 고관절 주위 근육이 수술로 인한 침습을 받아 고관절 굴곡위에서의 내회전 운동이 잘 이루어지지 못하고, 굴곡 100°에서 고관절 전방으로 압박 스트레스가 가해져 서혜부 내측 통증이 나타난 것으로 생각된다.

3) 일어서기 동작과 서혜부 내측 통증의 관계

일어서기 동작 시에는 골반의 전경으로 인해 무게중심을 전방으로 이동해야 한다. 골반 전경의 증가는 고관절 굴곡과 같은 움직임이다. 또한, 골반의 전경으로 인해 대퇴골두에 대한 비구의 피복량은 증가한다.

잘못된 일어서기 동작으로 인해 과도하게 체간·골반 전경이 강제되면 상대적으로 고관절은 과굴곡이 되어 고관절 전방에서의 충돌을 유발한다. Katsurayama 등[23]은 후방진입

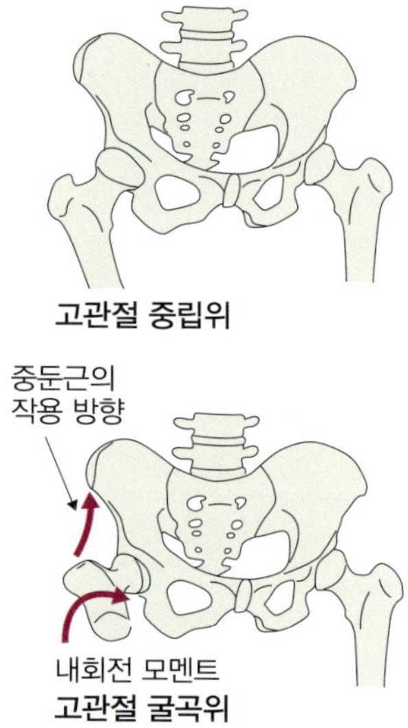

그림 10-15
고관절 굴곡 운동 시 회전
고관절은 굴곡에 따라 중둔근 등의 내회전 모멘트가 증가하기 때문에 내회전한다. 이 운동이 방해되면 대퇴골두가 비구에 잘 들어가지 못하게 되어 고관절 전면의 막히는 느낌이나 충돌의 원인이 된다.

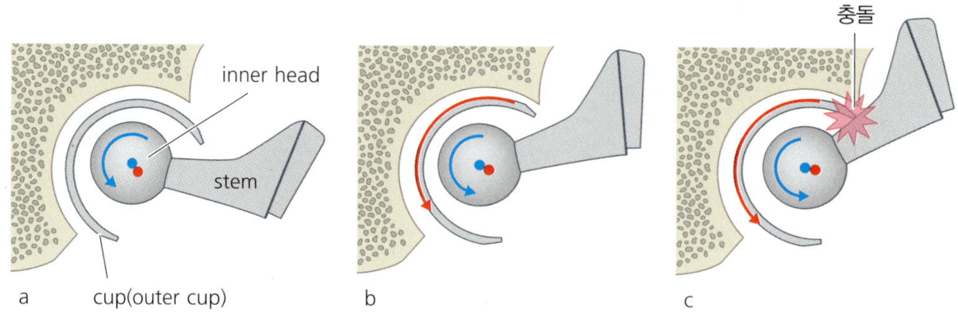

그림 10-16 관절 운동 시 인공골두(BHA)의 구조와 탈구의 관계
인공골두(bipolar hip arthroplasty, BHA)에는 2개의 운동축(● : inner head 운동축, ● : outer cup 운동축)이 있다. 관절 운동 초기에는 inner head가 가동되고(a), 관절 운동이 커지면 outer cup 중심의 움직임으로 변화한다(b). 또한, 과도한 관절 운동이 가해지면 cup과 stem이 접촉하여(c), 탈구에 이르게 된다.

법에서는 과굴곡이나 굴곡 · 내전 · 내회전 운동, 전방진입법에서는 신전위에서의 외회전 운동으로 cup과 stem의 neck이 충돌하여 탈구되기 쉽다고 보고하였다(**그림 10-16**).

4) 고관절 운동에 대한 접근

고관절은 골반 전경에 의한 과굴곡으로 탈구된다. 탈구가 유발되기 전의 굴곡각도에서도 운동이 잘 이루어지지 않는 경우, 고관절 전방으로 압박 스트레스가 가해졌을 가능성을 생각해 볼 수 있다.

본 증례에서는 중둔근 등의 외전근에 대한 접근에 의해 고관절 굴곡에서의 내회전 운동이 촉진되어 고관절 굴곡이 잘 이루어질 수 있었다. 이 때문에 일어설 때 골반 전경에 의한 고관절 전방으로의 압박 스트레스가 감소하고, 그에 따라 서혜부 내측 통증이 개선된 것으로 생각된다.

이처럼 인공골두치환술이나 인공관절치환술로 인해 고관절 운동이 정상에서 벗어난 경우, 충돌이나 탈구의 위험성이 있다. 그러나 치료사가 탈구에 대해 과도한 불안감을 주거나 과도한 회피동작을 지도하면 가동범위 제한이나 보상동작에 의한 다른 부위의 통증을 유발시켜 ADL의 저하를 초래할 수도 있다.

수술 전/후의 ROM을 확인하고, 탈구의 위험성을 파악한 후 어디에 문제가 있어 정상적인 고관절 운동에서 벗어나고 있는지를 정확히 평가해 지도 · 접근하는 것이 중요하다.

✓5 왜 슬관절의 굴신을 반복하면 대퇴 외측부 통증이 개선되는가?

1) 대퇴 외측 중앙부의 해부학적 특징

대퇴 외측 중앙부에는 표층부터 차례로 피부 · 피하조직 · 대퇴근막(장경인대) · 외측광근 · 중간광근이 존재한다(**그림 10-17**). 대퇴근막은 외측광근을 덮는 형태로 존재하며, 그

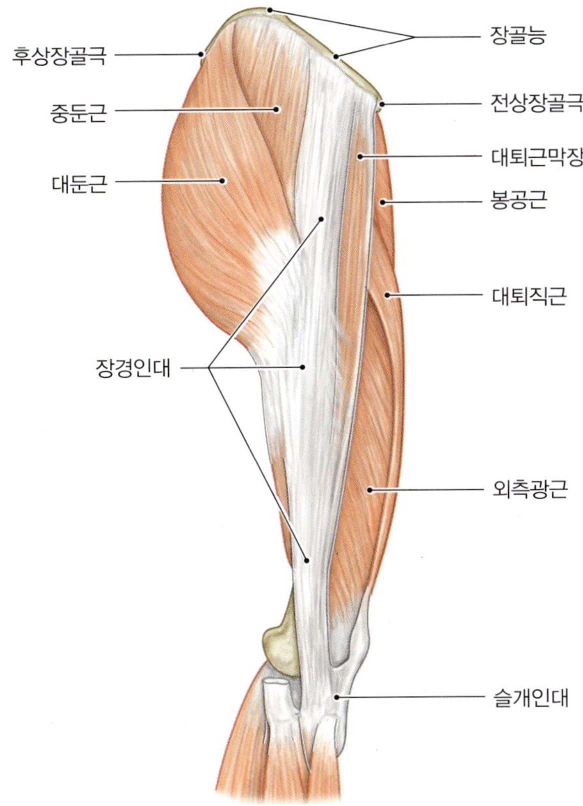

그림 10-17 대퇴 외측 중앙부의 구조

일부는 외측근간중격이 된다. **대퇴근막(장경인대)**은 대퇴 원위부에서는 외측광근과 연결되는 반면, 대퇴 중앙부에서는 독립적인 조직이다.[24] 즉, 외측광근과 장경인대 및 피하조직 사이에는 활주할 수 있는 해부학적 구조가 있다.

▸ **장경인대**
iliotibial tract

2) 대퇴 외측부 통증과 조직 사이 활주성 저하의 문제와 요인

보행 시 대퇴 외측 중앙부 통증이 발생하는 경우는 압도적으로 대퇴골 전자부 골절이 많다. **관절낭외 골절**인 대퇴골 전자부 골절에서는 주술기(perioperative period)에 관절낭 내 골절인 대퇴골 경부 골절에 비해 약 2배의 출혈(약 438.7mL)이 발생한다.[25] 대퇴골 전자부 골절은 출혈량이 많고, 관절낭외 골절이므로 출혈이 대퇴 후외측에 있는 외측광근과 대퇴이두근 근간이나 피하로 퍼져나간다. 따라서 대퇴 외측 중앙부에서의 조직 사이 활주성이 저하될 것으로 예측된다. 필자 등의 조사에서도 회복기에서의 대퇴골 전자부 골절 사례에서 보행 시 대퇴 외측부 통증이 심할수록 조직 사이 활주성이 저하된 것으로 밝혀졌다.[26] 또한, 피하조직의 비후와 대퇴근막의 치밀화가 조직 사이 활주성과 관련된 중요한 요인으로 알려져 있다.[27]

3) 보행(초기접지~하중반응기)과 대퇴 외측부 통증의 관계

▸ **대둔근**
gluteus maximus m.
▸ **외측광근**
vastus lateralis m.

보행 시 초기접지~하중반응기는 **대둔근**과 **외측광근**이 동시에 활동하는 단계이다.[28] 대둔근과 외측광근은 대퇴근막에 부착하며, 각각의 수축에 따라 대둔근은 근막을 근위로,

외측광근은 근막을 원위로 견인하는 것이 보고되었다.[29] 즉, 대퇴 외측부에서의 신장 스트레스가 발생한다. 대퇴골 전자부 골절 후 대퇴 외측부의 조직 사이 활주성이 저하된 상태에서는 앞서 언급한 바와 같이 대퇴 외측부의 신장 부하가 조장되어 대퇴 외측부의 통증이 심하게 발생한다고 생각된다.

4) 조직 사이 활주성에 대한 접근

본 증례는 고관절의 내전 가동범위에 좌우 차이가 없고, 중둔근 등의 신장성은 저하되지 않은 것으로 생각된다. 또한, 고관절의 외전근력 트레이닝 등을 통해 근력의 좌우 차이는 미세하게 개선되고 있다. 따라서 보행 시 대퇴 외측부 통증은 대퇴 외측부 조직 사이의 활주성 저하로 인한 것으로 생각된다.

조직 사이 활주성 저하에 대한 접근으로는 옆으로 누운 자세(고관절 굴곡 45° 정도)에서 수동적인 슬관절 굴신을 반복하면서 대퇴 외측부의 피하조직을 가볍게 압박하듯 잡아 외측광근과 피하조직·장경인대 사이의 활주성을 촉진시켰다. 즉각적으로 보행 시의 대퇴 외측부 통증이 감소하였으므로 본 증례의 주된 문제는 대퇴 외측부에서의 조직 사이 활주성 저하로 생각되었다.

이상과 같이 대퇴골 전자부 골절 후 재활치료에서는 대퇴부 종창이나 피하출혈 등에 유의하면서 급성기에서의 관리와 함께 조직 사이의 활주성을 고려한 치료를 시행하는 것이 중요하다.

근위 대퇴골 골절 : 정리

Q1 대퇴골 경부 골절과 대퇴골 전자부 골절로 손상되기 쉬운 곳은 어디인가?

대퇴골경은 경체각에 의해 하중 방향으로의 전단력이 작용하여 역학적 약점이 된다. 대퇴골경은 골량에 의해 보강되어 있지만, 골량이 드문 부분은 Ward 삼각이라고 하며, 대퇴골 경부 골절의 호발 부위가 된다. 또한, 노화에 따른 경체각의 감소는 대퇴골경으로의 하중부하를 증가시키고, 골다공증으로 인해 뼈가 약화된 고령자에서는 골량의 위축이 현저한 부분에서의 골절을 유발한다.

대퇴골 전자부 골절은 요부가 직접 접촉한 낙상이나 측방으로의 낙상에 의해 비교적 강한 외력이 가해질 때 발생한다. 경부 기저부 상방이 압축 주응력의 집중부분이므로 경부 기저부부터 전자부에 골절이 발생하기 쉽다.

Q2 왜 골절 부위에 따라 수술방법이 다른가?

대퇴골 경부 골절은 관절낭내 골절로 뼈가 잘 수복되지 않는다. 골절로 인해 영양혈관이 손상되면 대퇴골두 괴사를 유발한다. 따라서 영양혈관이 얼마나 보존되어 있는지가 중요하며, Garden 분류의 비전이형 골절로는 골접합술, 전이형 골절로는 인공골두치환술이 선택된다. 골접합술은 위관절 및 골유합 후 late segmental collapse를 발생시킬 위험성이 높다. 고령자에서는 폐용증후군을 예방하기 위해서도 조기보행이 중요하며, 조기부터 보행이 가능한 인공골두치환술이 선택되는 경우가 많다.

대퇴골 전자부 골절은 관절낭외 골절이며, 전자부는 혈류가 풍부한 해면골로 이루어져 있어 골유합이 양호하다. 따라서 관혈적골접합술이 선택된다. 고령에서 발생하기 쉬운 질환으로 골밀도뿐만 아니라 골질의 저하가 영향을 미친다. 수술 후에는 내측 골피질(대퇴거)의 정복이 중요하며, X선으로 확인하며 하중·보행연습을 진행하는 것이 중요하다.

✓3 왜 보행 시 고관절 외측부 통증이 발생하는가?

수술로 인해 침습된 외전근은 출력을 잘 발휘하지 못한다. 따라서 수술 후 보행연습에서 잘못된 보행형태가 학습되면 고관절 외측부에 통증이 발생할 수 있다. 침습 부위(절개근, 외전근 부착부인 대전자의 골절선)의 상태를 파악한 후 접근하는 것이 중요하다.

✓4 왜 외전근력 개선으로 서혜부 내측 통증이 개선되었는가?

고관절 굴곡 시에는 중둔근에 의한 내회전 모멘트의 증가로 대퇴골두는 내회전 방향으로의 미끄럼 운동이 일어나 안정적인 고관절 굴곡이 이루어진다. 본 증례에서는 중둔근 등의 외전근에 대한 접근으로 고관절 굴곡 시 내회전 운동이 촉진되어 고관절 굴곡이 원활해졌다. 또한, 일어설 때 골반 전경으로 인한 고관절 전방으로의 압박 스트레스가 감소하여 서혜부 내측의 통증이 개선된 것으로 생각된다.

✓5 왜 슬관절의 굴신을 반복하면 대퇴 외측부 통증이 개선되는가?

대퇴골 전자부 골절 후에 하중 시 대퇴 외측부 통증을 보이는 경우는 수술 후 종창 등의 영향으로 피하조직(장경인대 포함)과 외측광근 사이의 활주성이 저하된 경우가 많다. 단순히 외전근과 장경인대의 스트레칭뿐만 아니라 조직 사이의 활주성을 촉진할 수 있는 개입이 중요하다.

참고문헌

1. 加藤浩，ほか：大腿骨頸部/転子部骨折．理療ジャーナル52：561–573，2018
2. 日本整形外科診療ガイドライン委員会　編：大腿骨頸部/転子部骨折　診療ガイドライン2021 改訂 第3 版．pp17–20，南江堂，2021
3. 島津晃，浅田莞爾：バイオメカニクスからみた整形外科，改訂第2 版．p22，金原出版，1993
4. 坪山直生：大腿骨近位部骨折の発生機序．関節外科23：14–17，2004
5. Koval KJ, et al：Patients with femoral neck and intertrochanteric fractures. Are they the same? Clin Orthop Relat Res 330：166–172, 1996
6. 森田伸：大腿骨近位部骨折の疫学と発生機序．理療ジャーナル55：1298–1304，2021
7. 松本卓二：大腿骨頸部骨折と転子部骨折の違いは骨密度と大腿骨近位部骨形態指標が関連する．骨 折42：S416，2020
8. 小口茂樹：健康長寿に果たす総合検診の役割—骨粗鬆症とそのスクリーニング．日健診誌18：61– 70，1991
9. Cummings SR, et al：Clinical use of bone densitometry：scientific review. JAMA 288：1889–1897, 2002
10. Siris ES, et al：Predictive value of low BMD for 1–year fracture outcomes is similar for post-menopausal women ages 50–64 and 65 and Older：results from the National Osteoporosis Risk Assessmen(t NORA). J Bone Miner Res 19：1215–1520, 2004
11. 佐藤徹：治療法の決定に有意義な分類法—Garden 分類の妥当性．関節外科28：24–29，2009
12. 伊藤鉄夫：大腿骨頸部内側骨折の病態．宮城成圭：整形外科MOOK 10 大腿骨頸部骨折，pp1–13，金原出版，1979
13. 越智龍弥，ほか：大腿骨頸部内側骨折Garden stage Ⅲ—骨接合術か人工骨頭置換術か．別冊整形 外科37：96–99，2000
14. 越智龍弥，ほか：大腿骨頸部内側骨折に対するCHS 固定法の治療成績．整形・災害外科49：737– 740，2000
15. 中澤明尋：大腿骨頸部骨折に対する骨接合術pin 固定かscrew 固定か？—cancellous screw 固定

の 立場から．整形・災害外科53：929–932，2010

16. 前原孝：SFN の立場から．Loco Cure 3：160–170，2017
17. 石橋英明：大腿骨頸部骨折のリハビリテーション．理学療法20：227–233，2005
18. 相沢純也，ほか：片側下肢術後の動作障害に対する理学療法アプローチ．理学療法27：154–166，2010
19. 池添冬芽，ほか：片脚立位時における股関節周囲筋の筋活動について．運動・物理療法9：24–28，1998
20. 近藤仁，ほか：抵抗位置の違いが関節運動に与える影響—股関節屈曲筋力からみた低位抵抗の有効 性．Journal of Athletic Rehabilitation 3：95–100，2000–2001
21. 加藤浩，ほか：変形性股関節症．理学療法23：338–349，2006
22. 谷埜予士次：下肢のバイオメカニクス—筋の機能解剖と関節運動．関西理学5：37–40，2005
23. 葛山智宏，ほか：変形性股関節症に対するセルフエクササイズ．理学療法25：1044–1051，2008
24. Stecco A, et al：The anatomical and functional relation between gluteus maximus and fascia lata. J Bodyw Mov Ther 17：512–517, 2013
25. 植木正明，ほか：大腿骨近位部骨折患者の隠れた出血量．整形外科73：101–103，2022
26. Kawanishi K：Relationship Between Gliding and Lateral Femoral Pain in Patients With Trochanteric Fracture. Arch Phys Med Rehabil 101：457–463, 2020
27. Kawanishi K, et al：Investigation of factors associated with decreased gliding between tissues after trochanteric fracture surgery. J Bodyw Mov Ther 32：13–18, 2022
28. Perry J：歩行分析　正常歩行と異常歩行．医歯薬出版，2007
29. Robert Schleip，ほか(著)，竹井仁(監訳)：人体の張力ネットワーク　膜・筋膜—最新知見と治療ア プローチ．医歯薬出版，2015

11 퇴행성 고관절증
Osteoarthritis of the hip

증례

46세, 여성. 어렸을 적 고관절 통증으로 내원했을 때, ✓1 **비구 이형성증(acetabular dysplasia)**을 진단받았다. 최근 들어 바닥에 앉는 자세나 쪼그려 앉는 동작에서 고관절 통증이 심해져 다시 내원하였다. **퇴행성 고관절증** 진단을 받고, 물리치료를 시작하였다.

입위(선 자세)는 고관절 내회전위로, 골반 전경과 요추 전만이 증가되었다. 보행 시에는 뒤꿈치 접지기부터 중기 입각기에 걸쳐 요추 전만과 골반 전경이 증가되어 고관절 전면에 통증이 나타났다. 또한, 중기 입각기에는 ✓2 **트렌델렌버그 보행이 관찰되었으며,** 이 때 고관절 통증이 나타났다. ✓3 **고관절 가동범위는 굴곡 95°,** 신전 -10°, 외전 35°, 내전 20°, 외회전 30°, 내회전 0°로 전체 방향에서 고관절 통증이 나타났으며, 특히 굴곡 · 내전 · 내회전, 고관절 굴곡 · 외전 · 외회전위의 좌우 차이가 현저했고, 최종범위에서는 고관절 통증이 재현되었다. Thomas test 양성으로 고관절 주위 근육의 근력은 MMT 3~4였다. ✓4 **대퇴직근 주위에 대한 도수치료를 시행하자**(▶ 영상 11), **고관절 굴곡 · 내전 · 내회전 시 통증이 감소하였다.**

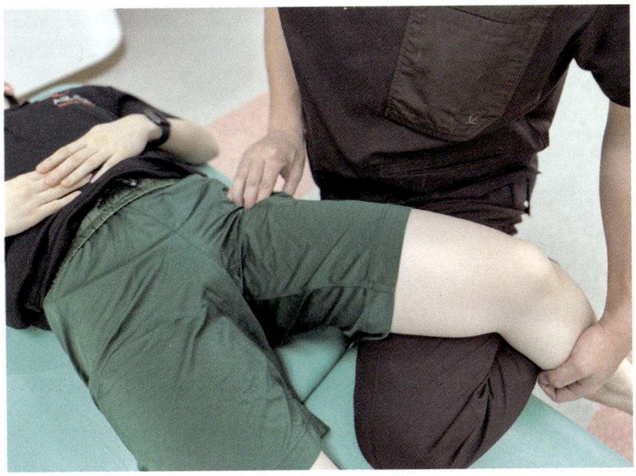

대퇴직근 주위에 대한 도수치료

▶ 영상 11

질환노트

퇴행성 고관절증

고관절의 관절연골의 변형, 마모로 인해 관절의 파괴가 발생하고, 그 후 반응성의 골증식이 일어나는 질환이다. 일본에서는 선천성 고관절 탈구나 비구 이형성증과 대퇴골두 괴사 등 다양한 질환 · 외상으로 속발하는 경우가 많다. 고관절의 가동범위 제한이나 근력저하 등의 기능장애로 인해 일상생활에 지장을 준다.

본 증례의 해부학적 접근

- ✓1 비구 이형성증과 퇴행성 고관절증의 관계는?
- ✓2 왜 트렌델렌버그 보행이 나타났는가?
- ✓3 왜 고관절 가동범위가 제한되었는가?
- ✓4 왜 대퇴직근 주위에 대한 접근이 효과적인가?

✓1 비구 이형성증과 퇴행성 고관절증의 관계는?

▸ **고관절**
hip joint

▸ **비구**
acetabulum

▸ **대퇴골두**
femoral head

1) 고관절과 견관절

고관절은 **비구**와 **대퇴골두**로 구성된 구상관절이다.

굴곡 · 신전, 외전 · 내전, 외회전 · 내회전 등 큰 운동이 가능하다는 점은 견관절과 유사하다. 그러나 체중을 지지하는 역할의 유무에 따라 크게 다르다.

견관절은 사족보행에서 직립이족보행으로 진화하면서 체중을 지지하는 역할에서 벗어나 음식물 섭취와 같은 큰 가동성을 얻었다.

반면, 고관절은 상지 부분도 체중을 지지하는 역할을 담당하게 되면서 가동성을 희생해 높은 지지성을 얻었다. 따라서 비구는 견갑골의 구개보다 더 깊고 크다.

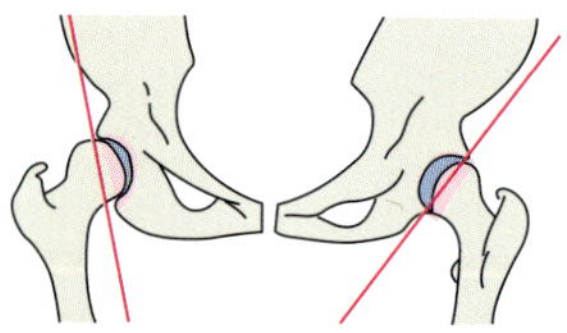

그림 11-1
비구 이형성증 고관절(우측)과 정상 고관절(좌측)

▸ **월상면**
lunate surface

2) 비구 이형성증의 구조

비구가 제대로 발달하지 않은 고관절(**비구 이형성증**)에서는 체중지지 기능이 저하된다(**그림 11-1**).

통상적인 고관절에서는 비구 내면의 상방 부분이 하중 시에 대퇴골두와 접촉하는 부분이 되며, **월상면**이라고 하는 관절연골이 존재한다. 받침대가 되는 비구는 대퇴골두를 크게 감싸고, 체중을 지지한다.

비구 이형성증 고관절에서는 받침대가 얇아져 대퇴골두를 충분히 감싸지 못한다. 감싸진 적은 부분에서 체중을 지지하게 되므로 월상면의 관절연골에 가해지는 하중 응력이 증

column

femoroacetabular impingement(FAI)

고관절에도 견관절과 마찬가지로 골두의 피복률을 높이는 비구순이 비구의 가장자리(비구연)에 존재한다. 이 비구순의 전상방 부분은 고관절을 깊게 굴곡했을 때 골두나 경부와 비구 사이에 끼일 수 있다. 이를 femoroacetabular impingement(FAI)라고 한다.

FAI는 퇴행성 고관절증의 초기 병변으로 여겨지기도 한다.

FAI의 원인은 크게 대퇴골 측에 있는 것(CAM type)과 비구 측에 있는 것(pincer type)으로 나눌 수 있다. **CAM type**은 대퇴골 경부의 전방 부분의 골융기에 의해 FAI가 발생하며, **pincer type**은 비구연(margin of acetabulum)의 골융기 등으로 인해 상대적으로 비구의 깊이가 깊어져 FAI가 발생한다.[1)]

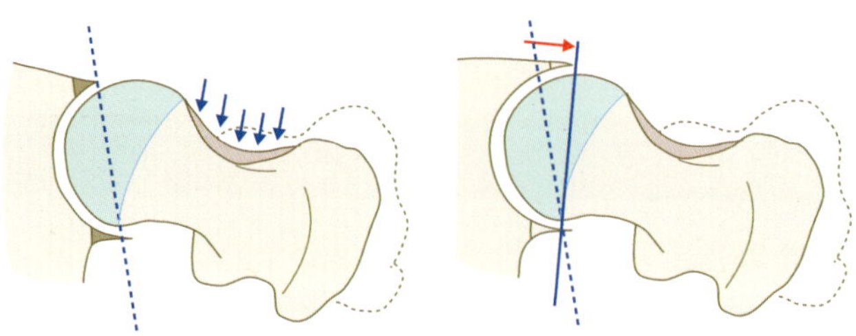

강되어 연골의 마모나 파괴가 발생한다.

이 대퇴골두를 감싸는 비율을 **골두피복률**이라고 한다(그림 11-2). 골두피복률은 관상면상 비구의 기울기에 따라 변화하며, 비구의 기울기는 출생 후부터 점차적으로 변화한다.

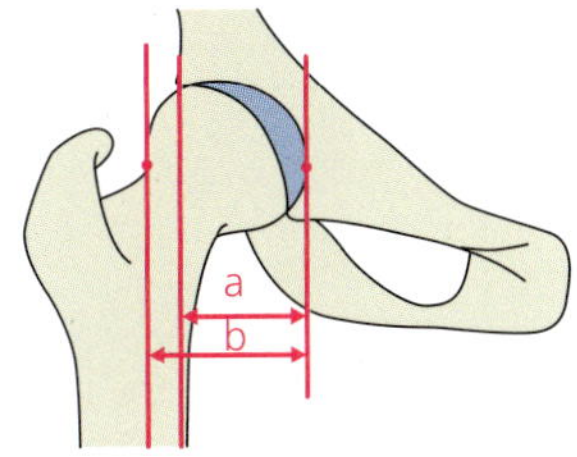

그림 11-2
골두피복률의 측정 방법
대퇴골두 내측연에서 비구 모서리까지의 거리(a)를 대퇴골두 내측연에서 대퇴골두 외측연까지의 거리(b)로 나눈 값.

✓2 왜 트렌델렌버그 보행이 나타났는가?

1) 트렌델렌버그 보행이란?

보행 시 중기 입각기에 입각 측 고관절 외전근의 근활동이 불충분하면 유각 측 골반이 내려간다. 이 현상을 **트렌델렌버그 보행**(Trendelenbug gait)이라고 한다.

트렌델렌버그 보행에서는 **무게중심 동요**가 커져 보행 효율이 떨어진다. 또한, 하중부하가 가장 큰 시기에 골반이 내려가므로 관상면에서의 비구의 기울기가 상대적으로 얕아진다.

퇴행성 고관절증에서는 고관절 응력이 증가되어 연골의 마모 · 파괴가 진행된다.

2) 중둔근과 소둔근의 구조와 기능

중기 입각기에 골반을 지지하는 근육으로서 중요한 역할을 하는 것이 **중둔근**이다.

중둔근은 **장골익**의 전둔근선과 후둔근선 사이에서 기시하여 대퇴골 **대전자**에 정지한다. 중둔근은 고관절 외전근으로 알려져 있으며, 한 다리 지지 시 골반의 기울기를 제동한다. 즉, 중둔근은 유각 측의 골반을 올리듯 작용하며, 근력저하가 발생하면 유각 측의 골반이 내려간다(그림 11-3).

중둔근과 함께 고관절 외전에 작용하는 것은 중둔근의 심층에 위치한 **소둔근**이다. 소둔

▸ **중둔근**
gluteus medius m.
▸ **장골익**
iliac wing
▸ **대전자**
greater trochanter
▸ **소둔근**
gluteus minimus m.

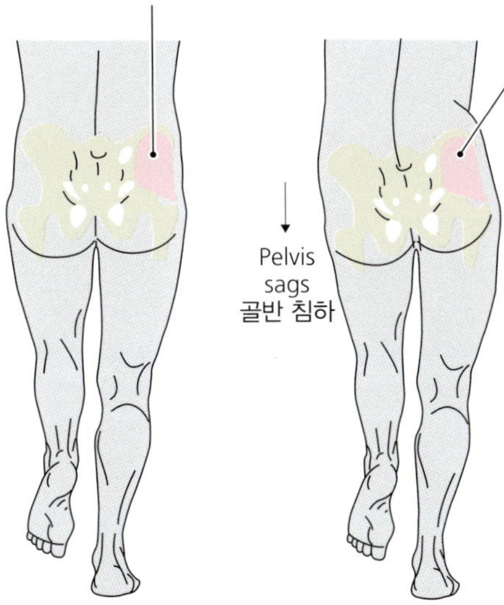

그림 11-3 중둔근의 근력저하와 트렌델렌버그 보행

근은 장골익의 하둔근선 하방에서 기시하여 대전자에 정지한다.

중둔근과 소둔근은 모두 상둔신경 지배이다. 중둔근의 근복이 크므로 중둔근이 고관절 외전 운동의 주동작근이고, 소둔근은 보조근으로 간주된다.

그러나 소둔근은 하둔근선의 하면에서 전면을 향해 주행하여 대퇴골의 대전자 전방으로 돌아 들어가듯 주행한다(**그림 11-4**). 즉, 소둔근은 대퇴골두를 비구로 끌어당기는 작용을 하는 것으로 생각된다.

소둔근의 근력이 저하되면 고관절 외전 운동 시 대퇴골두를 비구로 충분히 끌어당길 수 없고, 중둔근의 근력도 발휘할 수 없다. 즉, 소둔근은 단순히 중둔근을 보조하는 근육이 아닌 중둔근의 작용을 충분히 이끌어내기 위한 근육으로 파악하는 것이 중요하다.

3) 대둔근의 구조와 기능

▸ **대둔근**
gluteus maximus m.

중둔근과 소둔근의 표층에 존재하는 것이 **대둔근**이다. 대둔근은 장골익의 후둔근선 후면, 천골에서 기시하여 대퇴골 후면의 둔근조면에 정지한다. 하둔신경 지배이며, **고관절 신전근**의 하나로 알려져 있다.

그러나 장골익에서 넓게 기시하는 대둔근은 고관절 내·외전축의 상하를 덮고 있다. 따라서, 상부근속은 고관절 외전 운동에도 작용한다.

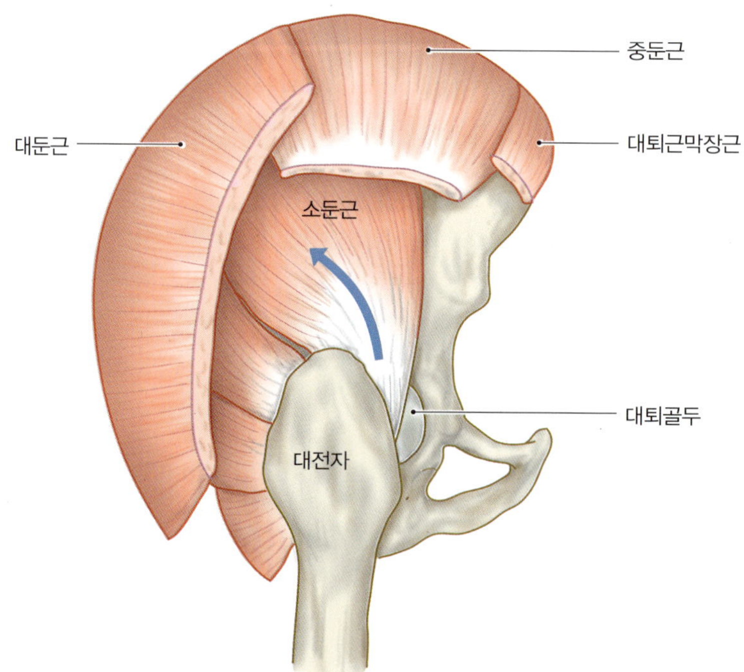

그림 11-4 소둔근의 주행

소둔근은 장골익의 하둔근선 하방에서 기시하여 전면으로 향하고, 대퇴골의 대전자 전방으로 돌아 들어가듯 주행하므로 대퇴골두를 비구로 끌어당기는 작용을 하는 것으로 추측할 수 있다.

4) 트렌델렌버그 보행에 대한 운동치료

보행 시 고관절에는 고관절 굴곡위로 접지한 후, 골반을 지지하는 기능과 무게중심을 전상방으로 이동시키는 기능이 요구된다. 중둔근은 골반을 지지하는 기능을 가지며, 대둔근은 고관절을 신전해 무게중심을 전상방으로 이동시키는 기능을 가진다. 따라서 트렌델렌버그 보행의 개선을 목적으로 운동치료를 시행할 때는 중둔근 이외의 근기능도 정확하게 평가하고 접근하는 것이 필요하다.

column

요추와 대퇴를 연결하는 끈

대요근을 제외한 고관절 주위 근육은 모두 골반에서 기시한다.

대요근은 요추에서 기시해 전방으로 주행하여 대퇴골두의 전면을 통과한 후 후방으로 돌아 들어가 소전자에 정지한다. 따라서 직립 자세에서는 대퇴골두를 후방으로 누르고, 고관절의 안정성을 높이는 작용을 한다.[2, 3] 대요근의 단축이 발생하면 요추를 전하방으로 당기는 벡터가 커져 요추의 전만이 강화된다.

바로 누운 자세에서 한쪽 고관절을 굴곡하면 요추의 전만은 감소하므로 반대쪽 대요근은 신장되어 고관절을 굴곡시키는 힘이 발생한다. 이 현상을 이용하여 장요근의 단축을 확인하는 것이 Thomas test이다.

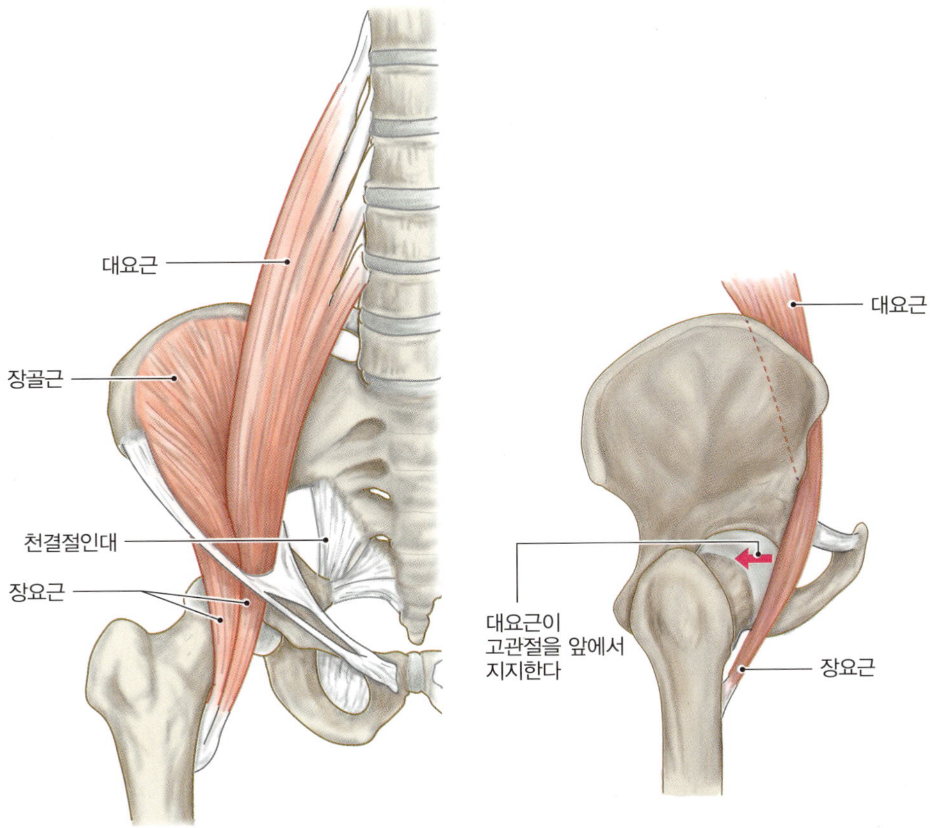

a 전면 b 외측면

해보자!

Thomas test

환자를 바로 누운 자세로 하여 비검사 측의 고관절을 굴곡시킨다. 이때 검사 측(반대쪽) 고관절의 굴곡이 발생하면 Thomas test는 양성이 된다.

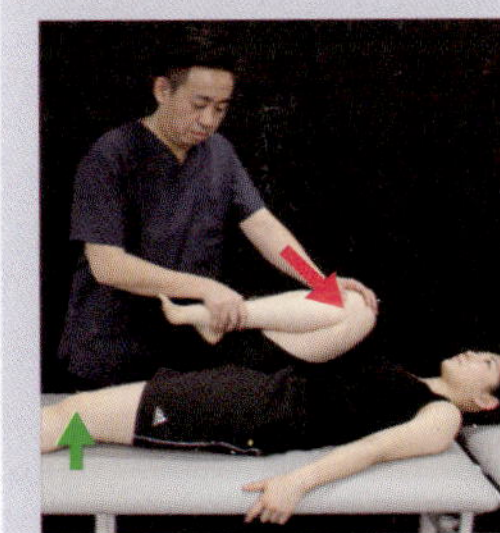

▸ **대요근**
psoas major m.

✓3 왜 고관절 가동범위가 제한되었는가?

퇴행성 고관절증에서는 고관절의 가동성 저하로 통증으로 다양한 ADL이 제한된다. 특히 바닥 위에서의 앉은 자세나 쪼그리고 앉으려면 고관절 굴곡 · 내전 · 내회전이나 굴곡 · 외전 · 외회전의 가동범위 제한 및 통증이 문제가 된다. 가동범위 제한이 발생하는 원인은 크게 **1) 뼈의 변화, 2) 관절낭 · 인대의 변화, 3) 근육의 변화**로 나뉜다. 각각의 변화에 대해 생각해 볼 필요가 있다.

1) 뼈의 변화

퇴행성 고관절증의 진행 정도는 X선에 따라 초기 고관절증, 전고관절증, 진행기 고관절증, 말기 고관절증으로 분류된다.

초기 고관절증에서는 뼈의 큰 변형이 거의 나타나지 않는다.

▸ **골극**
osteophyte

전고관절증으로 진행되면, 비구의 상방 부분에 **골극**이 형성되는 경우가 있다. 이 골극은 X선상에서는 가시처럼 보이지만, 실제로는 고관절의 지붕을 구성하는 비구에서 나오는 덮개(차양)와 같은 역할을 한다. 하중을 받는 고관절의 안정성을 높이기 위한 것으로 생각된다. 비구 이형성증에서는 지붕만으로는 대퇴골두를 충분히 덮을 수 없기 때문에 이 덮개를 통해 대퇴골두를 덮을 수 있다. 그러나 이 덮개는 일반적인 비구와는 달리 관절연골로 덮여 있지 않아 충분한 하중을 받을 수 없어 가동성이 제한될 수 있다.

진행기 고관절증에서는 점차 관절면이 좁아진다.

말기 고관절증이 되면 관절면이 소실되고, 가동범위가 더욱 제한된다.

또한, 최근에는 퇴행성 고관절증의 발병에 관련된 골변형으로서 **Cam 변형**이라고 하는 대퇴골두부터 경부의 골융기가 알려져 있다. 65세 이하의 성인에서 퇴행성 고관절증이 발병할 위험은 비구 이형성증이 있는 경우 정상인의 2.6배이지만, Cam 변형에서는 3.1배로 높아진다.[4] 즉, 일본인에서는 퇴행성 고관절증을 일으키는 골형태로서 비구 이형성증이 알려져 있지만, Cam 변형은 그 이상으로 퇴행성 고관절증의 발병 위험이 높다고 할 수 있다. 이 Cam 변형은 대퇴골두-경부 이행부 전상방에 존재하는 경향이 있다. 따라서 고관절 굴곡 · 내전 · 내회전에 의해 Cam 변형부가 비구 전방과 충돌하여 가동범위가 제한되는 것으로 생각된다.

2) 관절낭 · 인대의 변화

고관절은 관절낭과 강인한 관절낭인대로 덮여 있다.

관절낭은 표층의 **섬유관절낭**과 심층의 **활막**이라는 2층 구조로 되어 있다. 퇴행성 관절증이 생기면 심층의 활막에 염증이 발생한다. 이 활막염에 따른 조직의 수복과정에서 섬유화가 과도하게 발생해 관절낭의 신전성이 감소한다.

▸ **장골대퇴인대**
iliofemoral ligament

▸ **치골대퇴인대**
pubofemoral ligament

▸ **좌골대퇴인대**
ischiofemoral ligament

고관절 관절낭의 표층을 둘러싸고 있는 인대는 **장골대퇴인대, 치골대퇴인대, 좌골대퇴인대**이다(그림 11-5, 표 11-1). 고관절낭을 둘러싸는 3개의 인대는 고관절 굴곡 이외의 모든 운동을 제동한다. 이들 인대 중 하나 또는 일부가 비후 · 단축되면 그 인대가 제동하는 운동은 현저하게 제한될 수밖에 없다.

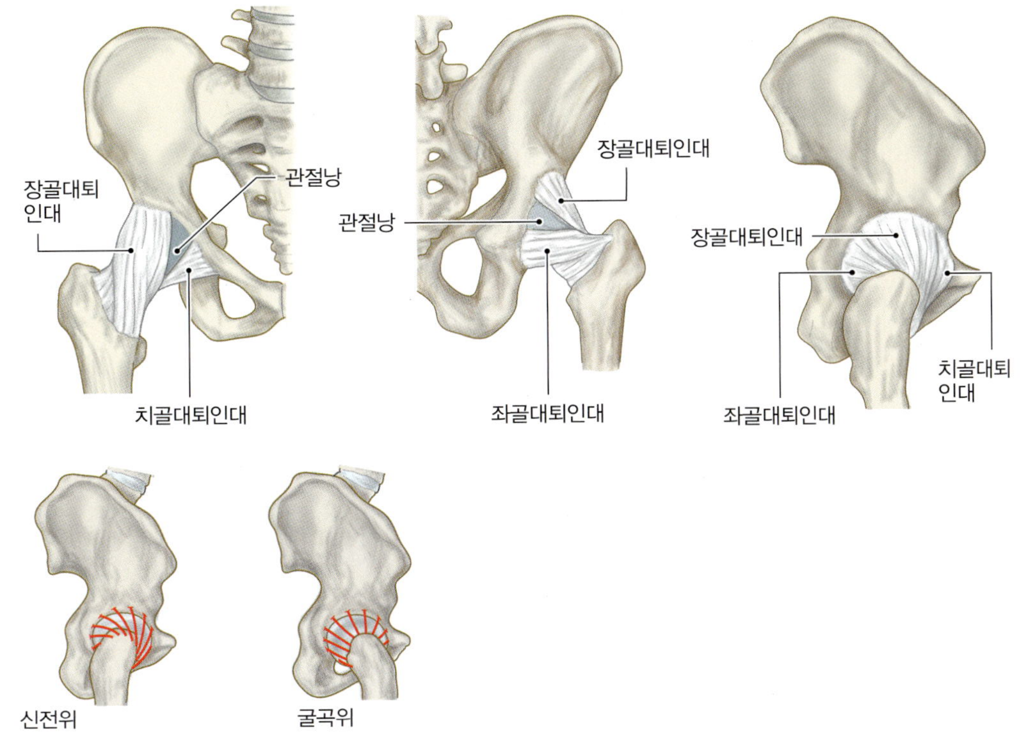

그림 11-5 고관절의 인대

표 11-1 고관절의 인대

장골대퇴인대 : 가장 강인하며, 전하장골극에서 대퇴골의 전자간선에 부착한다.
• 고관절 전면을 덮음 ⇒ 고관절을 굴곡하면 이완되고, 신전하면 긴장한다. • 고관절 내전/외전축의 상방을 통과 ⇒ 고관절을 외전하면 이완되고, 내전하면 긴장한다. • 수평면상에서는 내회전/외회전축의 전방 · 후방에 존재 ⇒ 내회전, 외회전 모두에서 긴장한다.
치골대퇴인대 : 비구의 치골부와 대퇴골 전자와 전면에 부착한다.
• 고관절의 전하방에 존재 ⇒ 고관절의 신전 · 외전 · 외회전에서 긴장한다.
좌골대퇴인대 : 비구의 좌골부에서 전자간선에 부착한다.
• 대퇴골 경부의 상방을 돌아 들어가듯 주행한다. 이 주행은 걸레를 짜는 듯한 상태가 된다. ⇒ 고관절을 굴곡시키면, 인대는 짜낸 걸레가 풀리듯이 이완되고, 신전시키면 더 쥐어짜듯 긴장한다. 고관절의 내전 · 내회전 운동에서도 긴장한다.

한편, 이러한 인대라고 하는 띠가 관절낭 위를 보강하고 있다고 생각하는 것이 아니라 '관절낭이라는 하나의 주머니가 부분적으로 비후된 구조'라고 파악하면 병태를 다른 각도에서 볼 수 있다. 관절낭의 일부분이 비후해 신전성이 저하된 상태는 관절낭내의 부피가 감소한 상태에 가깝다. 관절낭이라는 주머니가 작아지면 관절 운동 시 전체의 변형이 여러 방향으로 커지는 것은 상상하기 어렵지 않다. 따라서 퇴행성 고관절증으로 인해 발생하는 관절 가동범위 제한은 다방향으로 발생하는 것으로 이해할 수 있다.

또한, Tsutsumi 등은 고관절 경도 굴곡위와 신전위와 굴곡 · 외전 · 외회전위에서의 MRI를 촬영하여 굴곡 · 외전 · 외회전위 시 관절내강의 부피가 가장 커진다는 것을 보여주었

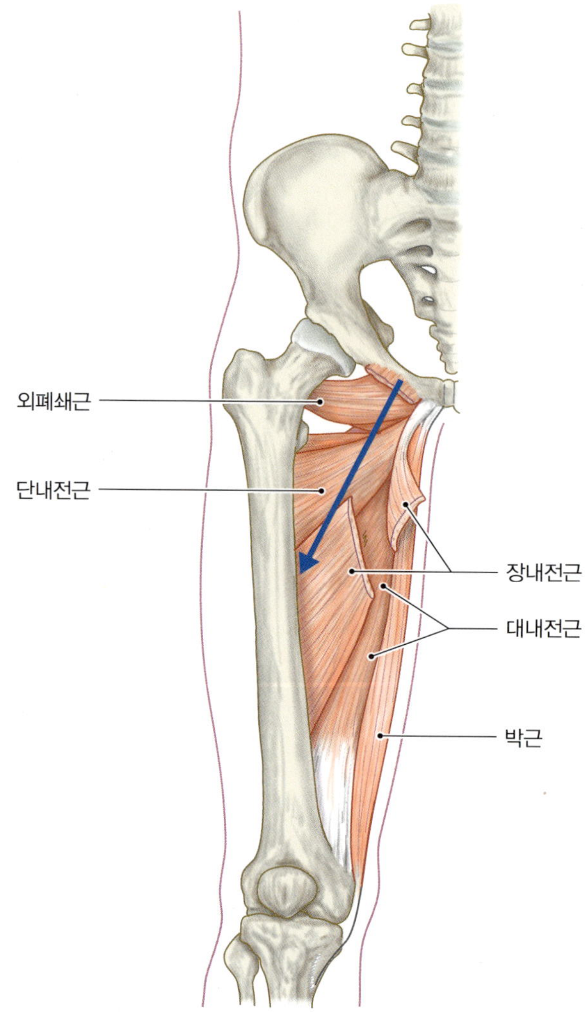

그림 11-6 내전근에 의한 골반의 지지

고관절 외전근의 근력이 저하되면 외전근에 의해 골반을 지지할 수 없다. 따라서 고관절 내전근에 의해 골반을 대퇴골에 끌어당기는 경우가 있다.

다.[5] 이는 **굴곡 · 외전 · 외회전위**가 관절낭에 여유가 생기는 자세임을 나타낸다. 관절낭에 의한 제한이 있으면 이 이완된 자세가 충분히 확보되지 않아 고관절 굴곡 · 외전 · 외회전위에 좌우 차이가 발생한다고 생각된다.

3) 근육의 변화

퇴행성 고관절증에서는 선 자세에서 고관절이 굴곡 · 내전 · 내회전위로 되는 경우가 많다. 따라서 고관절 외전 · 외회전 운동의 가동범위가 제한되는 경우가 많아진다.

① 내전근의 보상 작용

▸ **장내전근**
adductor longus m.
▸ **박근**
gracilis m.
▸ **대내전근**
adductor magnus m.

고관절 외전 · 외회전 운동을 제한하는 것은 고관절 내전 · 내회전 작용을 하는 **내전근**이다. 내전근 중에서도 가장 표층에 위치한 **장내전근**은 치골 결절에서 대퇴골 골간 중앙 내측으로 비스듬히 주행한다. 그 내측에는 **박근**이 존재하며, 두 근육의 심층에 **대내전근**이 존재한다(**그림 11-6**).

하중위에서 이 근육들이 수축하면 하지가 바닥면에 고정되어 있으므로 골반을 하중 측(바닥)으로 끌어당기듯이 작용한다. 따라서 고관절 외전근에 의해 골반을 지지할 수 없는 증례에서는 내전근의 수축으로 골반을 지지하는 경우가 있다(그림 11-6). 이러한 상태가 지속되면 내전근의 연축이 발생해 외전 · 외회전 가동범위가 제한된다.

② 예상외 근육의 내전 작용

고관절의 외전 · 외회전을 강제하면 대전자 후방 부분에 통증을 호소하는 경우가 있다. 대전자 후방 부분에는 **대퇴방형근**이나 **외폐쇄근**이 존재한다. 두 근육은 심층 외회전근(column ➡ p140)에 포함되는 근육으로 고관절의 외회전 작용이 있어 외회전 운동으로 신장된다고 보기는 어렵다.

대퇴방형근은 좌골 결절에서 기시하여 직사각형 형태를 취하며, 전자간능(intertrochanteric crest)에 정지한다. 외폐쇄근은 폐쇄공의 골연과 폐쇄막에서 기시하여 전자간능에 정지한다. 두 근육은 내 · 외전축의 하방을 통과하기 때문에 **내전 작용**을 갖게 된다. 따라서 외전 운동에 의해 신장되면 대전자 후방 부분에 신장통이 나타날 수 있다.

▸ **대퇴방형근**
quadratus femoris m.

▸ **외폐쇄근**
obturator externus m.

✓4 왜 대퇴직근 주위에 대한 접근이 효과적인가?

1) 대퇴직근 반회두와 관절낭의 관계

대퇴직근은 전하장골극에서 기시하여 슬개골을 통해 경골조면에 정지하는 대퇴사두근 중 유일한 이관절근이다. 그러나 전하장골극에서 기시하는 건을 **직두**라고 하는 반면, 비구 상연에서 기시하는 반회두라고 하는 기시건도 있다. 이 **반회두**의 기시건은 관절낭을 통해 비구순에도 연속하는 것으로 알려져 있다. 따라서 대퇴골과 비구가 충돌하는 부위의 근처에 존재하는 구조가 되며, 이 기시부의 긴장이 높아지면 고관절 굴곡 · 내전 · 내회전 시 충돌이 발생하기 쉬워질 수 있다.

▸ **대퇴직근**
rectus femoris m.

▸ **직두**
straight head

▸ **반회두**
indirect head

2) 대퇴직근 직두와 관절낭 · 주위 근육과의 관계

대퇴직근과 고관절의 관계라고 하면 반회두와 관절낭의 관계가 주목받지만, 대퇴직근 직두와 고관절낭 및 주위 근육과의 관계를 이해하는 것이 임상적으로는 매우 중요하다.

대퇴직근 직두는 관절낭과 직접적으로 연속된 구조는 아니다. 그러나 직두의 심층 및 관절낭의 표층에는 **지방성 소성결합조직**이 존재한다.[6] 또한, Kaya는 관절경적 수술을 요하는 대퇴골 비구 충돌에서는 이 지방성 결합조직의 섬유화가 발생해 이를 절제하면 통증이 개선되었다고 보고하였다.[7]

더욱이 이 지방성 소성결합조직은 대퇴직근과 관절낭 사이에만 국한되지 않고 인접한 장요근이나 소둔근, 봉공근, 대퇴근막장근, 외측광근과의 사이에도 퍼져 있다.[6] 소성결합조직은 근육 사이를 느슨하게 결합하여 그 조직 사이의 움직임을 허용하는 기능이 있다. 또한, 말초신경과 혈관도 많이 분포되어 있어 통증이 발생하기 쉬운 구조이다. 특히 앞서 언급한 바와 같이 고관절 굴곡 · 외전 · 외회전위로 고관절낭의 내강 부피를 넓히기 위해서는 관절낭 주위의 근육도 크게 활동할 필요가 있다. 이 활동성을 보장하는 구조가 대퇴직

column

6개 심층 외회전근과 이상근증후군

고관절의 심층에 존재하며 외회전 작용을 가진다. 이상근, 상 · 하쌍자근, 내 · 외폐쇄근, 대퇴방형근의 6개 근육을 **심층 외회전근**이라고 한다. 견관절에서 회전근개가 견관절의 동적 안정성을 높이는 것처럼, 심층 외회전근은 고관절의 동적 안정성을 높인다.

심층 외회전근을 구성하는 근육 중 천골 전면에서 기시하는 **이상근**은 대좌골절흔(greater sciatic notch)을 통과해 대퇴골 대전자 상면에 정지한다. 대좌골절흔은 이상근에 의해 **이두근 상공**과 **이상근 하공**으로 나뉘며, 신경이나 혈관의 통로를 형성한다. 이상근 상공은 **상둔신경** · 동정맥, 이상근 하공은 **하둔신경** · 동정맥이 **좌골신경**과 함께 통과한다. 따라서, 이상근의 긴장도가 높아지면 이들 신경이나 혈관이 포착되어 둔부에서 대퇴 후면으로 방사통이 발생할 수 있다. 이를 **이상근증후군**이라고 한다.

▸ **이상근**
piriformis m.

▸ **이상근 상공**
suprapiriform foramen

▸ **이상근 하공**
infrapiriform foramen

▸ **상둔신경**
superior gluteal nerve

▸ **하둔신경**
inferior gluteal nerve

▸ **좌골신경**
sciatic nerve

▸ **이상근증후군**
piriformis syndrome

이상근증후군에서 문제가 되는 이상근과 좌골신경의 위치 관계는 변이가 많다. 예를 들어, 좌골신경이 이상근을 관통하는 경우, 좌골신경이 경골신경 성분과 총비골신경 성분으로 이분되어 두 신경 성분이 이상근을 걸쳐 주행하는 경우나 총비골신경 성분만이 이상근을 관통하는 경우도 존재한다. 또한, 좌골신경이 이상근 상공에서 나오는 경우나 총비골신경 성분만이 이상근을 관통하는 경우도 존재한다. 이러한 변이도 같은 부위에서 이상근에 의해 좌골신경이 포착되기 쉬운 요인이 되고 있다.

좌골신경은 이상근의 심층을 통과한 후 상쌍자근 · 내폐쇄근 · 하쌍자근의 표층을 통과한다. 즉, 이상근에 의해 상면에서 압박된 좌골신경은 직후에 상쌍자근 · 내폐쇄근 · 하쌍자근으로 밀려 올라가는 형태로 주행하고 있으며, 이 근육들도 좌골신경의 포착요인으로 생각된다.[8] 이 근육들은 이상근과 함께 고관절 외회전 운동에 작용하는 근육이므로 이상근의 긴장이 항진되었을 때에는 이 근육들의 긴장도도 항진되었을 가능성이 있다.

이상근증후군은 이상근을 중심으로 고관절 심층에 존재하는 외회전근(심층 외회전근)에 의해 좌골신경이 압박된 병태로 볼 수도 있다.

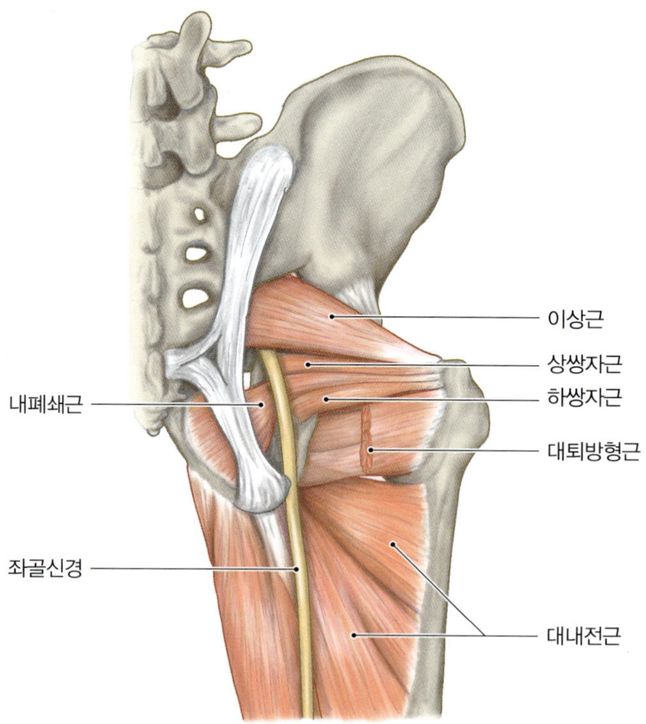

근의 바로 아래에서 퍼지는 소성결합조직이다.

필자 등은 이 대퇴직근 주위를 초음파로 가시화하며 도수적으로 근육 사이를 활주시켜 기존의 정적 스트레칭보다 고관절 굴곡 · 내전 · 내회전의 가동범위가 개선된다는 것을 보여주었다.

퇴행성 고관절증 : 정리

✓1 비구 이형성증과 퇴행성 고관절증의 관계는?

비구 이형성증이 발생하면 비구가 얕아지고, 대퇴골두의 피복률이 감소한다. 그러나 정상적인 고관절과 동일한 힘이 가해지기 때문에 월상면의 관절연골에 가해지는 하중 응력이 강화되어 연골의 마모나 파괴가 발생하게 된다.

✓2 왜 트렌델렌버그 보행이 나타났는가?

중둔근은 유각 측의 골반을 올리듯 작용하며, 근력저하가 발생하면 유각 측의 골반이 내려가므로 트렌델렌버그 보행의 원인이 된다. 또한, 소둔근은 대퇴골두를 비구에 끌어당기듯이 작용하며, 대둔근의 상부근속은 고관절 외전 작용을 하여 골반의 운동을 지지할 수 있다. 따라서 소둔근과 대둔근도 트렌델렌버그 보행의 원인으로 생각된다.

✓3 왜 고관절 가동범위가 제한되었는가?

가동범위 제한은 골극이나 Cam 변형, 관절낭의 비후 · 단축, 근육의 신장성 저하가 원인이 되어 발생한다. 특히 다방향의 가동범위 제한이 발생하는 경우 관절낭의 관여를 의심하고, Cam 변형의 유무를 평가할 필요가 있다. 또한, 고관절 외전근의 근력저하로 골반을 지지할 수 없는 증례에서는 내전근의 근수축으로 골반을 지지할 수 있다. 이러한 상태가 지속되면 내전근의 연축이 발생해 외전 · 외회전 가동범위가 제한된다. 또한, 외회전 작용을 하는 대퇴방형근, 외폐쇄근은 외전 운동에 의해 신장되기 때문에 대전자 후방에 통증이 발생한다.

✓4 왜 대퇴직근 주위에 대한 접근이 효과적인가?

고관절 굴곡 · 내전 · 내회전 제한에 대해서는 대퇴직근의 심층부터 주위까지 분포하는 지방성 소성결합조직의 존재에 주목한다. 또한, 고관절 굴곡 · 외전 · 외회전과 같은 복합 운동에서는 근육의 위치 관계도 크게 변화할 필요가 있으므로 같은 부위 소성결합조직의 활주성이 중요해진다.

참고문헌

1. Ganz R, et al : The etiology of osteoarthritis of the hip : An integrated mechanical concept. Clin Orthop Relat Res 466 : 264-272, 2008
2. 名倉武雄, ほか : MR 画像を用いた大腰筋機能の3 次元モデル解析. 日本臨床バイオメカニクス学 会誌18 : 131-135, 1997
3. Yoshio M, et al : The function of the psoas major muscle : Passive kinematics and morphological studies using donated cadavers. J Orthop Sci 7 : 199-207, 2002
4. Hosnijeh S, et al ; Cam deformity and acetabular dysplasia as risk factors for hip osteoarthritis. Arthritis Rheumatol 69 : 86-93, 2017
5. Tsutsumi M, et al : In vivo magnetic resonance imaging study of the hip joint capsule in the flexion abduction external rotation position. Sci Rep 12 : 6656, 2022

6. Tsutsumi M, et al : Spatial distribution of loose connective tissues on the anterior hip joint capsule : a combination of cadaveric and in-vivo study. Sci Rep 11(1) : 22813, 2021

7. Kaya M : Impact of extra-articular pathologies on groin pain : An arthroscopic evaluation. PLoS One 13(1) : e0191091, 2018

8. 川谷義行, ほか : 骨盤出口部における絞扼性坐骨神経障害(梨状筋症候群を含む)の寝台と治療. 関 節外科21(1) : 65-74, 2002

12 후방십자인대 손상
Posterior cruciate ligament injury

증례

30세, 남성. 자동차를 타고 가던 중 마주 오던 차량과 충돌하여 우측 무릎을 대시보드에 부딪혔다. 사고 직후부터 슬관절을 움직일 수 없어 응급실에 내원하였다. X선상 문제는 없었지만 슬관절의 종창이 심하고, 경골의 상태가 좋지 않아 **✓1 우측 무릎 후방십자인대 손상으로 진단**되었고, 2주간의 깁스 고정 후 물리치료를 시작하였다.

물리치료 시작 시 주소는 **✓2 슬관절 신전·굴곡 운동 시 슬관절 후외측부 통증**으로, 관절 가동범위는 신전 -15°, 굴곡 100°였다. 운동치료, 물리치료로 슬관절 가동범위는 순조롭게 개선되었다. 그러나, **✓3 보행 시 입각기에서의 슬관절 불안정감**과 후외측부 통증이 남아있었다. 슬관절 불안정성은 내반부하검사와 후방전위검사(posterior drawer test), 후외측회전불안정성(PLRI)검사가 양성으로 나타났다. 슬와 내측의 압통이 현저하였고, 보행 시 항상 우측 하지를 외회전시켰다. 후외측지지기구인 슬와근에 대한 도수치료를 시행하고(▶ 영상 12), 대퇴이두근, 비복근 외측두의 스트레칭과 슬관절 굴곡에 맞춰 하퇴 내회전을 유도하는 가동범위 운동을 실시 후 보행 시 통증은 감소하였다.

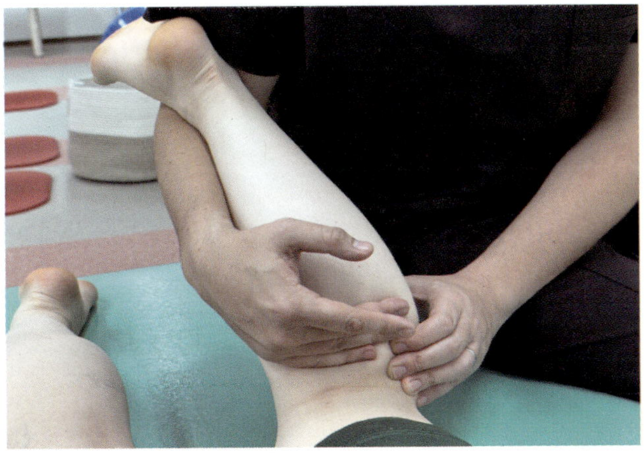

슬와근에 대한 도수치료

▶ 영상 12

질환노트

후방십자인대 손상
교통사고나 스포츠 등에서 무릎 전면을 강하게 부딪혔을 때 발생하는 경우가 많다. 무릎의 기능장애는 적지만, 후방 불안정성이 강한 경우에는 스포츠 활동이나 계단 오르내릴 때 통증이나 불안정감을 호소한다.

본 증례의 해부학적 접근

- ✓1 왜 후방십자인대 손상이 발생하는가?
- ✓2 왜 슬관절 운동으로 후외측부에 통증이 발생하는가?
- ✓3 보행 시 불안정감의 원인은?

✓1 왜 후방십자인대 손상이 발생하는가?

1) 전방십자인대(ACL)와 후방십자인대(PCL)

▸ **전방십자인대**(ACL)
anterior cruciate ligament

▸ **후방십자인대**(PCL)
posterior cruciate ligament

슬관절낭내에는 두 개의 인대가 교차하여 주행한다. 전방에 위치한 것이 **전방십자인대**(ACL), 후방에 위치한 것이 **후방십자인대**(PCL)이다(**그림 12-1**).

PCL은 길이가 약 40mm, 폭이 15mm이며, 두께는 ACL의 거의 2배 정도라고 알려져 있다. 따라서 PCL 손상은 ACL 손상에 비해 발생 빈도가 낮고, 완전 파열보다 **부분 파열**이 더 많이 발생한다.

ACL 손상은 스포츠 활동 중 턴이나 점프 착지 등의 동작으로 발생하는 경우가 많은데, PCL 손상이 발생하기 위해서는 그만큼 큰 외력이 슬관절에 가해져야 한다.

2) 후방십자인대(PCL)의 구조와 기능

▸ **전외측섬유속**(ALB)
antero-lateral bundle

▸ **후내측섬유속**(PMB)
postero-medial bundle

PCL은 대퇴골 내측과의 외측과 경골의 후과간구를 연결하는 인대이다. 따라서 PCL은 대퇴골에 대한 경골의 **후방**으로의 아탈구를 방지하는 기능을 가지며, PCL을 자세히 관찰하면 ACL과 마찬가지로 두 개의 섬유속이 관찰된다. 이것이 **전외측섬유속**(ALB)과 **후내측섬유속**(PMB)이다(**그림 12-2**). ALB는 슬관절 굴신축의 전방을 통과하기 때문에 굴곡

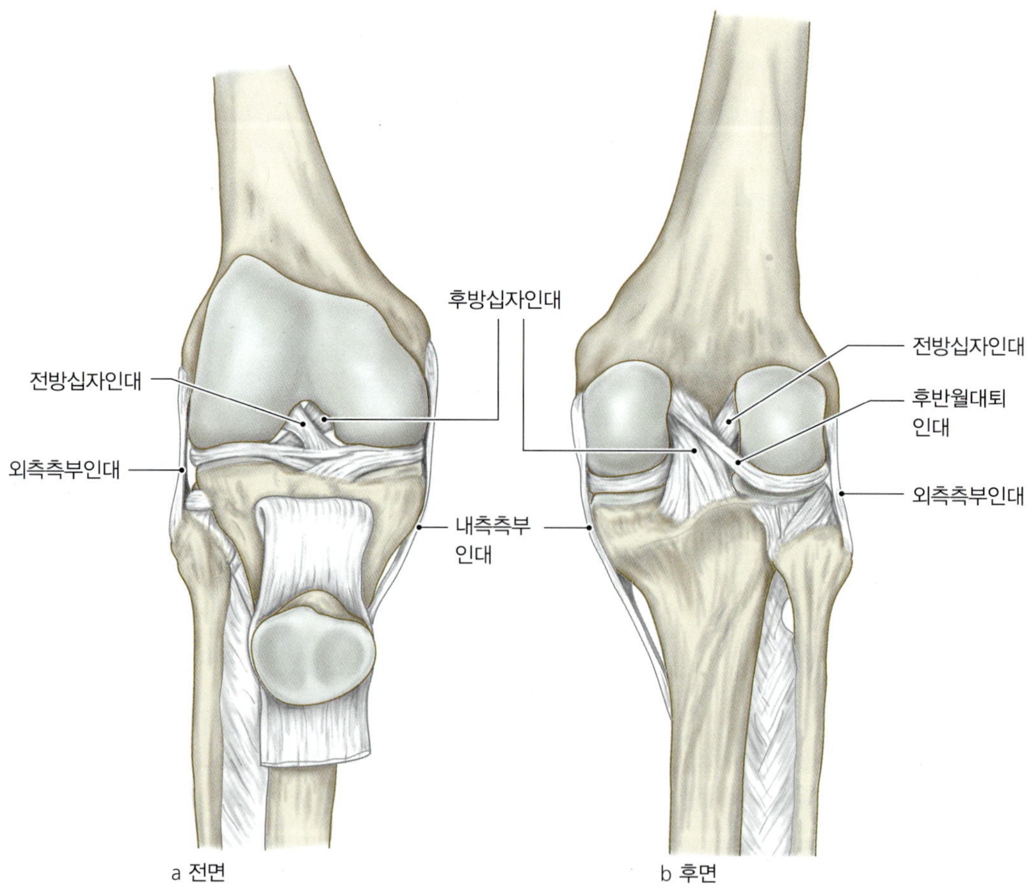

그림 12-1 후방십자인대의 형태

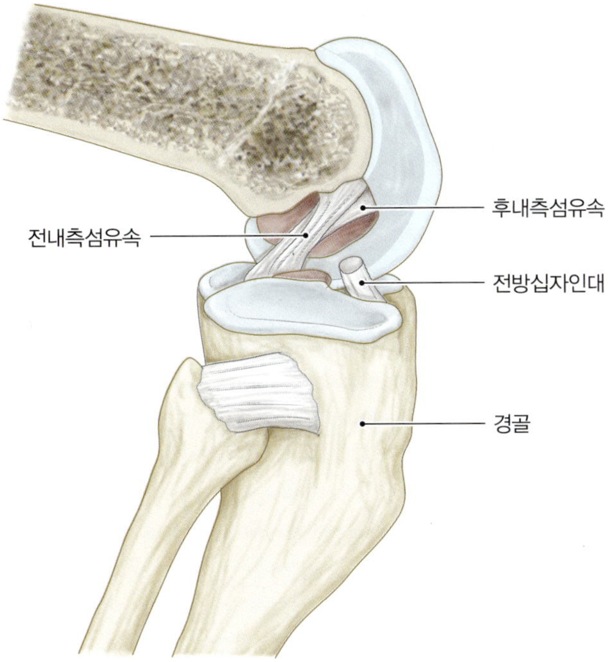

그림 12-2 후방십자인대의 섬유속
후방십자인대는 전외측섬유속과 후내측섬유속으로 나뉜다. 전외측섬유속은 후내측섬유속의 약 2배의 두께를 가지고 있다.[1]

에서 긴장하고, PMB는 슬관절 굴신축의 후방을 통과하기 때문에 신전에서 긴장하는 것으로 여겨져 왔다. 그러나 최근 연구에 따르면 ALB와 PMB 모두 무릎 굴곡에 따라 길이가 증가한다. 즉, 두 섬유속 모두 무릎 굴곡 시 경골 후방 이동을 제동하는 것으로 나타났다.[2]

column

PCL 손상의 수상 자세

스포츠 활동 중 PCL이 손상되는 경우, 대부분은 낙상으로 족관절 저굴위에서 무릎을 강하게 부딪혔을 때 발생한다. 만약 족관절이 배굴위였다고 가정하면, 하퇴 원위부는 지면에 닿지 않은 상태에서 무릎을 꿇게 된다. 이 경우에는 경골 근위단보다 대퇴골 과부가 지면에 닿게 된다. 반면, 족관절 저굴위라면 경골 근위단이 지면에 닿게 되므로 지면으로부터 받는 충격은 경골의 후방 이동을 일으키는 외력이 된다.

낙상 시 족관절의 자세를 기억하는 환자는 드물다. 수상 장면에 대해 자세히 문진하여 어떤 자세에서 수상했는지를 추측하는 것은 재활치료에서의 재발 예방 관점에서도, 진단학적으로도 중요하다.

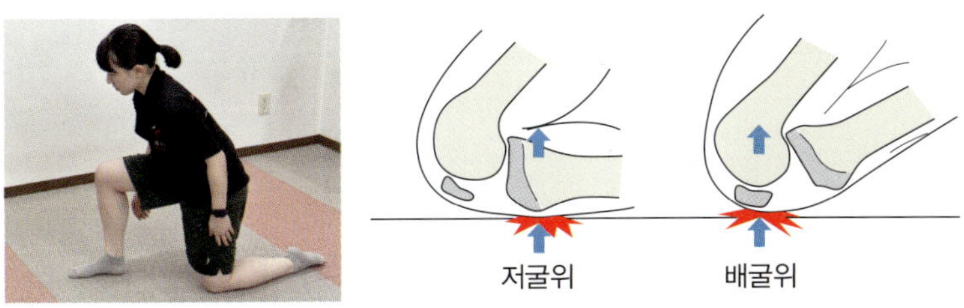

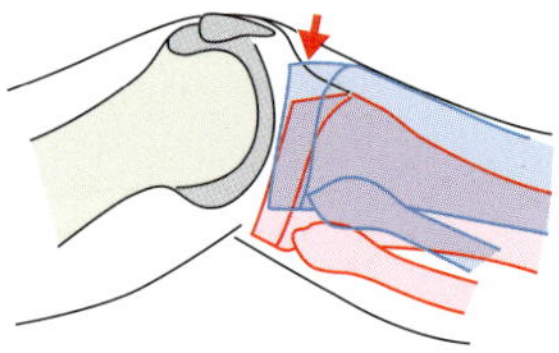

그림 12-3
sagging 현상
파란색은 정상인 경골의 위치, 빨간색은 sagging 시 경골의 위치를 나타낸다.

바로 누운 자세에서 슬관절을 **90° 굴곡**하면 경골에는 중력에 의해 후방으로 변위되는 벡터가 발생한다. PCL이 손상되면(특히 ALB가 손상되면) 이 벡터에 길항할 수 없어 경골은 후방으로 아탈구된다. 이 현상을 경골의 **posterior sagging 현상**이라고 한다(**그림 12-3**).

따라서 PCL 손상이 발생하는 것은 자동차 사고로 대시보드에 무릎을 부딪히거나, 낙상으로 무릎을 부딪힌 경우 등 무릎 굴곡위에서 경골 근위단에 전방에서 후방으로 향하는 큰 외력이 가해진 경우이다.

✓2 왜 슬관절 운동으로 후외측부에 통증이 발생하는가?

PCL 손상 후 슬관절 후외측부에 통증을 호소하는 증례는 많다. 그러나 PCL은 대퇴골 내측과의 외벽에 부착되어 있기 때문에 슬관절 후외측에는 존재하지 않는다.

1) 슬관절 표층의 구조

슬관절의 후외측을 관찰하면 가장 표층에 장경인대, 대퇴이두근, 비복근 외측두가 존재한다(**그림 12-4**).

▸ **대퇴이두근**
biceps femoris m.
▸ **비골두**
head of fibula
▸ **비복근 외측두**
gastrocnemius lateral head

- **대퇴이두근** : 대퇴 후면을 하행한 후 **비골두**에 부착한다. 따라서 슬관절의 굴곡과 하퇴의 외회전에 작용한다.
- **비복근 외측두** : 대퇴골 외측상과 후면에서 기시하여 아킬레스건이 되어 종골 융기에 정지한다. 따라서 이 근육도 슬관절의 굴곡과 함께 하퇴의 외회전에 작용한다.

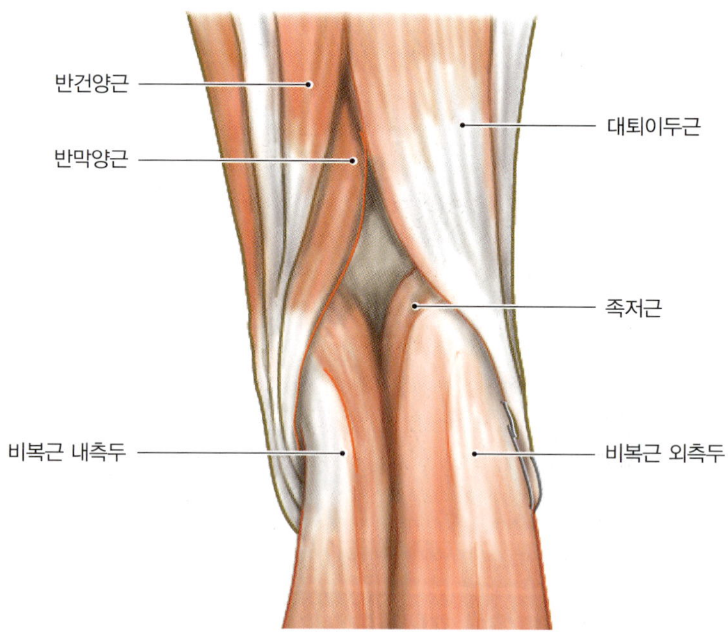

그림 12-4 후외측지지기구의 표층

2) 슬관절 심층의 구조

심층에서는 대퇴골 외측상과에 있는 비복근 외측두의 기시부 전방에서 슬관절을 후하방으로 주행하여 비골두 직전에서 대퇴이두근건과 유합하는 끈 모양의 인대가 존재하는데, 이것이 **외측측부인대**이다. 이 인대는 슬관절의 내반을 제동하는 동시에 대퇴골에 대한 **하퇴의 후방 이동**과 **외회전**을 제동한다.

외측측부인대 심층에서 대퇴골 외측상과의 외측면에서 기시하는 건을 확인할 수 있다. 이 건은 후방관절낭에 싸인 후 근복이 되어 내측 하방을 향해 경골 후면 상부에 부착하는데, 이것이 **슬와근**이다.

▸ **외측측부인대**(LCL)
lateral collateral ligament

▸ **슬와근**
popliteus m.

3) 후방관절낭을 둘러싼 인대

후방관절낭의 형태는 개인차가 크며, 중앙부에 반막양근 정지건 옆의 경골 부착부에서 비복근 외측두의 기시부를 향해 주행하고 있는 **사슬와인대**가 항상 존재한다. 그 외측에서 관절낭이 Y자형으로 두꺼워진 부분이 존재하는데, 이것이 **궁상슬와인대**이다. Y자형의 내측섬유속은 슬와근건을 지나 사슬와인대와 결합하고(**그림 12-5**), 외측은 비복근 외측두 기시부 부근의 관절낭과 합쳐진다.

또한, 궁상슬와인대의 외측부에 비복근 외측두 기시부 근처에서 비골두로 향하는 섬유가 존재하는데, 이를 **short lateral collateral ligament**라고 한다.[3] 이 인대의 내측연은 궁

▸ **사슬와인대**
oblique popliteal ligament

▸ **궁상슬와인대**
arcuate popliteal ligament

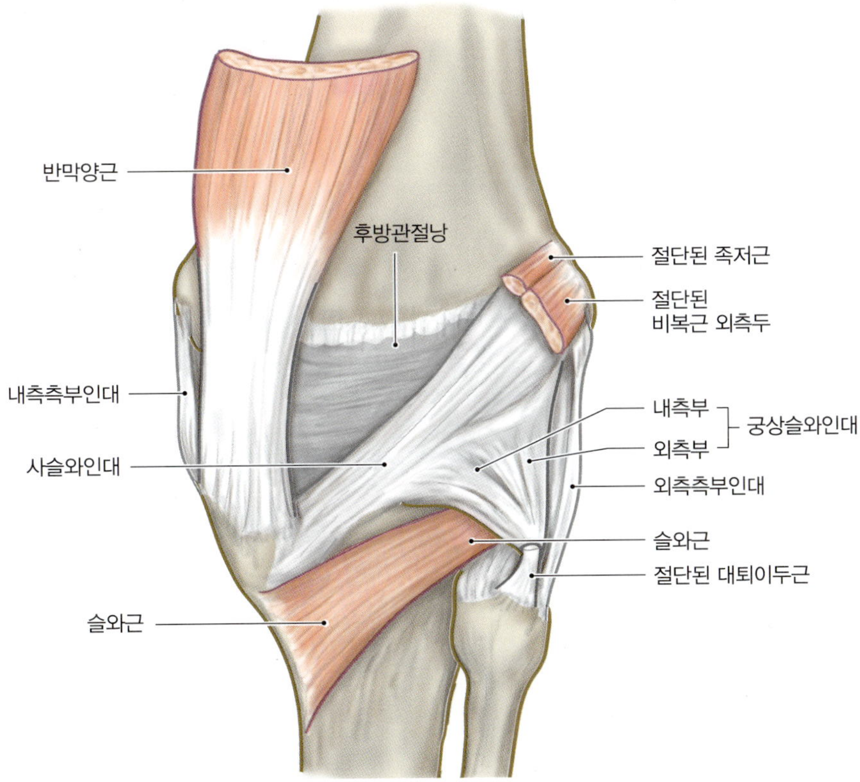

그림 12-5 전형적인 후외측지지기구의 심층

중앙부에 반막양근 정지건 옆의 경골 부착부에서 비복근 외측두 기시부를 향해 주행하는 사슬와인대가 있다. 그 외측에서 관절낭이 Y자형으로 두꺼워진 부분을 궁상슬와인대라고 하며, Y자형의 내측 섬유속은 슬와근건을 지나 사슬와인대와 결합한다.

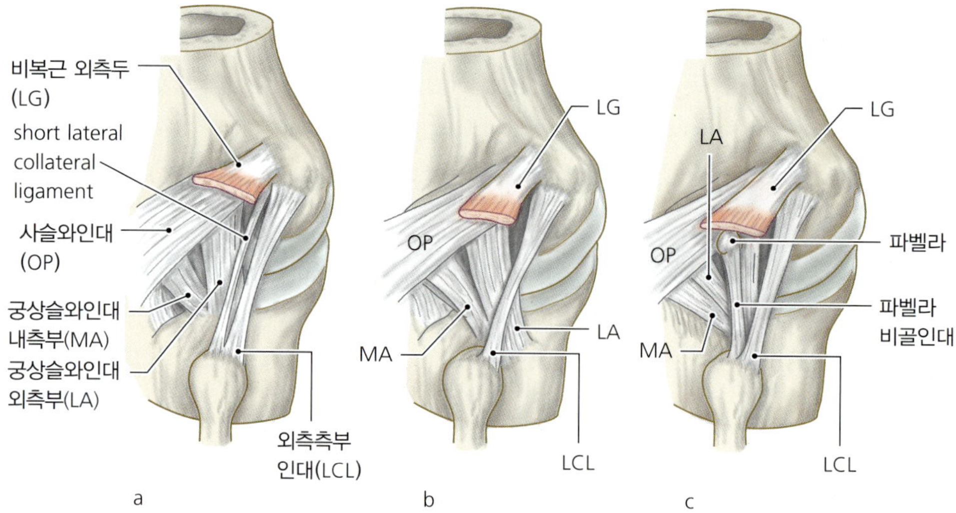

그림 12-6 후외측지지기구의 개인차

a : 외측측부인대의 심층에 short lateral collateral ligament가 존재한다.
b : short lateral collateral ligament가 결손되면 궁상슬와인대 외측부가 발달한다.
c : 비복근 외측두의 심층에 파벨라가 존재하면 파벨라 비골인대가 발달한다.

상슬와인대의 외측부와 결합되어 있다(**그림 12-6**). 더불어 이 인대가 결손된 경우는 **궁상슬와인대의 외측부**가 발달하게 된다.

4) 파벨라의 존재

약 20%의 사람에서 대퇴골 외측과의 후방에 비복근 외측두의 종자골인 **파벨라(fabella)**가 존재한다.

파벨라가 존재하지 않는 경우, short lateral collateral ligament는 결손되거나 가느다란 인대가 되는 경우가 많다.

▸ **파벨라 비골인대**(FFL)
fabella-fibula ligament

파벨라가 존재하는 경우는 파벨라와 비골두를 연결하는 강한 인대가 되어 **파벨라 비골인대**(FFL)라고 한다. 파벨라 비골인대는 외측측부인대와 같은 굵기로 평행하게 주행하기 때문에 그 기능도 외측측부인대와 같으며 슬관절의 내반과 대퇴골에 대한 하퇴의 후방 이동과 외회전을 제동한다.

5) 슬관절의 후외측지지기구

슬관절 후외측부의 관절낭에는 개인차가 크며, 파벨라 비골인대가 결손되면 궁상슬와인대가 발달하는 보상관계가 존재한다. 즉, 이들 조직은 단독으로 기능하는 것이 아니라 복합적으로 슬관절 후외측의 정적안정화기구가 된다.

▸ **후외측지지기구**(PLS)
postero-lateral structure

또한, **슬와근**은 궁상슬와인대와 근막을 통해 결합되어 있다. 따라서 정적안정화기구의 긴장을 조절하는 것으로 생각되며, 슬와근과 정적안정화기구를 통칭하여 **후외측지지기구**(PLS)라고 한다.

6) PCL 손상과 PLS 손상

PCL 손상을 일으킬 때에는 후방으로의 강한 외력이 슬관절에 가해진다. 따라서 PCL이 손상된 경우 **PLS 손상**이 확인되는 경우가 많다.

PLS는 슬관절 신전 운동 최종범위에서 긴장하여 경골을 외회전시킨다. 또한, 굴곡 초기에는 슬와근이 수축하여 후방관절낭의 긴장을 증가시킨다.

PLS 손상이 있으면 슬관절 신전 운동에 의한 신장 부하로 인해 **슬관절 후외측**에 통증이 발생한다. 또한, 굴곡 시 슬와근의 수축력이 잘 발휘되지 않으면 슬관절 후외측에 **관절낭의 끼임(incarceration)**이 발생한다. 따라서 PLS 손상이 발생하면 굴곡 시와 신전 시 모두 슬관절 통증이 발생하게 된다.

column

sloppy ACL[4)]

PCL 손상으로 인해 경골은 후방으로 빠진다. 경골이 후방으로 빠지면 ACL 부착부 사이의 거리가 단축되므로 ACL이 이완된 상태가 된다.

PCL 손상의 경과 기간이 길면 ACL에 가해지는 장력이 감소하기 때문에 ACL의 교원섬유(collagen fiber) 수가 감소하여 단위 면적당 교원섬유의 비율이 낮아지고, 직경이 작아지는 등 ACL의 형태에도 변화가 발생한다. 이러한 ACL의 상태를 **sloppy ACL**이라고 한다. 운동선수 등에서는 PCL 부전 상태가 장기화되면 ACL 손상의 위험성이 높아지므로 주의가 필요하다.

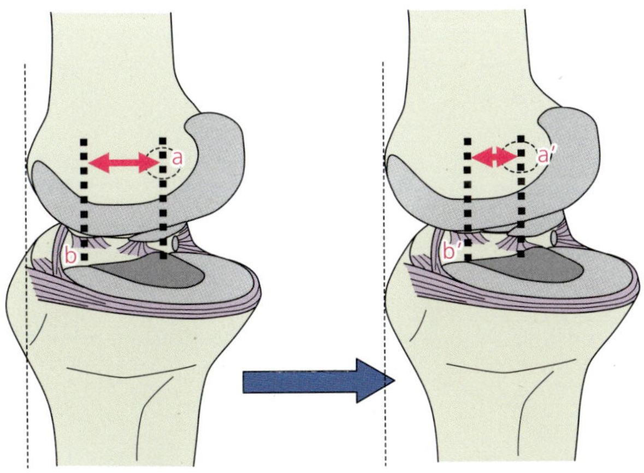

a · a′ : ACL의 대퇴골 부착부, b · b′ : ACL의 경골 부착부.
a-b 거리보다 a′-b′ 거리가 짧아져 ACL이 이완된다.

3 보행 시 불안정감의 원인은?

PCL 손상 후 보행 시 중기 입각기에 슬관절의 불안정감이 발생할 수 있다. PCL에는 슬관절의 후방 불안정성을 방지하는 기능이 있다. 그러나 보행과 같은 전진 운동에서는 경골이 전경하므로 경골을 후방으로 이동시키는 부하는 작용하지 않는다.

1) PCL과 ACL의 위치 관계

PCL에는 ACL과 함께 경골의 회전 운동을 제어하는 기능도 있다.

내 · 외회전 중립위에서 두 십자인대를 전방에서 관찰하면 PCL은 ACL과 교차하고 있다(**그림 12-7**). 경골이 대퇴골에 대해 내회전하면 두 십자인대가 서로 엇갈리며 늘어나서 긴장도가 높아지고, 교차가 두르러져 보인다. 한편, 경골이 대퇴골에 대해 외회전하면 두 십자인대의 엇갈림이 감소하며 긴장도가 낮아지게 된다.

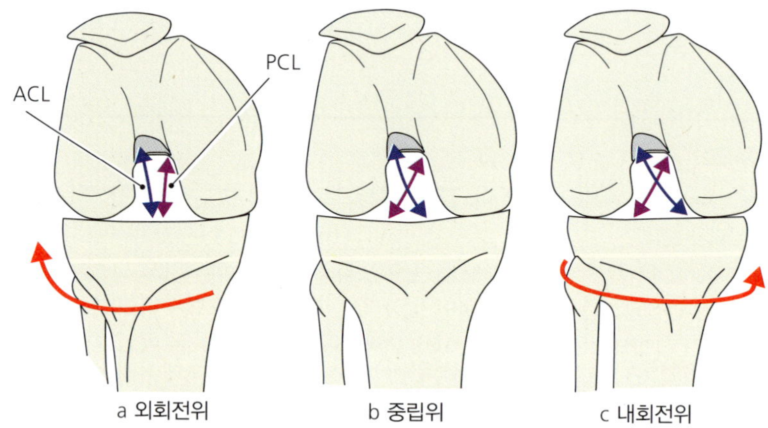

그림 12-7 경골 회전위 차이에 따른 PCL과 ACL의 위치 관계 변화

a : PCL과 ACL의 교차가 중립위에 비해 적어진다.
b : PCL과 ACL은 기본적으로 교차되어 있다.
c : PCL과 ACL은 강하게 교차되어 있다.

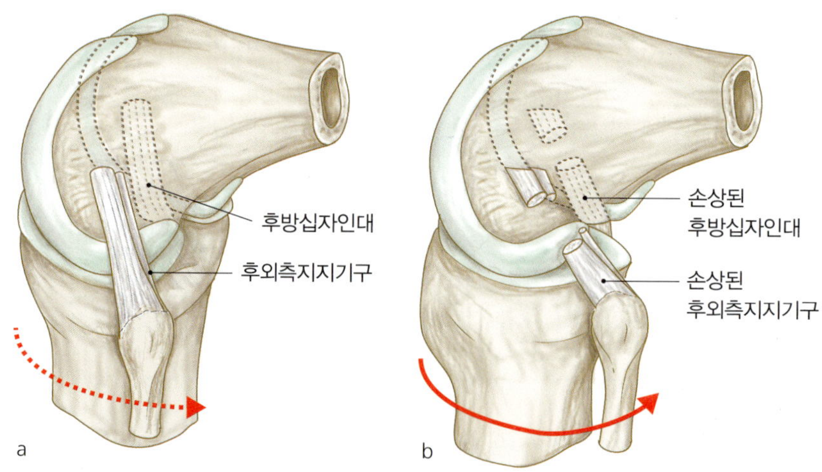

그림 12-8 후방십자인대와 후외측지지기구의 손상으로 인한 후외측회전불안정증

a : 정상
b : 후방십자인대와 후외측지지기구의 손상으로 인해 하퇴를 후외측으로 회전시키는 벡터를 제동할 수 없게 된다.

이처럼 ACL과 PCL은 서로 교차함으로써 경골의 회전 운동을 제어한다. 그 결과 슬관절의 회전 중심은 경골 내측과의 과간 융기 측에 존재하게 된다. PCL이 손상되면 ACL과의 교차에 의한 경골의 회전 운동을 제어할 수 없게 된다.

2) PLS 손상과 후외측회전불안정증(PLRI)

PCL 손상에 PLS 손상이 동반되면 **후외측회전불안정증**(PLRI)을 보일 수 있다(그림 12-8). 이 경우 슬관절 90° 굴곡위, 하퇴 외회전위에서 경골을 후방으로 밀어 넣으면 경골의 후방 이동량이 증가한다.

▸ **후외측회전불안정증 (PLRI)**
postero-lateral rotatory instability

일반적으로 슬관절 신전 운동의 최종범위에서는 경골의 **외회전 운동**이 발생하며 슬관절의 안정성을 높인다. 이때 경골의 운동을 **screw home movement**라고 한다.

PLRI가 존재하면 경골 후외측으로의 동요성이 증가하므로 보행 등에 있어서도 슬관절 신전 운동의 최종범위에서 불안정감이나 통증을 유발할 수 있다.

후방십자인대 손상 : 정리

✓1 왜 후방십자인대 손상이 발생하는가?

PCL은 대퇴골에 대해 경골 후방으로의 아탈구를 방지하는 기능을 가지고 있다. 따라서 자동차 사고로 대시보드에 무릎을 부딪히거나, 낙상으로 무릎을 부딪힌 경우 등 무릎 굴곡위에서 경골 근위단에 전방에서 후방으로 큰 외력이 가해지는 경우에 PCL 손상이 발생한다.

✓2 왜 슬관절 운동으로 후외측부에 통증이 발생하는가?

PLS는 슬관절 신전 운동의 최종범위에서 긴장하여 경골을 외회전시킨다. 또한, 굴곡 초기에는 슬와근이 수축함으로써 후방관절낭의 긴장을 높인다. PCL 손상 무릎에서는 PLS 손상이 있는 경우가 많아 슬관절 신전 운동에 의한 신장 부하로 인해 슬관절 후외측에 통증이 발생한다. 또한, 굴곡 시 슬와근의 수축력이 잘 발휘되지 않으면 이 부위에 관절낭의 끼임이 발생한다.

✓3 보행 시 불안정감의 원인은?

ACL과 PCL은 서로 교차하여 경골의 회전 운동을 제어하고 있으며, 슬관절의 회전 중심은 경골 내측과의 과간 융기 측에 존재한다. PCL 손상 무릎에서는 경골의 회전 운동을 제어할 수 없다. 또한, PLS 손상을 동반하여 PLRI를 보이면 경골 후외측으로의 동요성이 증가한다. 따라서 보행 등에서도 슬관절 신전 운동의 최종범위에서 불안정감이나 통증이 발생할 수 있다.

참고문헌

1. Girgis FG : The cruciate ligament of the knee joint : Anatomical functional and experimental analysis. Clin Orthop Relat Res 106 : 216–231, 1975
2. Winkler PW, et al : Evolving evidence in the treatment of primary and recurrent posterior cruciate ligament injuries, part 1 : anatomy, biomechanics and diagnostics. Knee Surg Sports Traumatol Arthrosc 29 : 672–681, 2021
3. Kaplan EB : The Fabellofibular and short lateral ligaments of the knee joint. J Bone Joint Surg Am 43 : 169–179, 1961
4. 出家正隆，越智光夫：総論．臨床スポーツ医学20：633–637，2003

13 장경인대증후군
Iliotibial band friction syndrome

증례

17세, 여성. 장거리 육상 선수로 이전부터 달리기 중 우측 무릎 외측부에 통증을 느꼈다. 최근 통증이 심해져 연습을 지속할 수 없게 되어 정형외과를 방문하였다.

우측 대퇴골 외측상과에 통증이 있었고, compression test 양성, Ober's test 양성이었다. X선상에는 특이 소견이 보이지 않았고 ✓1 **장경인대증후군으로 진단**해 물리치료를 시작하였다.

슬관절 가동범위는 정상이었으나, 고관절 굴곡 가동범위는 제한되었다. 압통은 외측상과부, 외측광근, 대퇴근막장근, 대둔근에서 확인되었고, **static alignment**에서는 **frog's eye**가 관찰되었다. 슬관절 신전 근력에서는 신전 최종범위에서의 근력저하가 있었고, 내측광근의 위축이 관찰되었다.

달리기를 중단하고, ✓2 **대퇴근막장근과 대둔근의 이완을 실시**하였다. 그 결과 통증은 호전되었으나, 달리기를 재개하면 통증이 재발하였다. 그래서 ✓3 **외측광근의 이완**(▶ 영상 13)과 내측광근의 근력강화 트레이닝을 추가한 결과, static alignment와 슬관절 신전 근력이 개선되었고, 달리기 시 통증도 사라졌다.

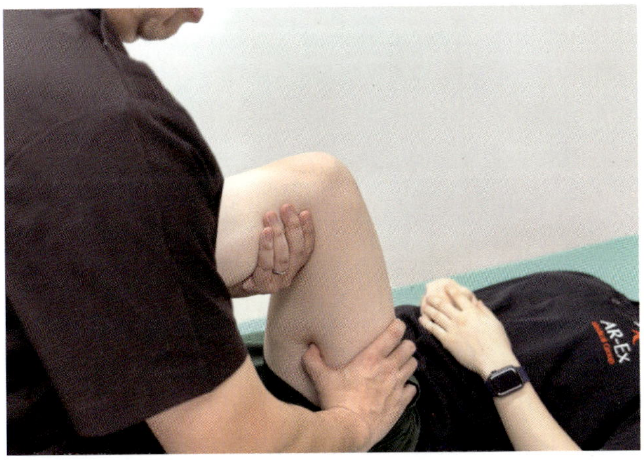

외측광근의 이완(relaxation)

용어해설

Static alignment
안정 시 뼈와 뼈의 배열을 말한다. 불량한 static alignment는 관절이나 연부조직에 가해지는 응력을 증가시키므로 문제가 된다.

용어해설

Frog's eye
슬개골이 외측으로 변위된 static alignment. 전방에서 볼 때 슬개골이 외측에 위치하는 모습이 개구리(frog)의 눈(eye)처럼 보인다고 하여 붙여진 이름이다.

▶ 영상 13

본 증례의 해부학적 접근

✓1 왜 달리기로 인해 장경인대증후군이 발생했는가?
✓2 왜 대퇴근막장근과 대둔근의 이완을 실시했는가?
✓3 왜 외측광근의 이완으로 장경인대 통증이 사라졌는가?

질환노트

장경인대증후군
달리기 장애 중 하나이다. 달리기 시 무릎의 굴신으로 장경인대와 대퇴골 외측상과가 마찰하여 발병한다.

✓1 왜 달리기로 인해 장경인대증후군이 발생했는가?

1) 장경인대의 구조와 기능

▸ **장경인대**
iliotibial band

▸ **대퇴골 외측상과**
lateral epicondyle of femur

장경인대는 대퇴의 외측면을 하행하고, **대퇴골 외측상과**를 지나 경골조면의 외측에 존재하는 결절(**Gerdy 결절**)에 부착하는 단단한 결합조직성의 피막이다. 따라서 고관절 운동과 슬관절 운동을 제동하는 기능을 가진다(**그림 13-1**). 통증이 발생하는 슬관절에 대해서는 **무릎 내반**과 **하퇴 내회전 운동**에 대한 제동 작용을 가진다.

장경인대는 슬관절 굴곡신전 운동의 운동축 위를 활주하고, 슬관절 45° 굴곡위를 경계로 하여 그 작용 방향이 변화한다(**그림 13-2**).

- **45° 굴곡위부터 신전범위** : 운동축의 전방을 통과하므로 **무릎 신전**에 작용한다.
- **45° 굴곡위부터 굴곡범위** : 운동축의 후방을 통과하므로 **무릎 굴곡**에 작용한다.

2) 달리기 동작의 운동학

달리기 동작에서 무릎은 굴곡위에서 접지한 후, 다시 굴곡 운동을 하여 충격을 완충한다. 그 후 무릎 신전 운동에 의해 몸의 중심을 끌어올리고, 족부가 지면에서 떨어지기 직전부터 무릎 굴곡 운동이 발생하여 하지를 들어올린다. 마지막으로 무릎 신전 운동에 의해 족부가 다시 지면에 접지한다. 이처럼 한 번의 달리기 주기 동안 무릎에서는 두 번의 굴신 운동이 일어난다. 따라서 주행 등에서 빠른 굴곡신전 운동이 반복되면 장경인대와 대퇴골 외측상과 사이에 **큰 마찰력**이 발생하게 된다(**그림 13-3**).

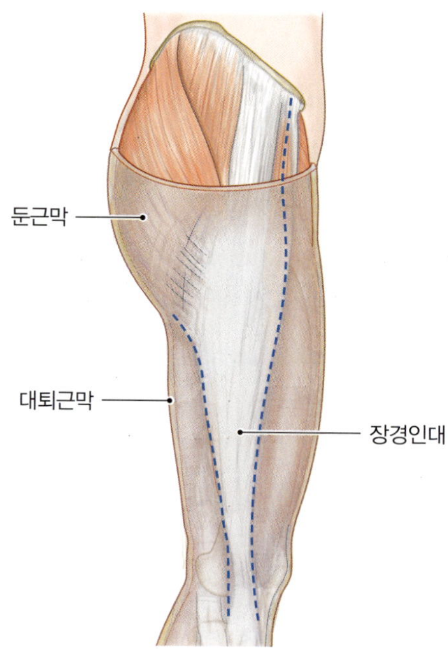

그림 13-1 장경인대
대퇴근막은 대퇴 외측부에서 가장 두꺼운 부분으로, 이 부분을 장경인대라고 한다.

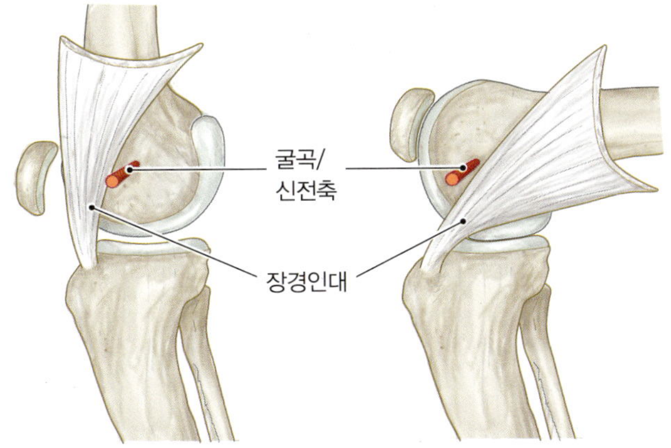

a 45° 굴곡위부터 신전범위　　b 45° 굴곡위부터 굴곡범위

그림 13-2 장경인대의 슬관절에 대한 작용(외측면)

a : 장경인대는 운동축의 전방을 통과하므로 무릎 신전에 작용한다.
b : 장경인대는 운동축의 후방을 통과하므로 무릎 굴곡에 작용한다.

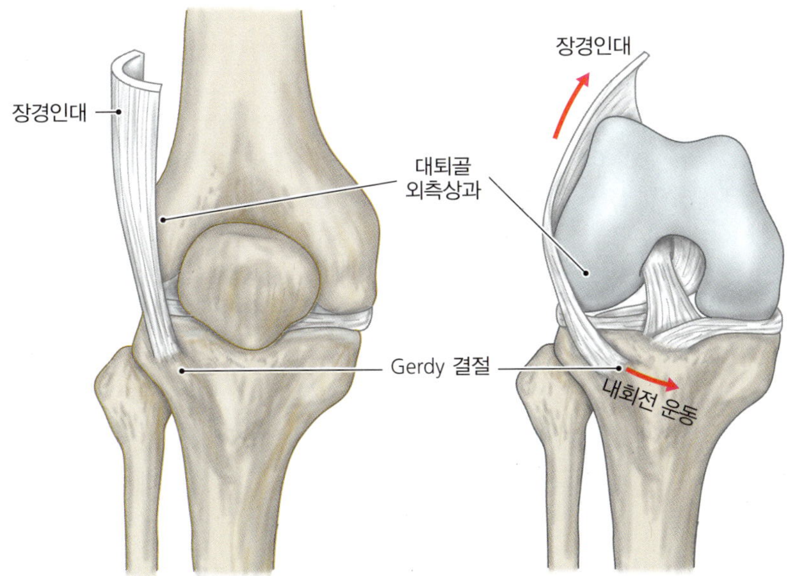

a 신전위　　b 굴곡위

그림 13-3 슬관절 지위와 장경인대의 주행(전면)

무릎 신전위(a)에 비해 굴곡위(b)에서 장경인대는 외측상과를 지난 후, 전내측 하방으로 주행하므로 외측상과에 의해 표층으로 밀려 올라간다.

3) 장경인대의 주행

대퇴골은 생리학적으로 외반되어 있어 무릎 신전위에서 장경인대는 대퇴골 외측상과를 지나 곧장 Gerdy 결절을 향해 주행한다. 그러나 무릎이 굴곡되면 하퇴에 내회전 운동이 발생하기 때문에 장경인대는 대퇴골 외측상과를 지난 후, **전내측 하방**을 향해 주행할 수밖에 없다(**그림 13-3**). 그 결과 장경인대는 가장 외측으로 돌출된 골성 융기인 **대퇴골 외측상과**에 의해 외측으로 밀려나게 된다. 따라서 대퇴골 외측상과의 1~2cm 근위부를 압박하며 무릎을 신전시켰을 때 통증의 재현성을 확인하는 **compression test**가 양성으로 나타

해보자!

Compression test

대퇴골 외측상과의 근위부를 압박하고, 슬관절 굴곡 신전 운동을 실시하여 장경인대와 외측상과부에 마찰력을 가했을 때 슬관절 외측부의 통증을 확인한다.

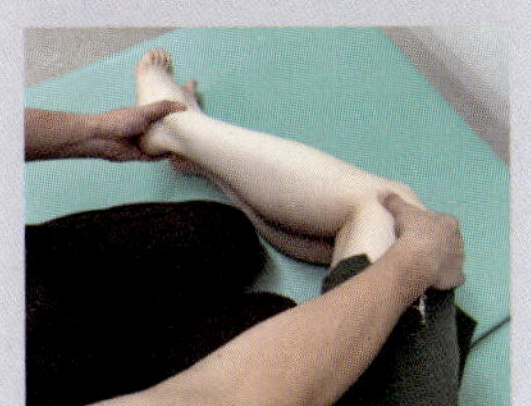

난다.

4) 장경인대증후군의 병태

대퇴골 외측상과의 부근에서 장경인대 및 그 심층의 활액낭에 염증이 발생하는 병태가 **장경인대증후군**으로 여겨진다.

▸ **장경인대증후군**
iliotibial band friction syndrome

그러나 최근 장경인대와 대퇴골 외측상과 사이에는 활액낭이 존재하지 않고, 대신 **지방체**가 존재하며 이 지방체에는 신경종말이나 혈관이 많이 존재하므로 장경인대증후군이 활액낭염보다는 지방체의 염증일 가능성을 지적하는 연구도 있다.[1)]

본 증례와 같이 주행 시 무릎의 내반이 강화되고, 하퇴의 내회전이 강화되는 사례에서는 주행 시 장경인대 또는 장경인대 바로 아래에 위치한 지방체에의 압축 부하가 증가되므로 **달리기 자세의 개선**을 염두에 둔 고관절이나 족부·족관절에 대한 운동요법이 필요하다.

column

장경인대와 슬개대퇴관절증

▸ **슬개대퇴관절증**
patellofemoral osteoarthritis

장경인대는 경골의 Gerdy 결절에 부착한다고 알려져 있는데, 장경인대의 가장 천층이자 전방의 섬유속은 슬개골의 외측에서 표면으로 이어진다.[2)] 굴곡 운동에 의해 장경인대가 후방으로 활주하면 이 섬유속이 긴장해 슬개골을 대퇴골에 밀착시켜 슬개대퇴관절의 안정화에 기여한다.

슬개골을 외측으로 견인하는 힘이 강화되어 발병하는 외측형 슬개대퇴관절증에서는 외측광근의 유연성 저하가 문제시되지만, 장경인대의 유연성에도 주목해야 한다.

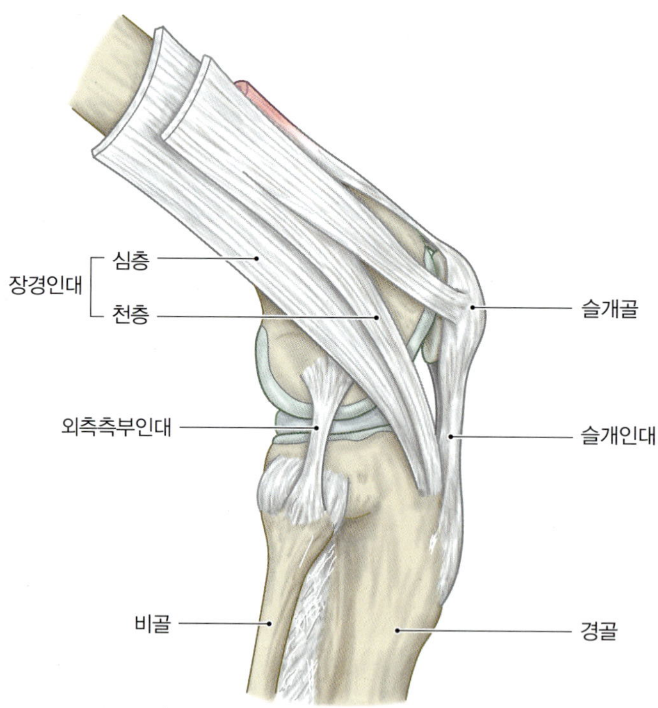

✓2 왜 대퇴근막장근과 대둔근의 이완을 실시했는가?

1) 고관절 주위 근육의 구조

장경인대증후군에 대한 운동치료에서는 고관절 주위 근육의 기능 평가가 매우 중요하다. 고관절 주위 근육을 감싸는 근막에는 **대퇴근막**과 **둔근근막**이 있으며, 두 근막은 연속된 근막이다.

▸ **대퇴근막**
fascia lata

▸ **둔근근막**
fascia glutea

- **대퇴근막** : 대퇴부근육을 감싸는 근막으로 외측부가 가장 두껍고, 이 부분을 장경인대라고 한다(그림 13-1, ➡ p164).
- **둔근근막** : 둔근을 덮는 근막. 대둔근을 덮는 부분이 가장 두껍고, 중둔근이 기시한다.

장경인대 근위부의 섬유속 구조는 천층과 심층으로 나뉜다.

- **천층** : 주로 대둔근의 표층 건막이 이행되어 구성된다.
- **심층** : **대둔근** 상부 3/4의 근속, **중둔근**의 표층 근속과 그 근막, **대퇴근막장근**이 이행되어 구성된다.[3] 이 3가지 근육은 관골에서 기시하여 **고관절 외전 운동**에 작용한다(그림 13-4).

▸ **대둔근**
gluteus maximus m.

▸ **중둔근**
gluteus medius m.

▸ **대퇴근막장근**
tensor fasciae latae m.

2) 관골과 둔근선

직립이족보행을 하는 인간에서는 **관골**이 크게 발달해 기시부를 넓혀 전체적으로 큰 고관절 외전근력을 발휘할 수 있게 된다. **관골의 장골익**에는 전·후·하 3개의 둔근선이 존재한다. **둔근선**은 근육의 장력에 의해 생긴 선 모양의 융기이며, 각 근육의 기시부를 구분하고 있다.

▸ **관골의 장골익**
iliac wing

▸ **둔근선**
gluteal lines

- **대둔근** : **후둔근선**의 후방에서 기시한다.
- **중둔근** : **전둔근선**과 **후둔근선** 사이에서 기시한다.
- **대퇴근막장근** : **전둔근선**의 전방에서, 전상장골극의 외측에서 기시한다.

각 근육의 단축은 장경인대의 긴장을 증가시키므로 어느 근육의 단축으로 인해 장경인대의 긴장이 증가되는지를 파악할 필요가 있다.

해보자!

Ober's test

환측을 위로 한 옆으로 누운 자세에서 비검사 측의 고관절을 굴곡시키고, 검사 측 고관절을 외전시킨다. 그 상태에서 고관절을 수동적으로 내전시켜 비검사 측의 하지와 접촉할 수 있는지를 확인한다.
접촉할 수 있으면 음성, 접촉하지 않으면 양성이다. 이때 검사 측 골반이 내려가지 않도록 충분히 지지하는 것이 중요하다.

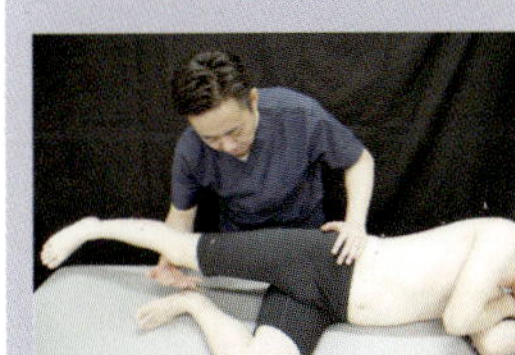

3) 대퇴근막장근의 구조와 기능

대퇴근막장근은 전상장골극의 외측에서 기시한 후, **대전자의 전방**을 통과해 장경인대에 이른다. 따라서 고관절 외전 작용 외에 고관절 굴곡과 내회전 운동에도 작용하여 이름처럼 대퇴근막의 긴장을 조절하고 있다. 대퇴근막장근이 단축되면 고관절 신전위에서의 내전 운동이 제한되어 Ober's test가 양성으로 나타난다.

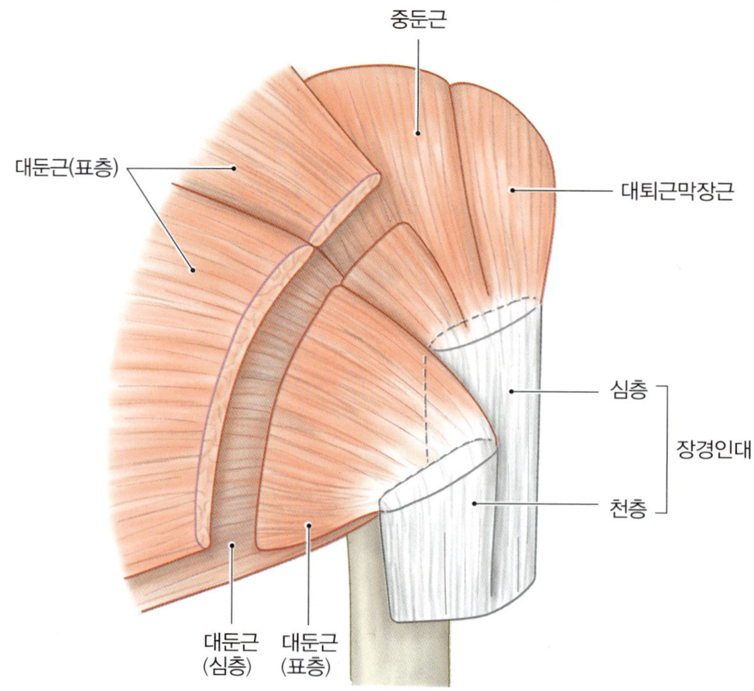

그림 13-4 장경인대 근위부의 구조
천층 : 주로 대둔근의 표층 건막이 이행되어 구성된다.
심층 : 대둔근 상부 3/4의 근속, 중둔근의 표층 근속과 그 근막, 대퇴근막장근의 근속과 연속성이 있다.

4) 대둔근의 구조와 기능

대둔근은 크게 표층과 심층으로 나뉜다.

▸ **둔근조면**
gluteus tuberosity

- 표층 : 요배건막이나 천골 · 미골의 외측연에서 기시하여 그 건막이 장경인대로 이행한다.
- 심층 : 장골익과 천결절인대에서 기시하여 대퇴골의 **둔근조면**에 정지한다.
  대둔근의 작용은 고관절의 내전/외전 운동축에 따라 구분된다(그림 13-5).
- 내전/외전 운동축보다 상방의 근속 : **고관절 외전 작용**
- 내전/외전 운동축보다 하방의 근속 : **고관절 내전 작용**

} 전체적으로 **고관절의 신전 작용**

대둔근의 단축으로 인한 장경인대 단축에서는 고관절 굴곡 최종범위에서 **둔부부터 대퇴 외측 후면의 신장감**을 호소한다.

5) 중둔근의 구조와 기능

중둔근은 대전자 상면에 정지하므로 순수한 고관절의 외전에 작용한다.
고관절의 굴신축에 따라 다음과 같은 작용으로 나눌 수 있다(그림 13-5).

- 고관절 굴신축보다 전방을 통과하는 전방 근속 : **고관절 굴곡 작용**
- 고관절 굴신축보다 후방을 통과하는 후방 근속 : **고관절 신전 작용**

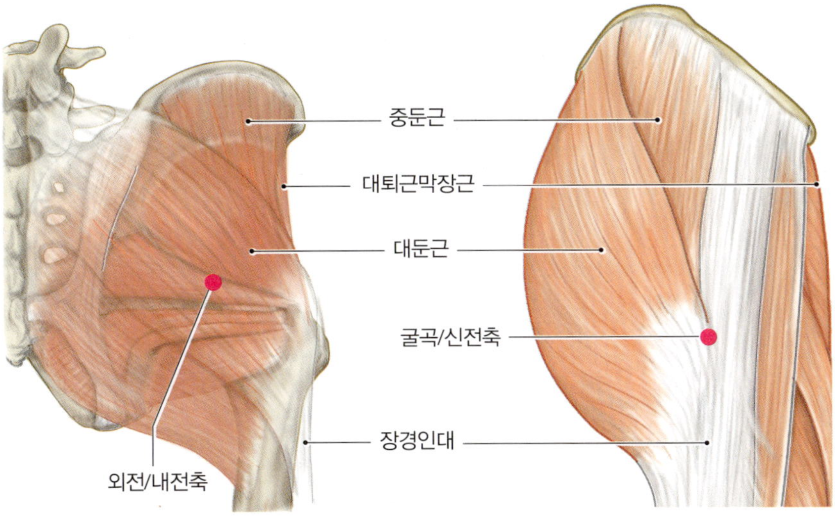

그림 13-5 대둔근과 중둔근의 작용

대둔근은 고관절 신전 작용을 갖는데, 외전/내전축의 상부에 존재하는 근속은 외전, 하부에 존재하는 근속은 내전 작용을 가진다. 중둔근은 고관절 외전 작용을 갖는데, 굴곡/신전축의 전방에 존재하는 근속은 굴곡, 후방에 존재하는 근속은 신전에 작용한다.

column

장경인대의 고관절 신전 작용

장경인대는 장골에서 경골에 걸쳐 대퇴 외측을 하행하므로 고관절의 내전이나 슬관절의 내반을 제동하는 정적인 작용을 가진다. 한편, 장경인대 근위부는 대둔근이나 중둔근, 대퇴근막장근의 근속과 연속성이 있어 동적인 작용도 있을 것으로 생각된다. 대둔근이나 중둔근, 대퇴근막장근의 근속이 진입하는 장경인대 심층 부분의 섬유속은 고관절 신전위일 때 대전자 후방에서 복잡하고 입체적으로 교차한다.[3]

직립이족보행을 하는 인간은 다른 동물과 달리 고관절을 신전위로 유지하는 것이 중요하다. 고관절 신전위에서 장경인대 심층 부분 섬유속의 입체적 교차가 대전자를 후방으로부터 지지하여 고관절은 신전위로 고정될 수 있는 것으로 생각된다. 인간 이외의 포유류에는 장경인대가 존재하지 않는다.[4]

이상과 같이 장경인대는 고관절을 신전위로 유지하는 작용이 있어 직립자세에서 운동할 때 고관절의 안정화에 중요한 역할을 담당하는 것으로 생각된다.

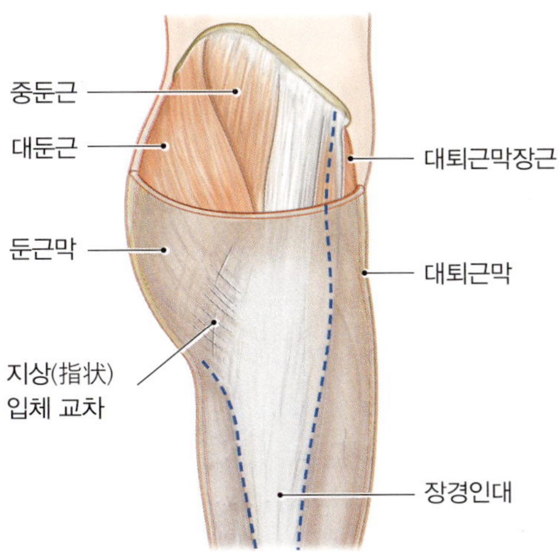

따라서 전방 근속의 단축에서는 대퇴근막장근과 마찬가지로 Ober's test가 양성으로 나타나며, 후방 근속의 단축에서는 대둔근과 마찬가지로 고관절 굴곡 가동범위에 제한이 발생한다.

6) 본 증례의 평가

운동치료를 할 때는 정형외과적 검사나 관절 가동범위검사에만 의존하지 말고 정확한 근육의 촉진도 추가하여 원인을 명확히 할 필요가 있다.

본 증례에서는 Ober's test가 양성, 고관절 굴곡 가동범위 제한을 보였으나 중둔근에 압통이 없는 것으로 보아 **대퇴근막장근**과 **대둔근**이 원인으로 생각된다. 따라서 두 근육의 유연성을 높이기 위한 운동치료를 실시하였다.

✓3 왜 외측광근의 이완으로 장경인대 통증이 사라졌는가?

1) 외측광근의 구조와 기능

▸ **외측광근**
vastus lateralis m.

▸ **조선 외측순**
lateral lip of linea aspera

▸ **경골조면**
tibial tuberosity

▸ **구획**
compartment

외측광근은 대퇴골 후면에 존재하는 **조선 외측순**에서 기시하여 슬개골에 부착하고, 슬개건을 통해 **경골조면**에 정지한다. 대퇴 외측부를 넓게 덮고 있는 큰 근육이며, 당연히 대퇴근막으로 덮여 있다(**그림 13-6**).

장경인대는 대퇴근막 외측부의 가장 두꺼운 부분이다. 장경인대의 긴장이 증가하면 대퇴근막의 긴장도 증가하여 외측광근을 감싸는 **구획**의 내압이 상승한다. 이 내압의 상승으로 외측광근의 장력은 증가하므로 장경인대의 긴장이 증가한 **장경인대증후군**에서는 외측광근의 과긴장이 확인되는 경우가 많다.

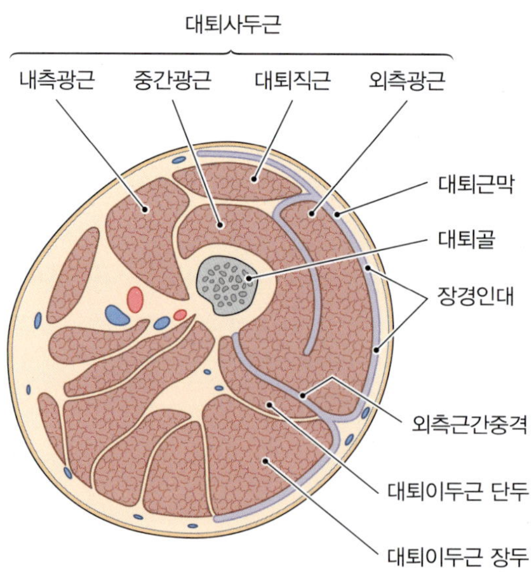

그림 13-6 외측광근과 대퇴근막, 장경인대의 관계

외측광근은 대퇴 외측부를 넓게 덮고 있는 큰 근육이며 대퇴근막으로 덮여 있다.

2) 지방체와의 위치 관계

장경인대증후군의 병태로, 해부학적으로는 지방체의 염증 가능성이 있음을 앞서 언급했다(➡ p156). 이 지방체는 외측이 **장경인대**, 내측이 **대퇴골 외측상과**, 근위부가 **외측광근**으로 구성된 공간내에 존재한다(**그림 13-7**).

장경인대의 긴장이 증가하면 이 공간은 좁아지고, 내압이 증가한다. 또한, 슬관절이 굴곡하거나 외측광근이 수축할 때 외측광근은 원위로 활주하므로 이 공간은 좁아지고, 내압이 증가한다(**그림 13-7**).[1] 이 공간의 내압이 증가하면 지방체에 가해지는 압축 부하가 높아져 통증이 발생한다고 생각된다.[1]

장경인대증후군에 대한 운동치료에서는 장경인대의 유연성을 개선하는 동시에 외측광근의 유연성도 개선하는 것이 효과적이다.

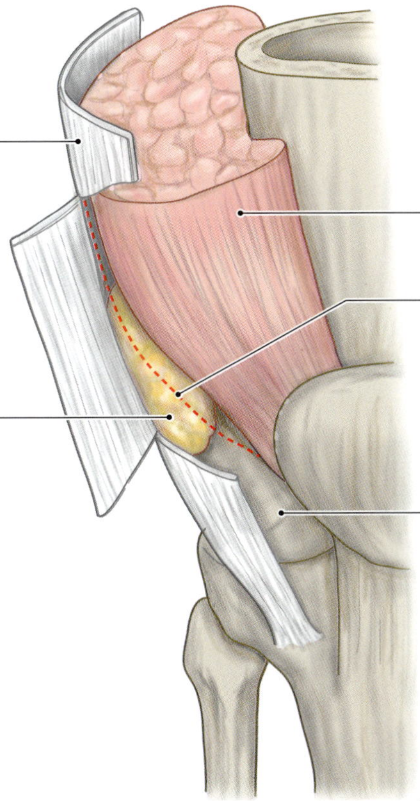

그림 13-7 장경인대와 외측광근과 지방체의 위치 관계

지방체는 외측이 장경인대, 내측이 대퇴골 외측상과, 근위부가 외측광근으로 구성된 공간내에 존재한다. 외측광근의 긴장이 증가하면 이 구획의 내압이 상승하여 장경인대증후군이 발생한다.

장경인대증후군 : 정리

✓1 왜 달리기로 인해 장경인대증후군이 발생했는가?

달리기 등에서 슬관절의 빠른 굴곡과 신전 운동이 반복되면서 장경인대와 대퇴골 외측상과 사이에 큰 마찰력이 발생한다. 장경인대와 대퇴골 외측상과 사이에는 지방체가 존재한다. 주행 시 무릎의 내반이 강화되고, 하퇴의 내회전이 강화되는 사례에서는 장경인대 또는 장경인대 바로 아래에 위치한 지방체에 대한 압축 부하가 높아져 장경인대증후군이 발생한다.

✓2 왜 대퇴근막장근과 대둔근의 이완을 실시했는가?

장경인대의 근위부는 천층과 심층으로 나뉜다. 천층은 주로 대둔근의 표층 건막이 이행되어 구성된다. 심층은 대둔근의 상부 3/4의 근속, 중둔근의 표층 근속과 그 근막, 대퇴근막장근의 근속과 연속성이 있다. 따라서 이 근육들에 접근하면 장경인대의 유연성을 향상시킬 수 있다.

✓3 왜 외측광근의 이완으로 장경인대 통증이 사라졌는가?

외측광근은 대퇴 외측부를 넓게 덮고 있으며, 대퇴근막으로 덮여 있다. 장경인대는 대퇴근막의 외측부에서 가장 두꺼운 부분이므로 장경인대의 긴장이 증가하면 대퇴근막의 긴장도 증가한다. 따라서 장경인대증후군에서는 외측광근의 과긴장이 확인되는 경우가 많다. 또한, 슬관절이 굴곡되거나 외측광근이 수축하면 지방체에 가해지는 압축 부하가 높아져 통증이 발생한다.

참고문헌

1. Fairclough J, et al : The functional anatomy of the iliotibial band during flexion and extension of the knee : implications for understanding iliotibial band syndrome. J Anat 208(3) : 309-316, 2006
2. 三浦真弘，ほか：腸脛靱帯遠位部の線維構築と大腿—膝外側支持機構との関連性について．臨床解 剖研究会記録7：20-21，2007
3. 三浦真弘，ほか：腸脛靱帯の構成線維とその機能解剖学的意義について．臨床解剖研究会記録6： 6-7，2006.
4. Kaplan EB, et al : The Iliotibial Tract : Clinical and Morphological significance. J Bone Joint Surg Am 40 : 817-832, 1958

14 반월연골판 손상

Meniscus injury

증례

54세, 여성. 계단을 내려갈 때 좌측 무릎 후면에 통증을 느꼈다. 이후 경과 관찰 중 좌측 무릎을 구부릴 때 슬와부의 통증으로 굴곡이 어려웠으며, 또한 무릎을 완전히 신전하지 못해 본원에 내원하였다.

통증은 좌측 슬관절 내측부터 후방에 나타났으며, MRI상 ✓1 **내측반월연골판의 탈출과 퇴행성 파열이 관찰**되어 내측반월연골판 손상으로 진단되었다. 보존적 치료로 통증이 개선되지 않아 ✓2 **내시경적 내측반월연골판 봉합술을 시행**하였다.

수술 후 슬관절을 신전위로 3주간 고정하고, 고정기간 동안 대퇴사두근의 등척성 수축 운동, 족관절·발가락의 능동 운동을 시행하였다. 수술 3개월 후 슬관절 가동범위는 신전 0°, 굴곡 130°였고, ✓3 **능동 운동에서의 슬관절 신전 가동범위는 -10°**였다. 또한, ✓4 **계단 오르내리기를 할 때 슬개대퇴관절의 상외측 부위에 통증**이 나타났다. 슬개골 상방으로의 가동성이 저하되어 슬개인대 주위의 압통이 확인되었다. 슬개골의 가동성을 개선하기 위해 슬개하지방체에 대한 도수치료(▶ 영상 14)와 대퇴사두근의 근력강화를 시행한 결과, 슬관절 능동 운동에서의 가동범위도 개선되었고, 수술 후 6개월 만에 통증도 사라져 일상생활에 지장이 없는 상태가 되었다.

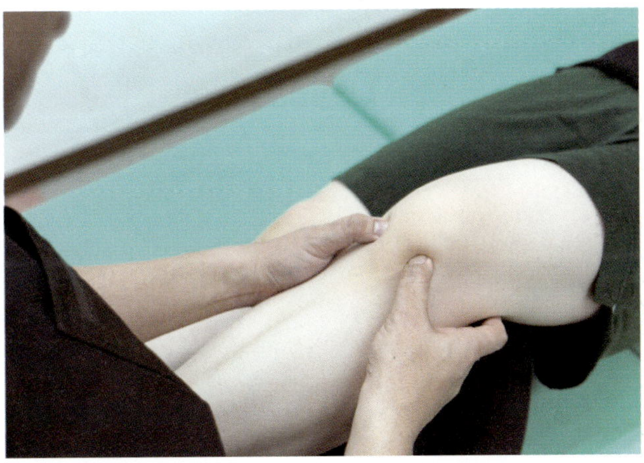

슬개하지방체에 대한 도수치료

▶ 영상 14

질환노트

반월연골판 손상

한 번의 큰 외력에 의해 발생하는 급성 반월연골판 손상과 슬관절에 빈번하게 가해지는 외력에 의해 발생하는 만성 반월연골판 손상으로 나뉜다. 무릎 통증과 가동범위 제한으로 인해 스포츠 활동이나 일상생활에 지장을 초래한다. 젊은 층에서는 스포츠 외상에 의한 것이 많고, 고령층에서는 노화로 인한 반월연골판의 퇴행성 파열이 많다. 반월연골판 변연부의 종파열에서는 관절경적 봉합을 시행하지만, 수평 파열이나 횡파열은 부분 절제를 시행한다.

본 증례의 해부학적 접근

- ✓1 왜 반월연골판이 탈출하는가?
- ✓2 왜 내시경적 내측반월연골판 봉합술을 시행했는가?
- ✓3 왜 수술 후 능동 운동에서의 완전 신전이 불가능한가?
- ✓4 왜 계단 오르내리기를 할 때 슬개대퇴관절의 상외측 부위에 통증이 나타나는가?

✓1 왜 반월연골판이 탈출하는가?

1) hoop stress에 대항하는 구조

▸ **반월연골판**
meniscus

반월연골판은 탄력성이 있는 섬유연골 조직으로서 경골대퇴관절 사이에 개재하여 쿠션과 같은 충격 완충 작용을 발휘한다. 그러나 쿠션도 수직으로 힘이 가해지면 완충 작용을 발휘할 수 있지만, 곡률을 가진 대퇴골 과부에 의한 하중 응력은 쿠션에 대해 수평 방향의 힘을 발휘한다. 이러한 종단면이나 원통 모양의 벽에 작용하는 인장 응력을 **hoop stress(후프 응력)**라고 한다. 이 응력을 견디기 위해서는 전근과 후근으로 경골에 부착하는 동시에 변연이 내측관절낭에 부착되어 내측관절낭이 긴장하는 것이 중요하다. 예를 들어, 텐트를 칠 때 골조에 텐트를 고정하고, 그 골조를 지면에 꽂음으로써 강하게 고정하는 것과 같은 원리이다. 지면에 고정하는 부분이 경골 부착부이고, 골조로 텐트를 고정하는 부분이 관절낭이라고 생각하면 이해하기 쉽다. 이러한 조건이 충족되는 동안 반월연골판은 hoop stress에 대항할 수 있다.

2) 후근 파열의 분류와 부상 기전

▸ MMPRT
medial meniscus posterior root tear

내측반월연골판 중에서도 후근 파열을 **MMPRT**라고 한다(**그림 14-1**).[1] 이 상태가 되면 반월연골판은 hoop stress를 견디지 못하고 내측 방향으로 탈출하게 된다. MMPRT는 퇴행성 슬관절증의 진행을 가속시키는 것으로 생각되며, 발견되는 경우는 관혈적 치료로 반

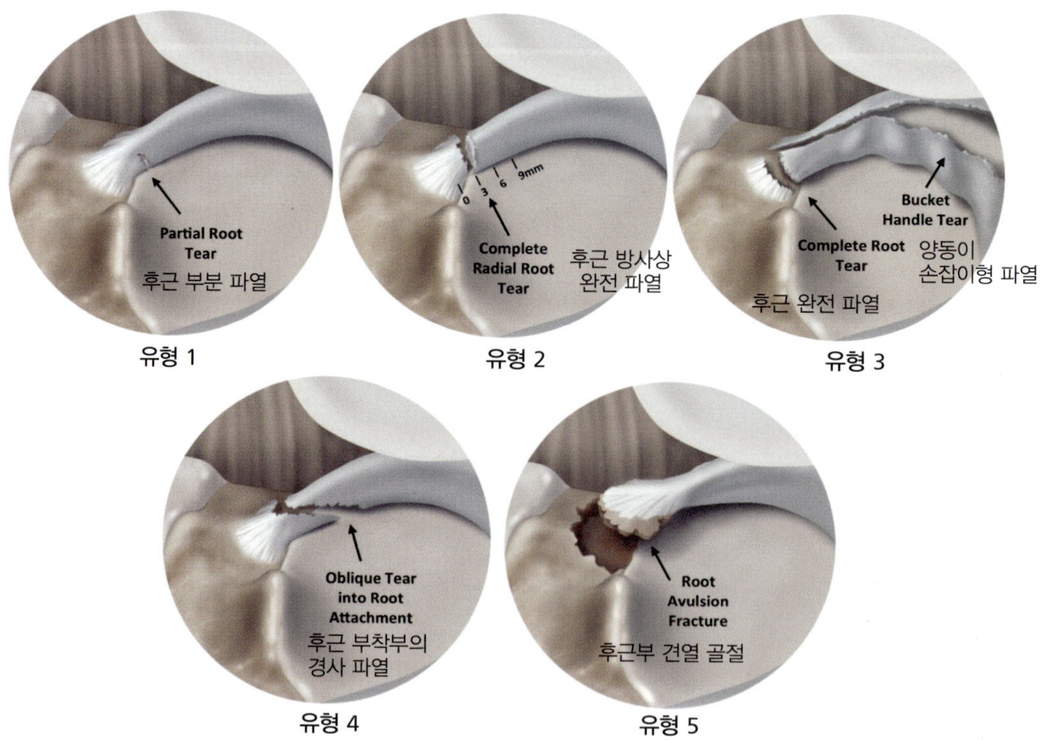

그림 14-1 MMPRT의 유형 분류
〔LaPrade MC : Meniscal Root tears, A classification system based on tear morphology. AMJSM 43(2) : 363-369, 2014에서 인용〕

월연골판을 수복하는 것이 바람직하다고 알려져 있다.

Frumatsu 등[2]은 무릎 후방 내측에 파열음(pop sound)을 동반한 통증을 자각하고, MMPRT로 진단받은 100명의 환자를 대상으로 자세한 부상 기전을 청취했다. 그 결과, 계단 내려가기 동작이 38%로 가장 많았고, 보행 동작이 18%, 스쿼트와 같이 무릎을 깊게 구부리는 동작이 13%였다고 보고하였다. Yokoe 등은 보행이나 조깅, 계단 내려가기 동작, 착지 동작 중 MM 후근에 가해지는 전단력을 추정한 결과, 무릎이 굴곡될수록 증가하며, 특히 계단 내려가기 동작 중 전단력이 크다는 것을 보여주었다.[3]

3) 내반 정렬의 영향

내반 정렬에서는 하중선이 내측으로 이동하여 무릎 내측부에 가해지는 압축 부하가 증가한다. 결과적으로 hoop stress가 증가하게 되므로 내반 정렬은 내측반월연골판의 탈출을 조장하는 요인 중 하나로 여겨진다.

Ishii 등은 내반 정렬을 교정할 목적으로 외측 쐐기형 인솔을 장착하여 내측반월연골판의 탈출량이 감소하는 것을 보여주었다.[4]

4) 골극의 발생

내측형의 퇴행성 슬관절증에서는 무릎 내측부의 관절 간격 변연부에 **골극**이 발생한다. 이 변연부에는 활막성 관절낭이 존재한다. 이 활막성 관절낭은 표층의 섬유층과 분리되지 않고, 반월연골판과 연속되는 부분을 **반월경골인대**, **반월대퇴인대**라고 한다. 즉, 이 관절 간격 변연부에는 관절 운동 시 항상 역학적 스트레스가 가해질 것으로 보인다. 역학적 스트레스에 노출되면 연부조직을 안정화시키기 위해 골극이 발생한다고 생각된다. 또한, 이 골극은 연골에서 뼈로 대체되는 것으로 알려져 있으며, X선 검사에서는 골극이 발생하지 않은 것처럼 관찰되더라도 실제로는 연골극이 발생하는 경우도 가정할 수 있다. 이 골극이나 연골극이 완성되면 반월경골인대나 반월대퇴인대의 부착부가 더 내측으로 이동하므로 **내측반월연골판의 내측 이동**이 발생한다.

즉, 내측반월연골판의 탈출을 방지하려면 hoop stress를 흡수하기 위해 반월연골판이 경골 부착부에서 경골 고원에 고정되고, 활막층을 포함한 내측관절낭의 적절한 긴장을 얻을 수 있어야 한다. Tsutsumi 등은 반막양근의 건초 구조가 내측관절낭에 부착되어 있음을 보여주었다.[5] 또한, 반막양근 스트레칭 등의 운동치료로 내측반월연골판의 탈출이 개선되는 것도 보고되었다.[6] 이러한 연구 결과를 바탕으로 내측관절낭에 부착하는 구조에 대한 운동치료는 내측반월연골판의 탈출을 개선시킬 가능성이 있어 향후 연구가 기대된다.

▸ **골극**
osteophyte

▸ **반월경골인대**
meniscotibial ligament

▸ **반월대퇴인대**
meniscofemoral ligament

✓2 왜 내시경적 내측반월연골판 봉합술을 시행했는가?

1) 경골대퇴관절의 구조

경골대퇴관절의 관절두인 대퇴골의 **내측과**·**외측과**는 크고, 둥글다. 반면, 관절와인 경골의 내측과·외측과는 작고, 얕다. 따라서 경골대퇴관절의 안정성은 결코 높지 않다. 그

▸ **경골대퇴관절**
femorotibial joints

▸ **내측과**
medial condyle

▸ **외측과**
lateral condyle

안정성을 보완하는 구조 중 하나가 **반월연골판**이다.

2) 반월연골판의 구조와 기능

반월연골판은 경골대퇴관절 간격의 내측·외측에 존재한다. 경골대퇴관절의 변연부에서는 두껍고, 관절낭과 결합되어 있으며, 중앙으로 갈수록 얇아지는 구조를 가지고 있다(**그림 14-2**).

따라서 대퇴골 과부의 형상에 적합한 구조가 되어 경골대퇴관절의 안정성을 높이는 동시에 중력에 의해 발생하는 경골대퇴관절에 가해지는 **하중 응력**을 분산시킨다(**그림 14-3**). 슬관절 운동에 따라 경골대퇴관절의 적합성이 변화하더라도 그 적합성을 높이기 위해 반월연골판은 굴곡 시에 후방으로, 신전 시에 전방으로 이동한다.

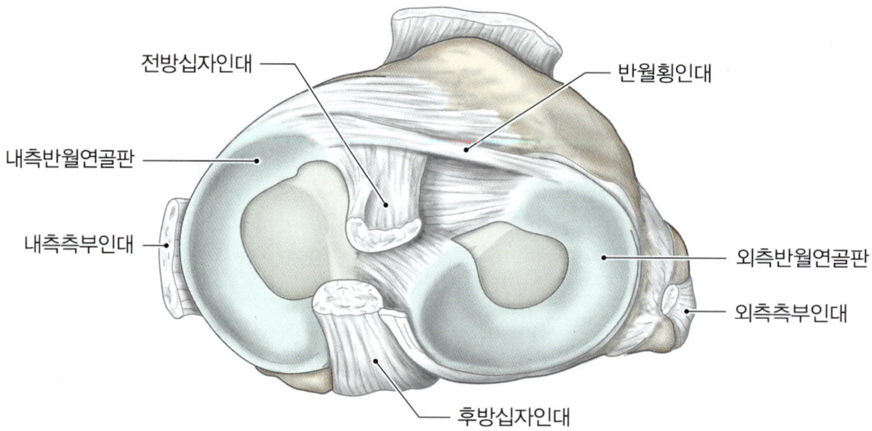

그림 14-2 반월연골판

내측반월연골판은 C자형, 외측반월연골판은 O자형이며, 내측반월연골판이 외측반월연골판보다 크다.

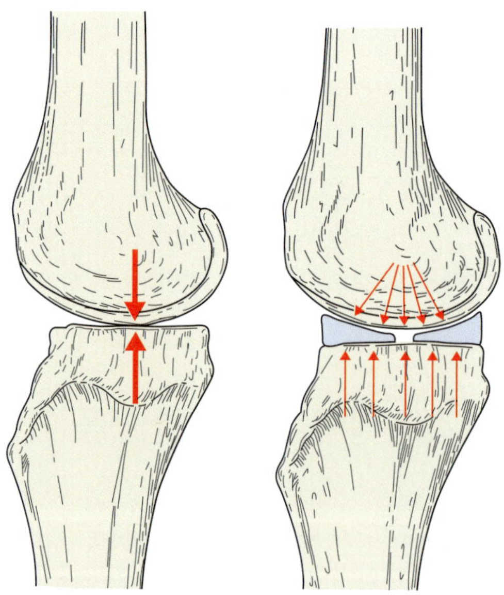

그림 14-3 반월연골판의 기능

반월연골판에 의해 경골대퇴관절에 가해지는 하중 응력이 분산된다.

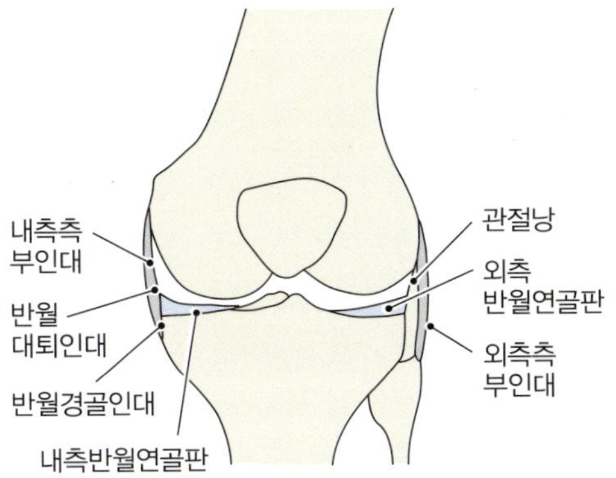

그림 14-4 내측 · 외측반월연골판과 내측 · 외측 측부인대의 관계

내측반월연골판 : 내측측부인대와 결합한다.
외측반월연골판 : 외측측부인대와 결합하지 않는다.

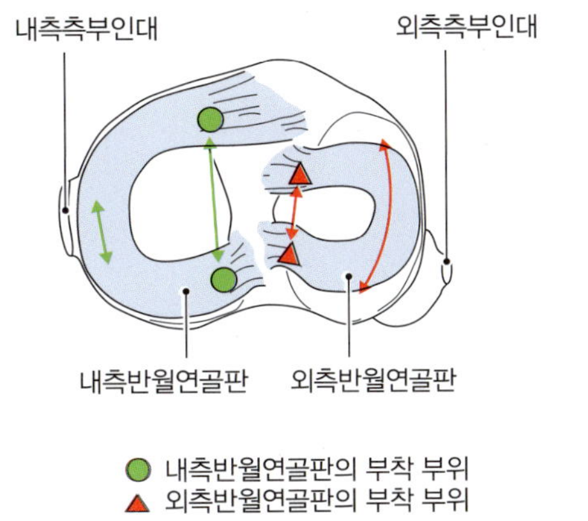

그림 14-5 반월연골판의 부착 부위와 이동거리

내측반월연골판 쪽이 부착부 사이의 거리가 길기 때문에 이동거리가 작아진다.

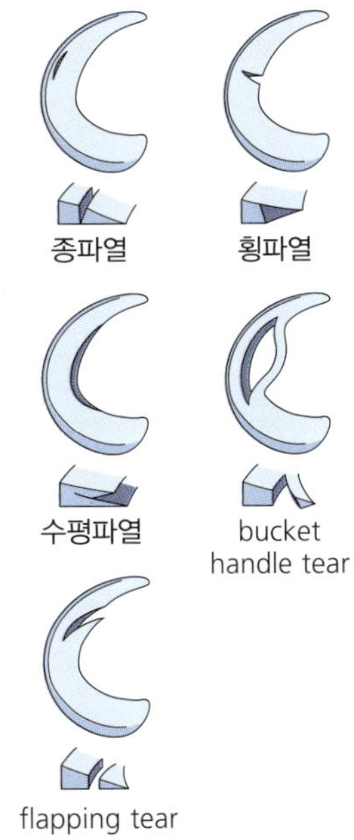

그림 14-6
반월연골판의 손상 형태

내측반월연골판은 관절낭을 통해 내측측부인대의 최심층에 존재하는 **반월대퇴인대** 및 **반월경골인대**와 결합되어 있다. **외측반월연골판**은 외측측부인대와 결합하지 않는다(그림 14-4). 또한, 내측 · 외측 모두 전방은 **전과간구**, 후방은 **후과간구**에서 경골에 부착되어 있으나, 부착부 사이의 거리는 내측반월연골판이 더 길다(그림 14-5).[7] 따라서 내측반월연골판은 외측반월연골판보다 무릎 굴곡신전 시 가동성이 떨어진다.

반월연골판의 조직학적 구조는 **섬유연골 조직**으로, 쿠션처럼 슬관절에 가해지는 하중 응력을 완충한다. 내측반월연골판의 후방 부분은 경골 내측과 후방의 제방이 되어 **경골의 전방 이동**을 제동한다.

▸ **내측반월연골판**
medial meniscus

▸ **반월경골인대**
meniscotibial ligament

▸ **외측반월연골판**
lateral meniscus

▸ **전과간구**
anterior intercondylar area

▸ **후과간구**
posterior intercondylar area

3) 반월연골판 손상의 종류

반월연골판 손상에서는 변연 박리를 동반하며 전후 방향으로 파열되는 **종파열**이 가장 많다. 고령자에서는 중심부가 위아래로 파열되는 **수평파열**이나 **변성**이 많아진다. 또한, 내외측 방향으로 파열되는 **횡파열**이나 횡파열과 종파열이 복합된 **parrot beak tear**, 종파열 또는 횡파열과 수평파열이 복합된 **flapping tear**, 본 증례와 같이 종파열로 파열단이 말려 올라간 **양동이 손잡이형 파열(bucket handle tear)** 등의 복합적인 손상이 있다(그림 14-6).

▸ **종파열**
longitudinal tear

▸ **수평파열**
horizontal tear

▸ **변성**
degeneration

▸ **횡파열**
transverse tear

4) 반월연골판 주변의 동맥

손상된 반월연골판의 수복을 고려하자면 반월연골판 및 슬관절의 혈류를 알아야 한다. 슬관절에 혈액을 공급하는 혈관은 **슬와동맥**에서 분기하는 **내측상슬동맥 · 외측상슬동맥, 중슬동맥, 내측하슬동맥 · 외측하슬동맥**과 **대퇴동맥**에서 분기하는 **하행슬동맥**이 있다(그림 14-7).

외측반월연골판은 주로 외측하슬동맥에서 영양을 공급받는다. 외측하슬동맥은 비복근 기시부의 심층을 통과하여 외측반월연골판의 외측관절낭을 **후방에서 전방**으로 비교적 단순하게 주행한다.

▸ **슬와동맥**
popliteal artery

▸ **내측상슬동맥**
superior medial genicular artery

▸ **외측상슬동맥**
superior lateral genicular artery

▸ **중슬동맥**
middle genicular artery

▸ **내측하슬동맥**
inferior medial genicular artery

▸ **외측하슬동맥**
inferior lateral genicular artery

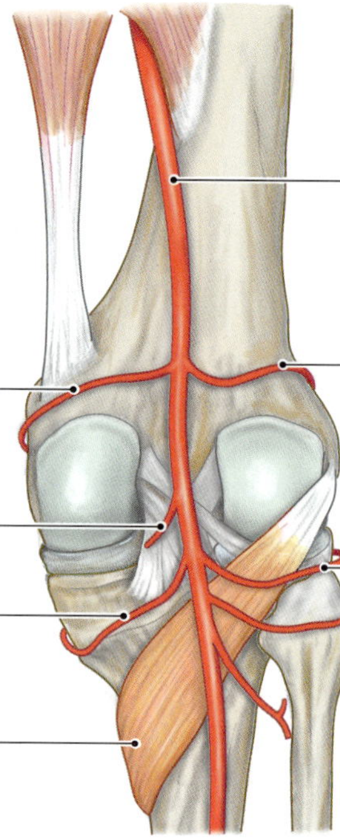

그림 14-7 슬와부 동맥의 분기
슬와동맥에서는 내측 · 외측상슬동맥, 중슬동맥, 내측 · 외측하슬동맥이 분기한다.

내측반월연골판은 중앙 1/3에 존재하는 **내측측부인대**의 전후로 혈관지배가 다르다. 후방 부분에는 슬와동맥에서 직접 분기하는 **무명혈관**이 분포하는 경우가 많다. 중앙~전방 부분에 걸쳐 영양을 공급하는 **내측하슬동맥**은 경골 내측과의 외연을 전하방으로 향해 주행한 후, 슬개인대 내측을 상행하여 내측반월연골판의 외측관절낭을 전방에서 중앙으로

column

잠김(locking) 현상과 양동이 손잡이형 파열(bucket handle tear)

종파열에서는 반월연골판이 내측단과 외측단으로 파열된다. 두 파열단 사이에 대퇴골 과부가 끼면 내측파열단이 대퇴골 과간와에 걸려 신전할 수 없게 된다. 이 상태가 **locking(감돈)**이다. 즉, locking은 종파열에 발생하기 쉽다. locking이 발생하면 내측파열단이 양동이 손잡이처럼 나온 상태가 되어 bucket handle tear가 된다.

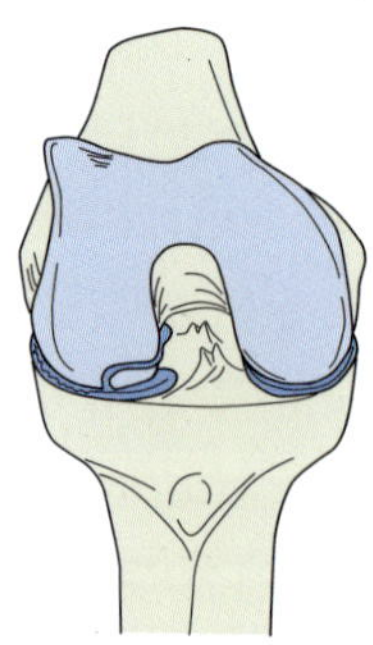

locking 손상된 반월연골판

향한다(그림 14-8). 또한, 하행슬동맥을 분기하는 경우나 내측상슬동맥을 분기하는 경우, 하행슬동맥만 분기하는 경우도 있다.

반월연골판의 가장자리를 주행하는 동맥은 1~수mm 간격으로 반월연골판에 영양을 공급하는 굵은 가지를 분기한다. 그러나 가장자리에서 중심부로 향하는 혈관은 외연 10~25% 정도에서 끝나기 때문에 반월연골판의 중심부에는 혈행이 없고, 활액에 의해 영양을 공급받는다(그림 14-8).[8)]

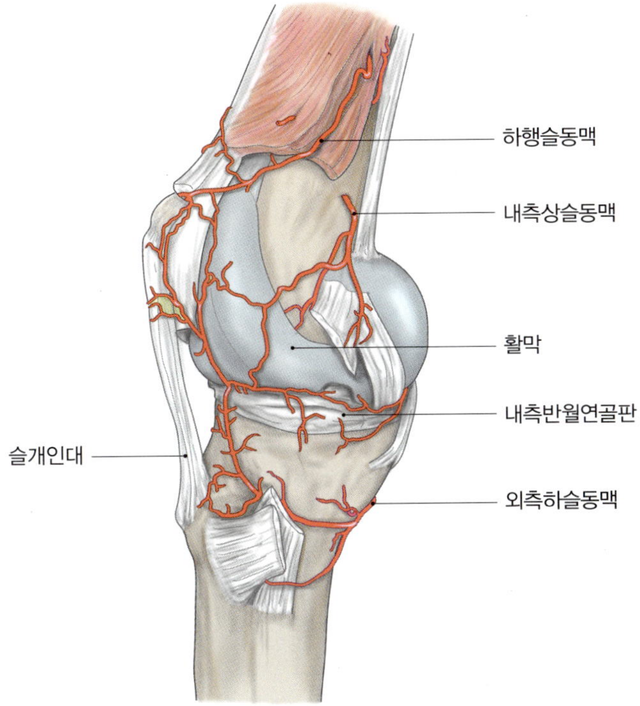

그림 14-8 내측반월연골판의 영양혈관
중앙에서 전방 부분은 내측하슬동맥, 후방 부분은 슬와동맥에서 분기하는 무명혈관이 분포하는 경우가 많으며, 하행슬동맥이나 내측상슬동맥 등도 분포할 수 있다.

5) 반월연골판 절제술에서 봉합술로

반월연골판은 혈류가 부족한 조직이므로 수복능력이 떨어진다고 생각되어 손상된 반월연골판에는 외과적 치료로 절제술이 시행되어 왔다. 그러나 반월연골판을 절제하면 반월연골판의 쿠션 작용이 손상된다. 경골대퇴관절에 가해지는 하중 응력은 강화되고, 하중 응력의 분산 기능도 저하된다. 그 결과 경골대퇴관절에 대한 하중 응력이 집중되어 경골대퇴관절의 관절연골 변성 등이 발생하기 쉽다. 따라서 기존에는 부분 절제가 일반적이었으나, 최근 일본에서도 **봉합술**이 급속히 증가하고, 부분 절제가 감소하고 있다.[9, 10)]

반월연골판의 변연부에는 혈류가 있지만, 중앙부는 혈류가 특히 적다. 그러나 골천공에 의한 골수혈의 관절내 유도나 **fibrin clot**, **혈소판풍부혈장(PRP) 치료** 등을 병용하여 무혈행성 파열에 대해서도 봉합술이 가능해졌다.[11)]

> 용어해설
> **fibrin clot**
> 환자 본인의 혈액이나 골수액에서 만들어진 혈전. 많은 성장인자를 포함하고 있어 봉합만으로 치유를 기대할 수 없는 부위의 치유를 기대할 수 있다.

> 용어해설
> **PRP(platelet-rich plasma) 치료**
> 환자 본인의 혈액에서 혈소판을 분리하여 환부에 주사함으로써 혈소판내에 풍부하게 함유된 수복능력에 의한 수복을 기대하는 치료이다.

column

반월연골판의 가동성을 지지하는 구조

무릎의 굴곡신전 운동에 따라 반월연골판이 이동하여 경골대퇴관절의 적합성은 유지된다. 따라서 반월연골판 손상에 대한 운동치료에서는 반월연골판에 가동성을 부여하는 조직에 주목한 치료가 필요하다.

반월연골판의 전방 부분에는 관절낭을 통해 슬개골과 반월연골판을 연결하는 **반월슬개인대**가 존재한다. 따라서 대퇴사두근이 수축하여 슬개골의 상방 이동이 발생하면 반월연골판은 전방으로 이동하게 된다.

내측반월연골판의 중앙 1/3은 **대퇴반월인대**, **반월경골인대**와 결합되고, 후방은 **반막양근**과 결합되어 있다. 한편, 외측반월연골판은 후방 1/3에 **슬와근건**이 정지하는데, 이 정지건의 형태에는 많은 변이가 있는 것으로 알려져 있다.[13]

▸ **반월슬개인대**
meniscopatella ligament

▸ **반막양근**
semimembranosus m.

▸ **슬와근**
popliteus m.

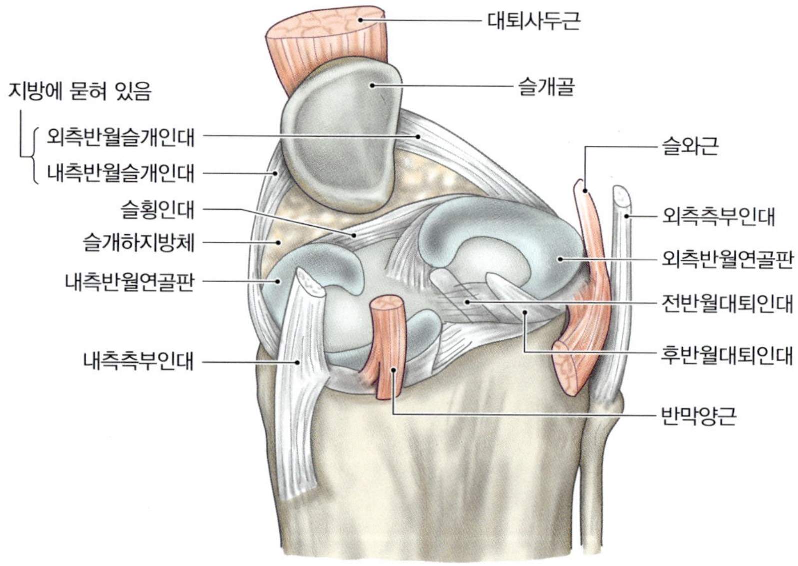

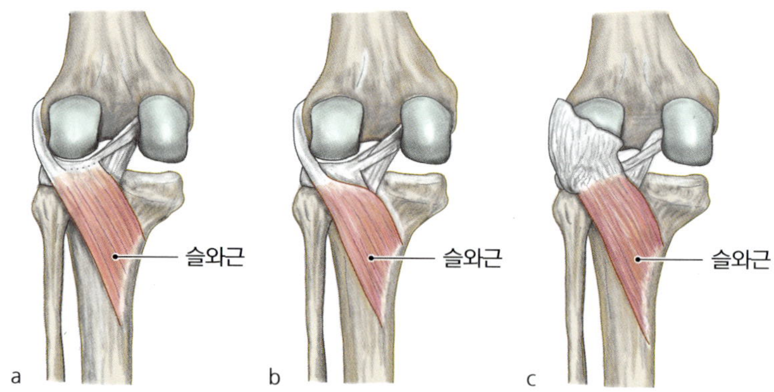

a : 슬와근 내측부에서의 건섬유가 외측반월연골판에 결합하는 예.
b : 슬와근이 천층과 심층으로 나누어져 심층에서의 건섬유가 외측반월연골판에 결합하는 예.
c : 슬와근이 후방 관절낭을 통해 반월연골판에 결합하는 예.
〔a~c : Last RJ, et al : The popliteus muscle and the lateral meniscus : With a note on the attachment of the medial meniscus. J Bone Joint Surg Br 32(1) : 93-99, 1950에서 인용〕

6) 반월연골판의 탈출에 의한 영향

반월연골판을 부분 절제하면 반월연골판의 기능이 손상되어 **퇴행성 슬관절증**(OA)이 진행된다. 마찬가지로 반월연골판이 경골대퇴관절 사이를 벗어나도 퇴행성 슬관절증이 진행된다. 반월연골판의 탈출이 발생하면 반월연골판에 의해 덮여 있던 경골 관절면의 피복률이 감소하여 연골에 대한 하중 응력이 증가한다. 따라서 반월연골판의 탈출은 관절 간격의 협소화와 강한 상관관계가 있다.[12] 반월연골판의 손상이나 변성보다도 OA의 진행과 더 밀접한 관련이 있는 것으로 생각된다. 특히 반월연골판 탈출이 3mm 이상인 퇴행성 슬관절증에서는 무릎통증이 있는 빈도가 증가한다. 따라서 반월연골판 탈출에 대한 치료는 퇴행성 슬관절증의 중증화를 예방하는 의미에서도 중요하다(**그림 14-9**).

▸ **퇴행성 슬관절증**
gonarthrosis

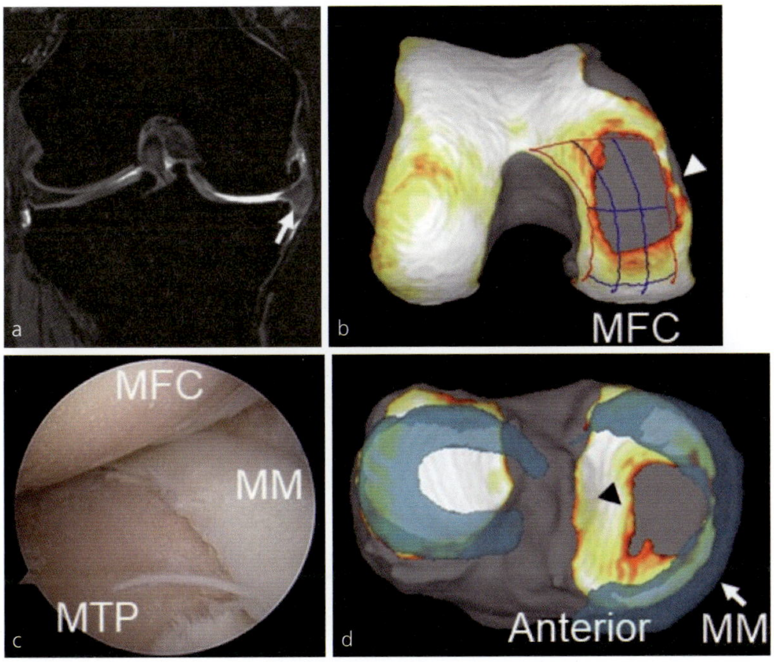

MM : 내측반월연골판
LM : 외측반월연골판
MFC : 대퇴골 내측과
MTP : 경골내측고원

그림 14-9 우측 무릎의 내측반월연골판이 탈출된 상태

a : 관상단에서 내측반월연골판의 탈출을 확인(흰색 화살표). 내측 구획에 연골 결손이 관찰된다.
b : 3D MRI에서 MFC의 연골 결손을 확인(흰색 화살촉).
c : 관절경 소견에서는 MTP의 반월연골판 피복이 감소하고, MFC와 MTP에 연골 결손이 관찰된다.
d : 3D MRI에서는 내측반월연골판(흰색 화살표)의 돌출과 MTP의 연골 결손(검은색 화살촉)이 관찰된다.
〔Ozeki N et al : Degenerative Meniscus in Knee Osteoarthritis : From Pathology to Treatment. Life (Basel). 12(4) : 603, 2022에서 인용〕

3 왜 수술 후 능동 운동에서의 완전 신전이 불가능한가?

1) 수술 후 주의점

반월연골판 손상에 대한 관혈적 치료는 관절경적으로 시행하는 경우가 많다. 수술 침습이 적고, 수술 후 초기부터 체중부하 운동과 관절 가동범위 운동이 가능하여 사회 복귀 및 스포츠 활동 재개까지의 기간을 단축할 수 있다. 한편, 너무 빠른 사회 복귀나 스포츠 복

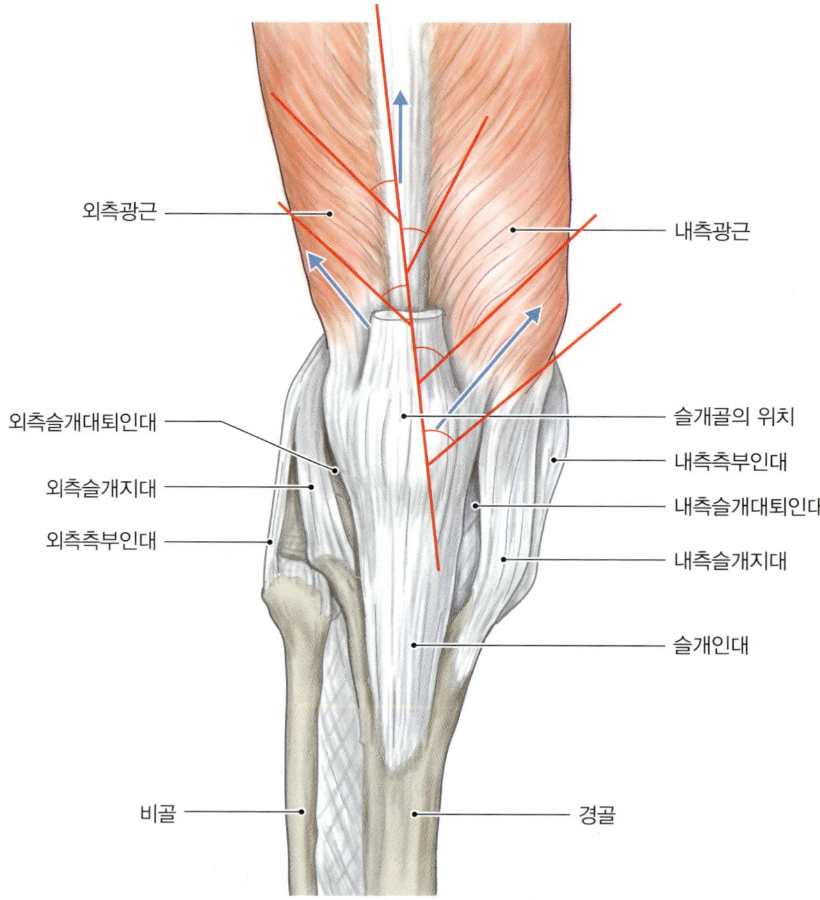

그림 14-10 내측광근과 외측광근의 근섬유 각도

내측광근의 근섬유 각도는 원위로 갈수록 둔각화되며, 외측광근의 근섬유 각도보다 둔각이다. 화살표는 내측광근, 대퇴직근, 외측광근의 벡터를 나타낸다.

귀는 슬관절 통증의 재발이나 관절수종(joint effusion)과 같은 문제를 유발할 수 있어 주의가 필요하다.

또한, 본 증례와 같은 봉합술에서는 봉합부가 안정될 때까지 가동범위를 제한하기 때문에 수술 후 관절구축이나 근력저하와 같은 문제가 발생하기 쉽다. 특히, 수동 운동으로 획득할 수 있는 신전 각도에 능동 운동으로는 도달할 수 없는 현상(**extension lag**)을 간과할 수 없다. 본 증례와 같이 수술 후 초기에는 수동 운동으로도 신전 제한이 발생하지만, 신전 제한이 소실되어도 능동 운동으로는 신전 불가능한 증례가 많다. 이러한 경우는 슬관절을 신전시키는 근육과 그 보조기구에 문제가 있는 것으로 생각된다.

> 용어해설
>
> **Extension lag**
> 수동 운동에서의 신전 가동범위까지 능동 운동으로는 신전할 수 없는 현상. 슬관절 신전기구의 문제이다.

2) 내측광근의 기능

슬관절 신전에 작용하는 **대퇴사두근** 중 **내측광근**은 근섬유속과 대퇴골 장축이 이루는 각도가 원위로 갈수록 둔각화된다. 외측광근 근섬유속의 각도와 비교해도 둔각이다(그림 14-10).[14] 대퇴골의 장축에 평행하게 주행하는 근육일수록 굴곡 운동에서 신장되므로 외측광근은 무릎 굴곡위에서 수축하기 쉽다. 내측광근은 굴곡신전 운동에 의한 근육 신장의 영향을 덜 받아 **슬관절 최종 신전범위**에서 강한 장력을 발휘한다. 한편, 내측광근이 마비

▸ **대퇴사두근**
quadriceps femoris m.

▸ **내측광근**
vastus medialis m.

되어도 능동 운동으로 무릎 완전 신전이 가능한 것으로 알려져 있어, extension lag의 발생 원인을 내측광근의 근력저하만으로 보기 어려울 수 있다.

3) 슬개건의 역할

슬관절을 신전시키는 근육은 대퇴사두근이다. 대퇴사두근은 슬개골에 부착되어 슬개건을 통해 경골조면에 부착한다. 대퇴사두근의 장력은 **슬개건**을 통해 경골에 전달되며, 이 장력을 효율적으로 전달하기 위해 **슬개골**이 존재한다.

즉, 대퇴사두근의 수축에 의해 슬개골이 근위로 활주하면서 슬개건에 경골을 신전시키는 장력이 발생한다. 이 과정 중 어느 하나가 저해되면 슬관절의 신전 운동은 어려워진다.

▸ **슬개건**
patella tendon

▸ **슬개골**
patella

4) 관절경적 수술의 영향

관절경은 슬개건의 내측·외측에서 삽입하므로 수술 침습은 적다고 생각된다. 이 부위에는 **슬개하지방체**나 **내측슬개지대**, **외측슬개지대**가 존재하며, 수술 후에 드물지 않게 유착·반흔화가 발생한다.

슬개하지방체는 관절낭의 섬유층과 활막층 사이에 퍼져 있는 지방성의 소성결합조직이다. 섬유조직보다 높은 유연성이 있고, 슬개건이나 섬유층에 가까운 표층은 지방적(fat droplet)이 커서 압박에 의해 쉽게 부서지기 쉽다.[15] 심층은 지방적이 작고, 무릎 굴곡신전 운동에서 잘 움직이는 것으로 알려져 있다.[16] 이 슬개하지방체에 섬유화가 생기면 슬관절 운동 시 지방체의 유연한 운동이 제한된다. Kitagawa 등[17]은 슬개하지방체의 섬유화에는 저산소가 관여하고 있음을 나타내고 있으며, 관절경에 의한 침습과 수술 후 움직이지 못함으로 인한 슬개하지방체의 저산소가 섬유화를 유발하는 것으로 생각된다. Katayama 등[18]은 슬관절 신전위에서 QSE(quadriceps setting exercise)를 하면 슬개하지방체의 경도가 높아지고, QSE 후 저산소가 개선된다고 보고하였다. 따라서 수술 후 초기의 QSE는 신전 근력저하를 예방할 뿐만 아니라 슬개하지방체의 섬유화를 예방하는 데에도 중요하다.

내측슬개지대는 내측광근에서, **외측슬개지대**는 외측광근에서 이어지는 건막이 대퇴근막과 합쳐져 만들어지는 종주섬유속이다. 이 조직들은 슬개골 근위 방향의 활주를 제동한다. 이러한 유착·반흔화가 생기면 슬개골 근위 방향의 활주성이 방해받아 슬관절의 능동 신전 운동이 어려워진다.

슬개하지방체나 슬개지대와 같은 슬개골 하방 조직의 유착·반흔화는 extension lag가 발생하는 요인 중 하나로 생각된다. 즉, extension lag의 원인을 단순히 내측광근의 위축으로 생각하는 것이 아니라 슬개골의 활주성 저하를 포함한 **슬관절 신전기구의 파탄**으로 보고, 운동치료를 시행하는 것이 중요하다.

▸ **슬개하지방체**
infrapatellar fat pad

▸ **내측슬개지대**
medial patella retinaculum

▸ **외측슬개지대**
lateral patella retinaculum

✓4 왜 계단 오르내리기를 할 때 슬개대퇴관절의 상외측 부위에 통증이 나타나는가?

슬개대퇴관절의 상외측 부위 통증은 경골대퇴관절 간격에 존재하는 반월연골판 절제와

▸ **슬개대퇴관절**
patellofemoral joint

는 무관한 것으로 생각된다. 그러나 반월연골판 절제술 후에 내측광근의 근력저하가 존재하는 증례에서는 계단 오르내리기를 할 때 슬개대퇴관절의 상외측 부위에 통증이 나타나는 경우가 적지 않다.

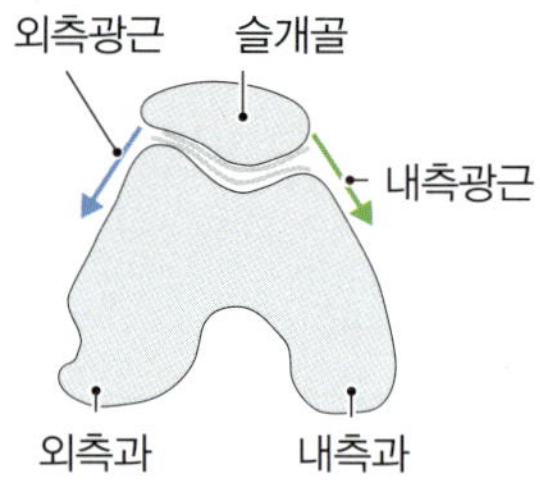

그림 14-11 슬개대퇴관절
내측과와 외측과 사이에서 발생하는 슬개골의 운동을 내측광근과 외측광근이 조절하고 있다.

계단 오르내리기 때는 평지 보행보다 슬개골에 대한 압박력이 강화된다. 계단 오르내리기 때 슬개대퇴관절의 상외측 부위 통증은 **슬개골에 대한 압박력**이 원인이라고 생각된다.

슬개대퇴관절을 구성하는 대퇴골 과부는 외측과가 내측과보다 작다. 그 내측과와 외측과 사이에서 슬개골의 운동이 발생한다. 이 슬개골의 운동을 절묘하게 조절하는 것이 내측광근과 외측광근이다(**그림 14-11**).

외측과는 내측과보다 작아 슬개골은 외측 방향으로 이동하기 쉽다. 이를 내측광근이 내측으로 끌어당기고 있기 때문에 정상적인 슬개골 운동이 생겨난다. 그러나 내측광근의 근력이 떨어지면 슬개골은 외측 방향으로 이동하기 쉽다. 이렇게 되면 슬개골의 외측과에 대한 압박력이 강화되어 슬개대퇴관절의 외측부에 통증이 나타난다.

반월연골판 손상 : 정리

✓1 왜 반월연골판이 탈출하는가?

반월연골판에는 하중에 의해 외연으로 밀어내려는 hoop stress가 가해진다. 내측반월연골판은 경골이나 관절낭과 부착하여 hoop stress에 대항한다. 따라서 내측반월연골판의 탈출을 개선하기 위해서는 관절낭 및 관절낭과 연속하는 조직의 긴장을 정상화하는 것이 필요하다.

✓2 왜 내시경적 내측반월연골판 봉합술을 시행했는가?

반월연골판은 경골대퇴관절의 안정성을 높이고 중력에 의해 발생하는 경골대퇴관절에 대한 하중 응력을 분산시키는 동시에 슬관절에 가해지는 하중 응력을 쿠션처럼 완충한다. 또한, 굴곡 시 후방으로, 신전 시 전방으로 이동하여 슬관절 운동 시 경골대퇴관절의 적합성을 높인다. 내측반월연골판의 후방 부분은 슬와동맥에서 직접 분기하는 무명혈관으로부터, 중앙~전방 부분은 내측하슬동맥으로부터 영양을 공급받는다. 반월연골판 중앙부는 혈행이 없고, 활액으로부터 영양을 공급받기 때문에 자연치유 능력이 낮다. 반월연골판의 기능을 손상시키지 않기 위해 최근에는 봉합술도 적극적으로 선택되고 있다.

✓3 왜 수술 후 능동 운동에서의 완전 신전이 불가능한가?

extension lag의 원인으로 내측광근의 근력저하를 들 수 있다. 또한, 대퇴사두근의 수축에 의해 슬개골이 근위로 활주하면서 슬개건에 경골을 신전시키는 장력이 생겨 슬관절의 신전 운동이 발생한다. 이 과정 중 어느 하나라도 저해되면 슬관절의 신전 운동은 어려워진다. 따라서 슬개골 하방 조직의 유착 · 흉터화도 extension lag가 발생하는 요인으로 생각된다.

✓4 왜 계단 오르내리기를 할 때 슬개대퇴관절의 상외측 부위에 통증이 나타나는가?

대퇴골 내측과와 외측과 사이에서 슬개골의 운동을 절묘하게 조절하는 것이 내측광근과 외측광근이다. 내측광근의 근력이 떨어지면 슬개골은 외측 방향으로 이동하기 쉽다. 이렇게 되면 슬개골 외측과에 대한 압박력이 강화되어 슬개대퇴관절의 상외측 부위에 통증이 나타난다.

참고문헌

1. LaPrade MC : Meniscal Root tears, A classification system based on tear morphology. AMJSM 43 : 363-369, 2014
2. Furumatsu T, et al : Injury patterns of medial meniscus posterior root tears. Orthop traumatic Surg Res 105 : 107-111, 2019
3. Yokoe T, et al : Shear stress in the medial meniscus posterior root during daily activities. Knee 43 : 176-183, 2023
4. Ishii Y, et al : Effects of lateral wedge insole application on medial compartment knee osteoarthritis severity evaluated by ultrasound. Knee 24 : 1408-1413, 2017
5. Tsutsumi M, et al : Posteromedial capsular anatomy of the tibia for consideration of the medial meniscal support structure using a multidimensional analysis. Sci Rep 13 : 12030, 2023
6. Yoshizuka H, et al : Decrease in medial meniscal extrusion after physical therapy to improve knee pain and range of motion in patients with knee osteoarthritis : A retrospective study. PLoS One 17 : e0277628, 2022
7. Wang YJ, et al : An anatomical and histological study of human meniscal horn bony insertions and peri-meniscal attachments as a basis for meniscal transplantation. Chin Med J 22 : 536-540, 2009
8. 押田翠, 島田和幸 : 半月板の解剖学的血管分布. 整形・災害外科44 : 725-731, 2001
9. Kawata M, et al : Annual trends in arthroscopic meniscus surgery : Analysis of a national database in Japan. PLoS One 13 : e0194854, 2018
10. Katano H, et al : Trends in isolated meniscus repair and meniscectomy in Japan, 2011-2016. J Orthop Sci 23(4) : 676-681, 2018
11. 木村由佳, ほか : 半月板損傷治療のオーバービュー. 整形外科サージカルテクニック11 : 426-432, 2021
12. Adams JG, et al : Contribution of meniscal extrusion and cartilage loss to joint space narrowing in osteoarthritis. Clin Radiol 54 : 502-506, 1999
13. Last RJ, et al : The popliteus muscle and the lateral meniscus : With a note on the attachment of the medial meniscus. J Bone Joint Surg Br 32 : 93-99, 1950
14. Reider B, et al : The anterior aspect of the knee joint. J Bone Joint Surg Am 63 : 351-356, 1981
15. Macchi V, et al : The Characteristics of the Lobular Arrangement Indicate the Dynamic Role Played by the Infrapatellar Fat Pad in Knee Kinematics. J Anat 235 : 80-87, 2019
16. Nakanishi S, et al : Difference in Movement between Superficial and Deep Parts of the Infrapatellar Fat Pad during Knee Extension. J Funct Morphol Kinesiol 6 : 68, 2021
17. Kitagawa T, et al : Inhibitory effect of low-intensity pulsed ultrasound on the fibrosis of the infrapatellar fat pad through the regulation of HIF-1 α in a carrageenan-induced knee osteoarthritis rat model. Biomed Rep 17 : 79, 2022
18. Katayama N, et al : Effects of isometric contraction of the quadriceps on the hardness and blood flow in the infrapatellar fat pad. J Phys Ther Sci 33 : 722-727, 2021

15 전방십자인대 손상 · 내측측부인대 손상
Anterior cruciate ligament injury · Medial collateral ligament injury

증례

16세, 여성. 농구 연습 중 점프 착지에서 우측 슬관절의 외반, 하퇴의 외회전이 강제되어 수상했다. 직후부터 우측 슬관절의 종창, 통증이 뚜렷하고 굴신 운동이 불가능하여 정형외과에 내원하였다.

관절 천자를 통해 60mL의 혈성 관절액을 천자할 수 있었다. MRI상 전방십자인대의 연속성이 없고, 내측측부인대의 대퇴골 부착부에도 손상이 확인되어 ✓1 **우측 무릎 전방십자인대 손상, 우측 무릎 내측측부인대 손상**으로 진단, 2주간의 슬관절 고정 후 물리치료를 시작하였다.

슬관절의 ✓2 **굴곡 가동범위에서는 최종범위에서 대퇴골 내측 상과부에 통증이 있었고**, 120° 이상의 굴곡은 어려웠다. 운동치료 결과 2주 후 145° 굴곡이 가능했고, 통증도 감소하였다. 불안정성은 전방당김검사, Lachman test, ✓3 **pivot-shift test**, 30° 굴곡위에서의 외반부하검사가 양성, 신전위에서의 외반부하검사가 음성이었다. 근력강화 트레이닝을 실시하여 스포츠 복귀를 하였으나, ✓4 **경기 중 불안정감이 심하여** 햄스트링을 이용한 전방십자인대 재건술을 시행하였다.

수술 3주 후에도 무릎 신전 제한이 남아 있어 반막양근에 대한 도수치료를 시행하였다(▶ 영상 15). 이후 신전 제한도 개선되었다. 수술 후 8개월 시점에서 전방당김검사, Lachman test, N-test, 30° 굴곡위에서의 외반부하검사는 모두 음성이며 근력, 스포츠 동작도 개선되어 경기에 완전히 복귀하였다.

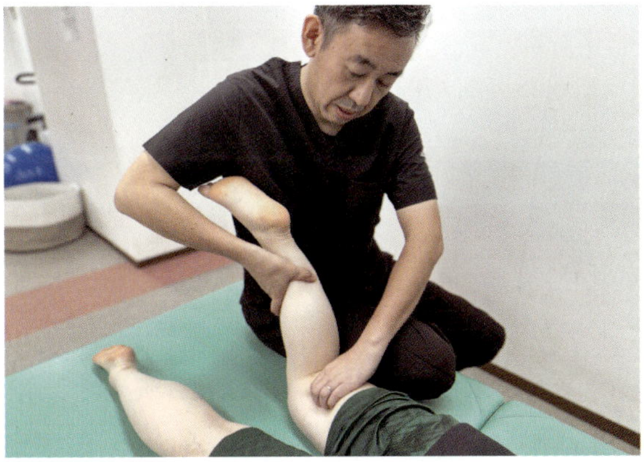

반막양근에 대한 도수치료

▶ 영상 15

질환노트

전방십자인대 손상

스키 중 낙상이나 점프 착지 시 많이 발생하는 스포츠 외상의 일종이다. 부상 시 파열음이 느껴지기도 한다. 급성기를 지나면 일상생활에 지장이 없는 경우도 있지만, 슬관절의 통증과 가동범위 제한으로 인해 스포츠 활동을 할 수 없게 되는 경우가 많다. 특히 내측측부인대 손상이나 반원연골판 손상을 합병한 경우에서는 슬관절의 불안정감이 심해지므로 재건수술이나 운동치료 등 적절한 치료가 필요하다.

본 증례의 해부학적 접근

✓1 전방십자인대의 구조와 기능은?

✓2 왜 굴곡 시 대퇴골 내측상과에 통증이 발생하는가?

✓3 왜 pivot-shift test가 양성인가?

✓4 불안정성을 보상하는 근육은 무엇인가?

✓1 전방십자인대의 구조와 기능은?

▸ **전방십자인대**(ACL)
anterior cruciate ligament

대퇴골 과부와 경골 과부로 구성된 경골대퇴관절은 **경첩관절**로 되어 있어 인체 최대의 하중관절이지만 구축학적으로는 불안정하다. 이 불안정한 관절을 안정화시키기 위해 존재하는 것이 **전방십자인대(ACL)**를 비롯한 인대 조직이다.

1) 전방십자인대 손상의 특징

ACL 손상은 농구선수나 축구선수 등이 점프 착지나 턴, 콘택트 플레이에서 무릎을 틀었을 때 발생하는 경우가 많으며, ACL 손상이 발생하면 슬관절의 현저한 **불안정감**이 환자의 일상생활이나 스포츠 활동에 지장을 초래한다. 또한, 긴 치료기간이 필요하며, 스포츠 활동에서 장기간의 이탈이 불가피하다. 따라서 부상 후 초기부터 스포츠 복귀까지 철저한 재활치료를 제공하는 것이 중요하다.

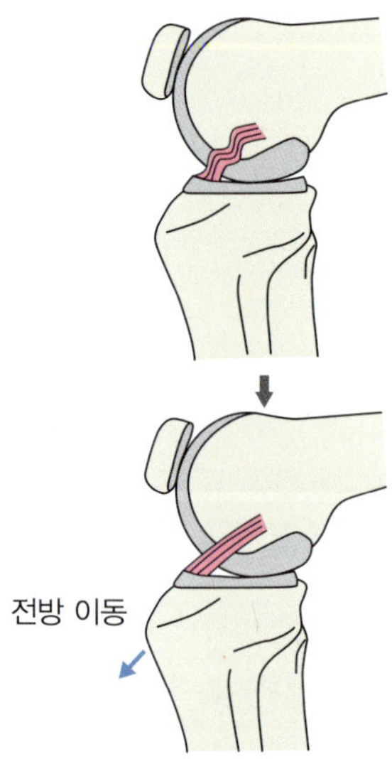

그림 15-1 ACL의 기능
ACL은 경골의 전방 이동에 의해 긴장한다.

2) 전방십자인대(ACL)의 모양과 도수검사

ACL은 대퇴골 외측과의 내측면에서 경골 근위단의 과간융기(intercondylar eminence)를 연결한다. 슬관절낭내에 존재하는 인대이며, 그 전체 길이는 3cm 정도, 폭은 1cm 정도이다(그림 12-1, ➡ p144 참조).[1]

이 인대는 슬관절의 각도에 관계없이 항상 일정한 긴장을 유지하며, 대퇴골에 대한 경골의 **전방 이동**을 제동한다(그림 15-1).

생체역학적으로는 다음과 같이 생각된다.

- **슬관절 완전 신전위** : 전방으로 당기는 힘의 75%를 수용
- **슬관절 30° 굴곡위/90° 굴곡위** : 전방으로 당기는 힘의 85%를 수용

즉, 경골의 전방 이동에 대해 ACL이 저항하는 비율은 30° 굴곡위와 90° 굴곡위에서 높아진다. 따라서 ACL 손상에 대한 도수검사로는 30° 굴곡위에서 경골 근위부를 전방으로 당기는 **Lachman test**나 90° 굴곡위에서 전방으로 당기는 **전방당김검사**를 시행한다.

3) 전내측섬유속(AMB)과 후외측섬유속(PLB)

▸ **전내측섬유속**(AMB)
antero-medial bundle
▸ **후외측섬유속**(PLB)
posteo-lateral bundle

ACL은 **전내측섬유속(AMB)**과 **후외측섬유속(PLB)**으로 분류할 수 있다(그림 15-2).

ACL의 대퇴골 부착부는 위아래로 긴 타원형을 이루며, AMB가 근위 내측, PLB가 원위 외측에 위치한다. 경골 부착부는 앞뒤로 길고 AMB가 전방, PLB가 후방에 위치한다.[2]

AMB와 PLB를 절단하면 표 15-1과 같은 차이를 볼 수 있다.[3]

이는 AMB가 무릎 굴곡위에서 긴장하고, PLB가 무릎 신전위에서 긴장하기 때문이다. 두 섬유속이 따로따로 긴장함으로써 전체적으로는 슬관절의 각도에 관계없이 항상 일정한 긴장을 유지한다.

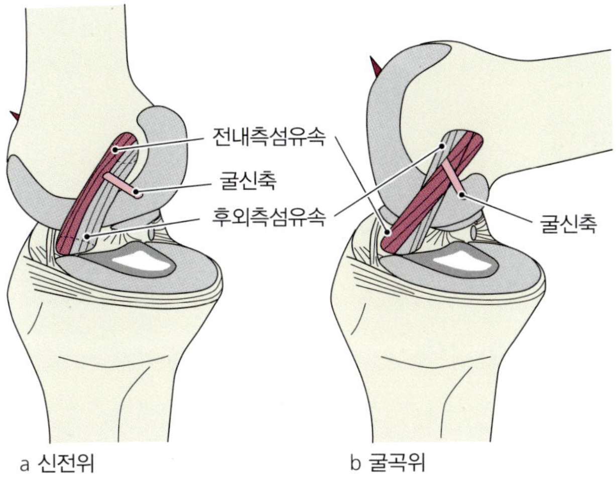

그림 15-2 슬관절 지위와 ACL의 섬유속

a : 슬관절 신전위 : 후외측섬유속(PLB)이 긴장한다.
b : 슬관절 굴곡위 : 전내측섬유속(AMB)이 긴장한다.

해보자!

Lachman test

환자를 바로 눕히고, 슬관절을 30° 굴곡위로 한다. 한 손으로는 환자의 대퇴 원위부를, 다른 손으로는 환자의 경골 근위부를 잡고, 전방으로 당기는 힘을 가한다. 이때 햄스트링 근육이 이완된 것을 확인 후 실시한다.

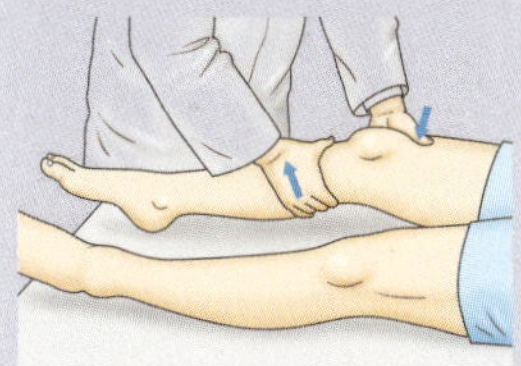

표 15-1 전방 이동량의 변화

	전방 이동량
AMB를 절단한 경우	45/90° 굴곡위에서는 증가하지만 신전위에서는 증가하지 않는다.
PLB를 절단한 경우	굴곡위에서는 증가하지 않지만 신전위에서는 증가한다.

column

ACL은 관절 내? 관절 외?

'ACL이 존재하는 장소는?'이라는 질문에 '관절낭내에 존재한다'고 대답하면 정답이지만, '관절강 내에 존재한다'고 대답하면 오답이다.

관절낭은 표층의 섬유막과 심층의 활막으로 이루어진 2층 구조이다. 이 관절낭으로 둘러싸인 부분이 관절강이며, 활막에서 분비된 활액으로 채워져 있다. 슬관절 활막의 후방 부분은 전방으로 볼록한 형태로, 경골 과간결절의 앞뒤는 활막으로 덮여 있지 않다. 즉, ACL은 슬관절의 섬유막과 활막 사이에 존재하므로 관절낭내에는 존재하지만 관절강 내에는 존재하지 않는다.

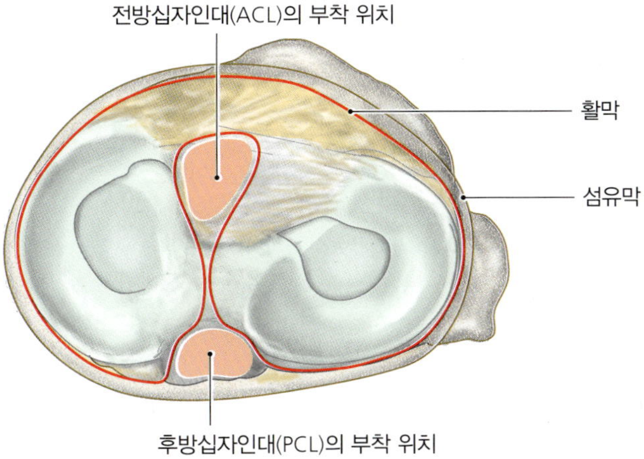

해보자!

전방당김검사

환자를 바로 눕히고, 슬관절을 90° 굴곡위로 한다. 양 손으로 경골 근위단을 잡고, 환자의 족부를 고정한 상태에서 경골 근위단을 전방으로 당기는 힘을 가한다.

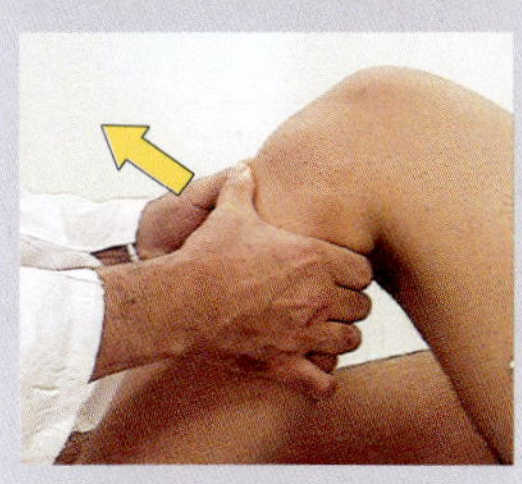

✓2 왜 굴곡 시 대퇴골 내측상과에 통증이 발생하는가?

1) ACL 손상의 병태

▸ **내측측부인대**(MCL)
medial collateral ligament

본 증례에서는 굴곡 시 대퇴골 내측상과에 통증을 호소하였다. 대퇴골 내측상과에는 ACL이 부착되지 않지만 합병 손상을 일으킨 **내측측부인대(MCL)**가 존재한다.

2) 내측측부인대(MCL)의 구조

MCL은 3층으로 구성된다(**그림 15-3**).[4)]

- 제1층 : 내측슬개지대에서 봉공근의 근막 사이에 존재하는 대퇴심근막(deep crural fascia)
- 제2층 : **표층의 MCL**
- 제3층 : 후내측관절낭으로 **심층의 MCL**

▸ **후사주섬유속**
posterior oblique ligament

이러한 MCL과는 별도로 대퇴골 내전근 결절에서 기시해 슬관절 후내측부를 비스듬히 주행한 후, 3개의 섬유속으로 분기하여 경골의 후연, 사슬와인대의 근위부에서 후방관절낭, 반막양근건과 그 건초(tendon sheath)에 부착하는 **후사주섬유속**이 존재한다.

3) 외반부하검사와 정적안정화기구

MCL과 후사주섬유속은 슬관절 내측에 위치하여 **외반**에 대해 저항한다. 따라서 MCL 손상 무릎에 외반 부하를 가하면 슬관절 내측에 통증이나 불안정감이 발생하는데, 이를 **외반부하검사**라고 한다.

이 외반에 대해 제1층 MCL은 대퇴심근막의 일부, 제3층 MCL은 관절낭의 일부이기 때문에 큰 저항력을 발휘하리라고는 기대할 수 없다. 제2층인 표층 MCL은 슬관절 5° 굴곡위에서는 외반 부하에 대한 저항력의 57%, 25° 굴곡위에서는 78%를 발휘하는 것으로 알

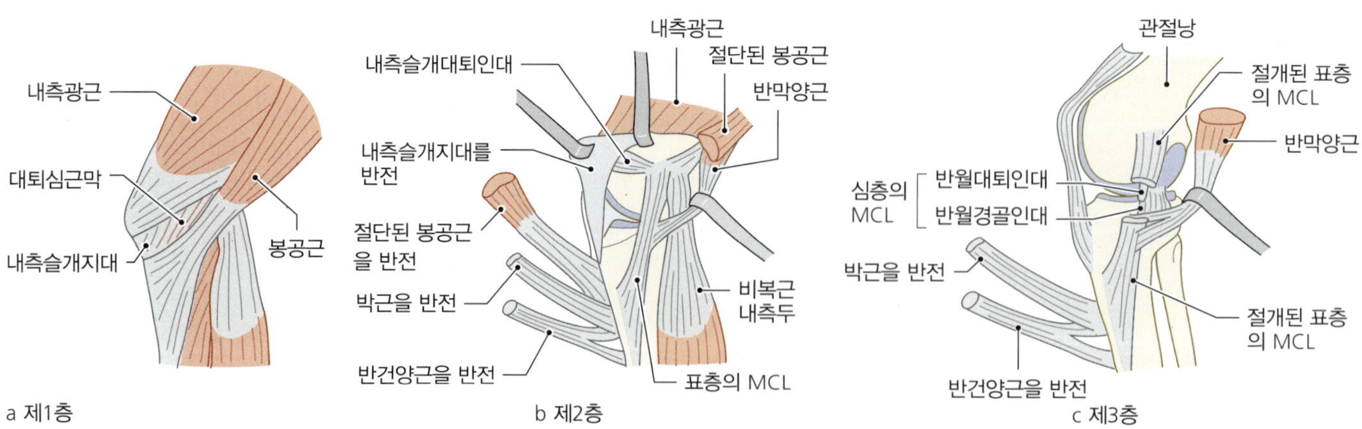

그림 15-3 MCL의 3층 구조

려져 있다.[5] 따라서 제2층의 표층 MCL이 주요 **정적안정화기구**이다.

제2층 MCL이 손상된 경우, 경도 굴곡위에서 외반부하검사를 시행하면 불안정성을 확인할 수 있다.

반면, 슬관절을 신전위에 가깝게 하면 MCL의 후사주섬유속이 긴장하기 때문에 불안정성은 잘 발생하지 않는다. 즉, 신전위에서도 외반부하검사가 양성이면 MCL 손상의 중증도가 높다.

본 증례는 MRI상 MCL의 대퇴골 부착부에 손상이 관찰되었고, 30° 굴곡위에서 외반부하검사가 양성인 것으로 미루어 MCL 손상이 발생한 것으로 생각된다.

4) MCL의 긴장

제2층인 표층 MCL의 부착부는 대퇴골 내측상과에 존재하는 굴곡신전 운동의 축 위에서 기시하여 슬관절 내측관절 간격으로부터 5~7cm 원위의 경골 내측과 근위부에 정지한다. 그 길이는 약 11cm, 폭은 약 1.5cm 정도이다.

굴신축 위에 존재하기 때문에 굴곡신전 운동에 의한 변화는 적은 것으로 생각된다. 사실 표층의 MCL 중에는 길이가 그다지 변화하지 않는 섬유속도 존재한다. 그러나 1.5cm의 폭으로 내측상과에서 기시하므로 굴신축보다 전방에서 기시하는 섬유속은 굴곡 운동에 의해 긴장이 강화된다(**그림 15-4**).

또한, 굴곡 운동에 의해 섬유속은 대퇴골 내측상과에서 MCL의 기시부를 감아 긴장을 높인다. 이로 인해 최대 굴곡위에서는 MCL 기시부의 긴장이 상승한다. 따라서 MCL 손상에서는 **최대 굴곡위**에서 대퇴골 내측상과에 통증이 나타나는 경우도 많다.

제1층의 대퇴 심근막은 대퇴골 내측상과에 부착되어 있지 않다. 제3층의 후내측관절낭은 굴신축보다 후방에 위치하기 때문에 슬관절 신전 운동으로 긴장한다. 즉, 제1층과 제3층의 MCL은 슬관절 굴곡 운동 시 대퇴골 내측상과부 통증의 원인으로 보기 어렵다.

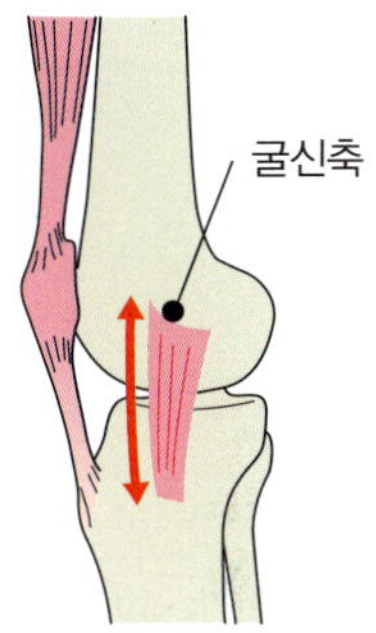

그림 15-4
표층 MCL의 굴곡신전 운동에 따른 변화
표층 MCL은 대퇴골 내측상과에 존재하는 굴신축 위에서 기시하므로 굴곡신전 운동에 의해 인대의 긴장은 크게 변화하지 않을 것으로 생각된다. 그러나 굴신축보다 전방에서 기시하는 섬유속은 굴곡 운동에 의해 긴장이 강화된다.

3 왜 pivot-shift test가 양성인가?

1) 회전 불안정성의 확인

농구나 축구 등에서는 급격한 방향 전환이나 정지 동작이 빈번하게 일어나는데, 이러한 동작으로 인해 슬관절에는 큰 회전력이 발생한다.

ACL 손상 무릎에서는 하퇴의 회전 운동이 조절되지 않아 회전 불안정성을 보이는 경우가 많다. 방향 전환이나 정지 동작 시 **giving way**(무릎이 갑자기 꺾이는 현상)를 반복하여 반월연골판이나 연골의 손상이 발생하기도 한다. 따라서 회전 불안정성의 유무를 파악하는 것은 매우 중요하다.

2) Pivot-shift test의 원리

정상적인 무릎에서 슬관절 외반과 하퇴 내회전력을 가하면서 신전시키면 신전 최종범

Pivot-shift test
환자를 바로 눕히고 슬관절 굴곡위에서 슬관절 외반과 경골 내회전력을 가하며 슬관절을 신전시키면 신전 최종범위에서 탈구감을 호소한다.

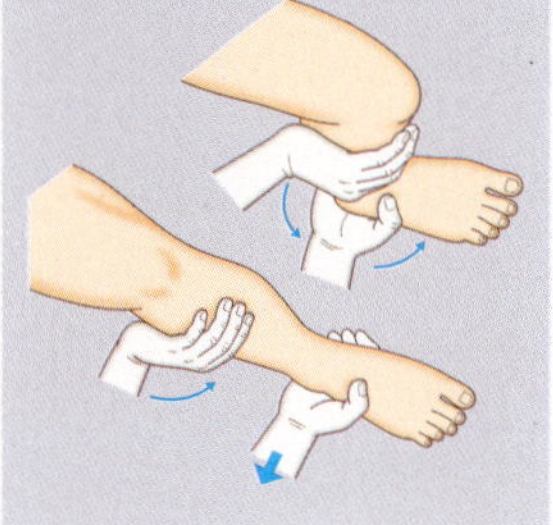

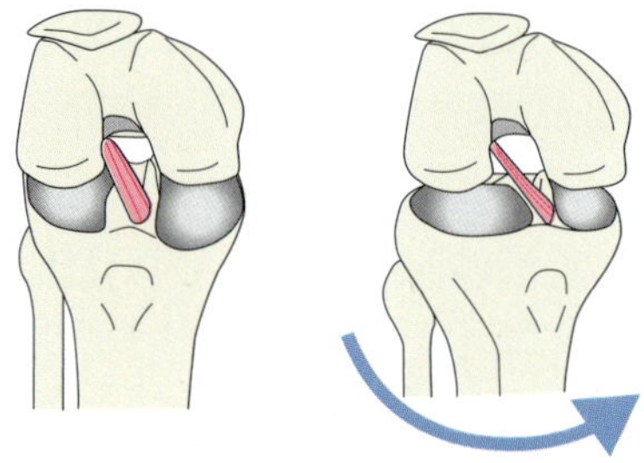

그림 15-5 경골의 내회전 운동에 따른 전방십자인대 주행의 변화
내회전 운동에 의해 ACL이 긴장한다.

위에서 경골의 외회전 운동이 발생하는데, 이 운동을 **screw home movement**라고 한다. screw home movement는 대퇴골 내측과의 곡률이 대퇴골 외측과에 비해 크고, 경골 외측과의 관절면이 볼록면 또는 평면이며, 내측과는 오목면으로 되어 있는 것에 기인한다. 따라서 퇴행성 슬관절증과 같이 뼈의 변형을 동반한 질환에서는 screw home movement가 파탄될 수 있다. ACL 손상 무릎에서도 이 최종 신전범위에서 경골의 외회전이 일어나지 않아 pivot-shift test가 양성이 된다. 뼈의 변형을 동반하지 않았는데도 screw home movement가 파탄되는 이유는 무엇일까?

▸ **전내측회전불안정증** (AMRI)
antero-medial rotatory instability

ACL은 슬관절내를 후방에서 전방으로 주행하므로 경골의 전방 이동을 제동한다. 동시에 외측에서 내측을 향해 비스듬히 주행하기 때문에 **경골의 내회전 운동**도 제동한다(그림 15-5). 슬관절의 신전 최종범위에서는 경골의 전방 이동이 일어나기 때문에 ACL이 긴장하고, 경골의 내회전 운동도 제동한다.

ACL 손상 무릎에서는 경골이 전방 이동해도 ACL은 긴장하지 않는다. 따라서 경골의 내회전 운동도 제동할 수 없어 슬관절이 탈구될 것 같은 공포감을 호소한다.

MCL은 슬관절 내측을 전하방으로 비스듬히 주행한다. 따라서 외반과 함께 **경골의 전방 이동과 외회전 운동**도 제동한다.

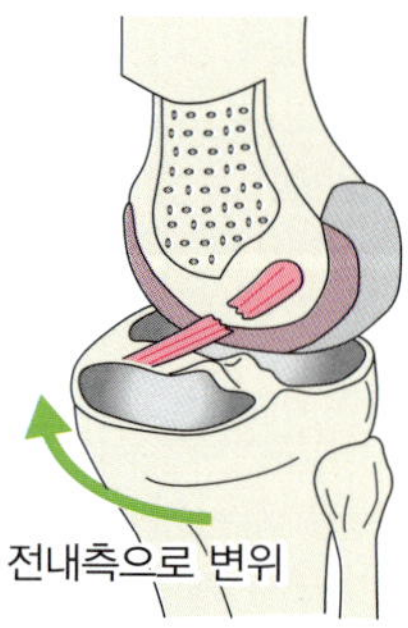

그림 15-6
전내측회전불안정증(AMRI)
ACL과 MCL의 복합 손상에서는 경골 내측과가 전내측으로 변위되는 운동을 제동할 수 없다. 따라서 AMRI가 발생한다.

3) ACL과 MCL의 복합 손상

본 증례와 같이 대퇴골에 대해 경골 내측과가 전내측으로 변위되는 **전내측회전불안정증**을 보이는 경우가 있다(그림 15-6).

이러한 경우에는 하퇴를 외회전위로 하고, 전방당김검사를 확인하면 하퇴 중립위나 내회전위에 비해 불안정감이 증가한다.[6]

✓4 불안정성을 보상하는 근육은 무엇인가?

ACL 손상에 대한 물리치료에서는 전방 불안정성과 회전 불안정성을 최소화하기 위해 슬관절 주위 근육의 근력을 강화하는 것이 중요하다.

1) 햄스트링의 분류

전방 불안정성을 보상하는 근육은 **경골을 후방으로 당기는 벡터를 가진 근육=햄스트링**이다.

햄스트링은 고관절의 신전 및 슬관절의 굴곡에 작용하지만, 동시에 하퇴의 회전 작용도 한다.

▸ **햄스트링**
hamstrings

- 하퇴의 내회전에 작용 : **반건양근과 반막양근**=내측 햄스트링
- 하퇴의 외회전에 작용 : **대퇴이두근**=외측 햄스트링

▸ **반건양근**
semitendinosus m.

▸ **반막양근**
semimembranosus m.

▸ **대퇴이두근**
biceps femoris m.

2) 햄스트링의 주행과 기능

햄스트링의 기시인 좌골결절에서는 하나의 끈 모양의 굵은 건이 기시한다. 이 건은 곧 두 개의 근복으로 분리되어 대퇴 후면을 하행한다. 두 개의 근복 중 내측이 **반건양근**, 외측이 **대퇴이두근**이다(그림 15-7).

반건양근의 근복은 근위 1/2만으로, 원위 1/2은 가늘고 긴 건이 되어 경골조면 내측부에 정지한다. 반건양근은 건성 부분이 길기 때문에 ACL 재건술에서 이식 건으로 흔히 사용된다. 반건양근의 근복은 그 심층이 막 모양의 건으로 덮여 있다. 이 막 모양의 건은 원위를 향해 주행하면서 근복이 두꺼워지는데, 이것이 반막양근이다.

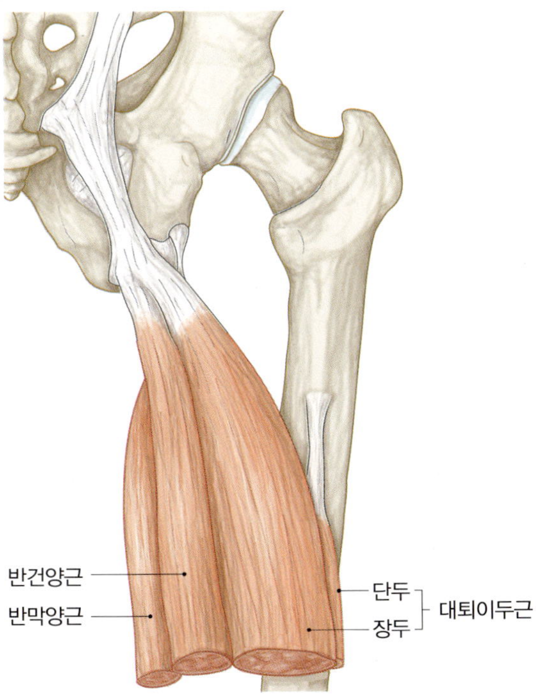

그림 15-17 햄스트링의 기시

좌골결절에서 발생한 하나의 끈 모양의 굵은 건은 반건양근과 대퇴이두근으로 나뉜다. 반건양근의 근복 심층은 반막양근의 기시 건막으로 덮여 있다.

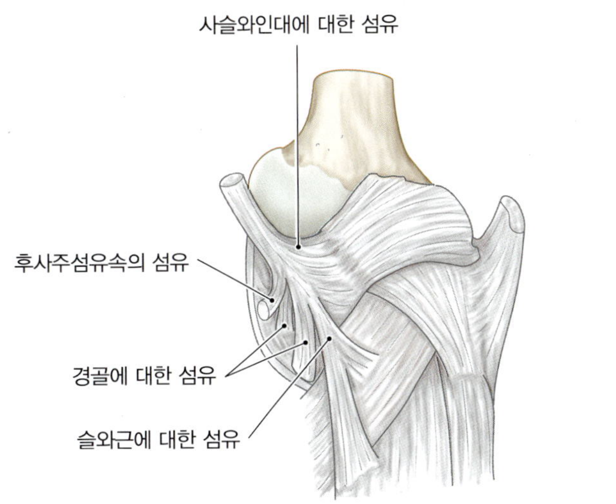

그림 15-18 반막양근의 정지부

반막양근의 정지건은 5개의 다발로 분기한다. 2개의 다발은 경골 후내측의 관절 간격 바로 아래, 3개의 다발은 POL, 사슬와인대, 슬와근 근막에 정지한다.

반막양근은 대퇴 중앙부에서 근복이 두꺼워지며 반건양근 건의 심층에 위치한다. 슬관절 후내측을 하행하는 정지건은 5개의 다발로 분기한다. 2개의 다발은 경골 후내측의 관절 간격 바로 아래, 3개의 다발은 **후사주섬유속(POL**, 16장 ➡ p191 참조), **사슬와인대**, **슬와근 근막**에 정지한다(**그림 15-8**).[7)]

반막양근은 정지부에서도 반건양근보다 더 심층에 위치하며, 슬관절의 안정성에 관여하는 인대나 근육의 긴장을 조절하는 기능도 가지고 있다. 즉, 햄스트링은 관상면에서만 보면 내측과 외측으로 분류할 수 있지만, 3차원적으로 보면 표층과 심층으로 분류할 수 있다. 심층에 위치한 반막양근은 슬와근과 함께 슬관절의 안정성에 크게 기여하고 있다. 따라서 안정성이 저하된 슬관절에 대해서는 반막양근의 근력을 강화하는 것이 중요하다.

전방십자인대 손상 · 내측측부인대 손상 : 정리

✓1 전방십자인대의 구조와 기능은?

ACL은 대퇴골 외측과의 내측면에서 경골 근위단의 과간융기를 연결하며, 슬관절낭내에 존재하는 인대이다. 슬관절의 각도에 관계없이 항상 일정한 긴장을 유지하고, 대퇴골에 대한 경골의 전방 이동을 제동한다. 해부학적으로는 무릎 굴곡위에서 긴장하는 AMB와 무릎 신전위에서 긴장하는 PLB로 나뉜다.

✓2 왜 굴곡 시 대퇴골 내측상과에 통증이 발생하는가?

대퇴골 내측상과에서 기시하는 MCL은 제1층이 내측슬개지대에서 봉공근의 근막으로 이어지는 대퇴 심근막, 제2층이 표층의 MCL, 제3층은 후내측의 관절낭으로 이루어져 있다. 주요 정적안정화기구는 표층의 MCL이다. 표층의 MCL은 1.5cm의 폭으로 내측상과에서 기시하므로 굴신축보다 전방에서 기시하는 섬유속은 굴곡 운동에 의해 긴장이 강화되고, 대퇴골 내측상과에서 '소용돌이 현상'을 일으킨다. 이로 인해 최대 굴곡위에서는 MCL 기시부의 긴장이 상승해 대퇴골 내측상과에 통증이 나타난다.

✓3 왜 pivot-shift test가 양성인가?

ACL은 경골의 전방 이동과 함께 경골의 내회전 운동도 제동한다. ACL 손상 무릎에서는 슬관절을 신전시키며 외반 · 하퇴 내회전을 가하면 경골이 전방 이동해도 ACL은 긴장하지 않는다. 따라서 경골의 내회전 운동도 제동할 수 없게 되어 슬관절이 탈구될 것 같은 공포감을 호소한다.

✓4 불안정성을 보상하는 근육은 무엇인가?

햄스트링은 하퇴의 내회전에 작용하는 반건양근과 반막양근, 하퇴의 외회전에 작용하는 대퇴이두근으로 이루어져 있다. 그 중에서도 반막양근은 슬관절의 안정성에 관여하는 인대나 근육의 긴장을 조절하는 기능을 가지고 있어 전방 불안정성을 보상하는 데 중요하다.

참고문헌

1. Freddie HF, et al : Biomechanics of knee ligaments : Basic concepts and clinical application. J Bone Joint Surg Am 75 : 1716-1727, 1993
2. 八木正義, ほか : 生体力学的な検討から考えられるACL 再建術—生理学的機能の再現を目指して. 臨床スポーツ医学22 : 239-245, 2005
3. Furman W, et al : The anterior cruciate ligament : Functional analysis based on postmortem stud-

ies. J Bone Joint Surg Am 58 : 179–185, 1976

4. Warren LF, et al : The supporting structures and layers on the medial side of the knee : An anatomical analysis. J Bone Joint Surg Am 61 : 56–62, 1979
5. Robinson JR, et al : Structural properties of the medial collateral ligament complex of the human knee. J Biomech 38(5) : 1067–1074, 2005
6. Slocum DB, et al : Rotatory instability of the knee : Its pathogenesis and a clinical test to demonstrate its presence. J Bone Joint Surg Am 50 : 211–225, 1968
7. Robinson JR, et al : The posteomedial corner revisited : An anatomical description of the passive restraining structures of the medial aspect of the human knee. J Bone Joint Surg Br 86 : 674–681, 2004

16 퇴행성 슬관절증

Gonarthrosis

증례

64세, 여성. 수년 동안 슬관절 통증을 겪어왔다. 최근 보행 시 통증과 일어서기 동작 시 통증이 심해져 정형외과를 내원하였고, X선상 퇴행성 슬관절증으로 진단되어 물리치료를 시작하였다.

초진 시 슬관절의 신전 제한이 뚜렷하여 신전 -15°, 굴곡 130°였다. 무릎 신전 시 무릎 후내측부의 신장감을 호소하였다. 반막양근, 봉공근, 박근의 근복과 거위발 정지부, 그리고 내측측부인대 대퇴골 부착부에 압통이 확인되었다. 무릎 신전 · 굴곡의 MMT는 4로 약화되어 보행 중에는 ✓2 **무릎이 항상 굴곡되어 있었으며 입각주기에서도 무릎 신전은 보이지 않았고**, 환측의 발뒤꿈치를 들어올리는 타이밍도 느렸다. 족관절 저굴의 MMT는 20회 정도로, 발뒤꿈치의 최종범위까지 들어올리는 것이 불가능하였다.

또한, ✓1 **일어서기 동작 시 무릎 내측에서 슬개골 내측 하방으로 통증을 호소하였고**, 대퇴근위 내측부에 압통이 있었다.

그래서 복재신경 주위에 도수치료를 실시한 결과, 일어서기 동작 시 통증은 사라졌으나 보행 시 통증은 남아있었다. 따라서 반막양근과 비복근 내측두에 대한 도수치료를 실시하였고(▶ 영상 16-1), 근긴장을 낮추자 압통이 사라지고, 가동범위도 개선되었다. 또한, 후방관절낭과 총비골신경의 활주성을 개선하는 도수치료를 실시하여 완전 신전을 획득한 후 ✓3 **원심성(eccentric) 카프 레이즈를 실시한 결과**(▶ 영상 16-2), **보행 시 통증과 보행양상이 개선되었다.**

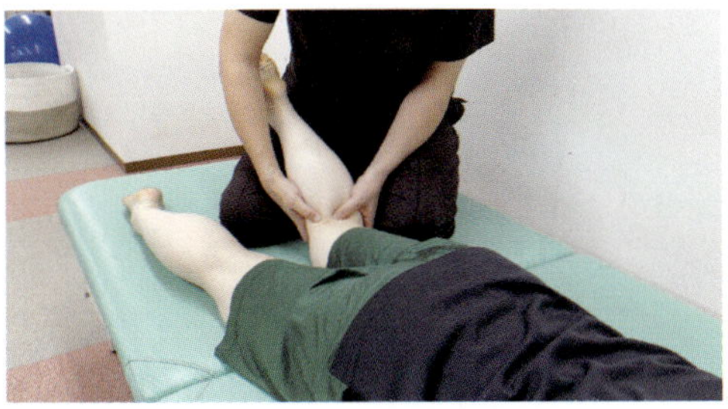

비복근 내측두에 대한 도수치료

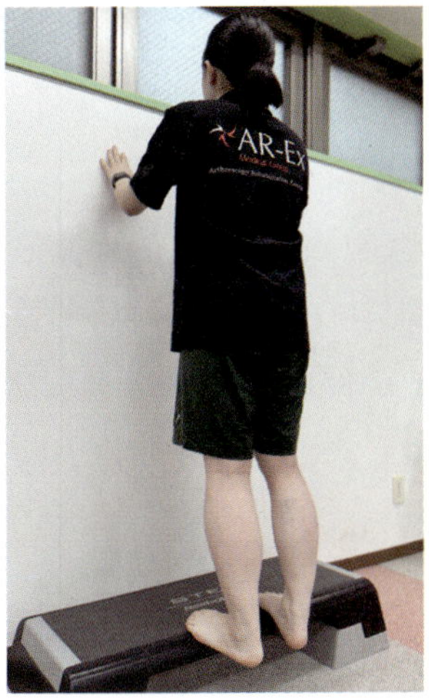

원심성 카프 레이즈

▶ 영상 16-1

▶ 영상 16-2

질환노트

퇴행성 슬관절증

노화에 따라 슬관절 연골의 변성 · 파괴와 관절 주위 및 연골하골에서 골극이 형성되는 퇴행성 질환. 관절통, 관절삼출, 가동범위 제한, 변형이 나타난다. 약물이나 보조기 치료를 포함한 보존적 치료를 시행하는 경우가 많다.

본 증례의 해부학적 접근

- ✓1 왜 일어서기 동작 시 무릎 내측이 아픈가?
- ✓2 왜 무릎이 펴지지 않는가(신전 제한)?
- ✓3 왜 하퇴삼두근 트레이닝으로 통증이 감소되었는가?

✓1 왜 일어서기 동작 시 무릎 내측이 아픈가?

일본의 퇴행성 슬관절증은 내반변형을 동반하여 대퇴골 내측과나 경골 내측과의 연골이 변성되어 골극이 형성되는 **내측형**이 압도적으로 많다. 그 때문에 본 증례와 같이 무릎 내측부에 통증을 호소하는 경우가 매우 많다. 무릎 내측부의 구조를 심층에서 보면 관절내(즉, **활막**), 그 표층의 **내측관절낭**, 그리고 **거위발**이라고 하는 건과 근막이 위치한다. 따라서 이들 조직 중 어느 조직이 통증을 유발하는지를 평가할 필요가 있다.

1) 활막과 내측관절낭

관절낭의 심층은 **활막**, 표층은 **섬유관절낭**으로 이루어져 있다. 무릎 내측부의 활막은 대퇴골 내과에 부착되어 약간 근위로 접혀 있고, 경골 측에서는 약간 원위로 접힌 구조를 가지고 있다. 이 **구조**는 모든 관절낭에서 관찰되며, 관절의 가동성을 보장하는 것으로 생각된다. 그 표층에 섬유관절낭이 있지만, 그 경계는 불분명하여 섬유관절낭과 활막과의 구분이 명확하지 않다.[1] 또한, 조직 절편을 확인하면 내측반월연골판과 관절낭, 특히 활막이 연속된 구조임을 확인할 수 있다. 즉, 활막의 활동성은 **내측반월연골판**의 가동성에 영향을 미치기 때문에 활막의 섬유화가 발생하면 내측반월연골판의 가동성도 제한될 수 있음을 쉽게 상상할 수 있다.

▸ **내측측부인대**(MCL)
medial collateral ligament

내측관절낭의 비후부를 **내측측부인대(MCL)**라고 한다. MCL의 구조는 15장의 전방십자인대 손상·내측측부인대 손상을 참조한다(➡ p180). 퇴행성 슬관절증에서도 MCL이 통증의 원인이 되기도 한다.

MCL은 슬관절 굴곡 운동 시 후방으로, 신전 운동 시 전방으로 활주한다. 이 활주가 저해되면 슬관절의 굴곡신전 운동이 어려워진다. 이 활주 운동을 원활하게 하기 위해 MCL 활액낭이 존재한다.[2]

MCL 활액낭은 슬관절 내측 중앙 1/3의 영역으로, 표층의 MCL과 심층의 MCL 사이에 존재한다(**그림 16-1**).[3] 예를 들어, 퇴행성 슬관절증으로 인해 슬관절 내측부에 **골극**이 생기면 MCL의 활주에 대한 저항이 강해진다. 그 결과 활액낭에 염증이 생기면 **MCL 활액낭염**이 된다.

MCL 활액낭염의 한 원인에는 외반슬이나 외상, 류마티스 관절염 등이 있다. 또한, 기수나 모토크로스 레이서 등 슬관절 내측에 마찰이 많이 가해지는 스포츠 선수들에게서 흔히 볼 수 있다.

2) 거위발의 구조와 통증 재현

▸ **거위발**
pes anserinus

봉공근건, 박근건, 반건양근건의 정지부는 경골 내측에서 건막과 같이 부채꼴로 퍼져 있다. 그 모양이 거위의 발을 닮았다고 해서 **거위발(천부 거위발)**이라고 한다(**그림 16-2**). 또한, 반막양근건의 정지부도 경골 내측에 부채꼴로 부착되어 있어 **심부 거위발**이라고 한다. 모두 이관절근으로 고관절에 작용하고, 무릎 굴곡 작용을 가진다.

천부 거위발에서는 봉공근건이 가장 근위에서 표층의 근막층에 부착한다.[3] 박근건, 반건양근건은 봉공근건보다 더 심부에 부착한다.

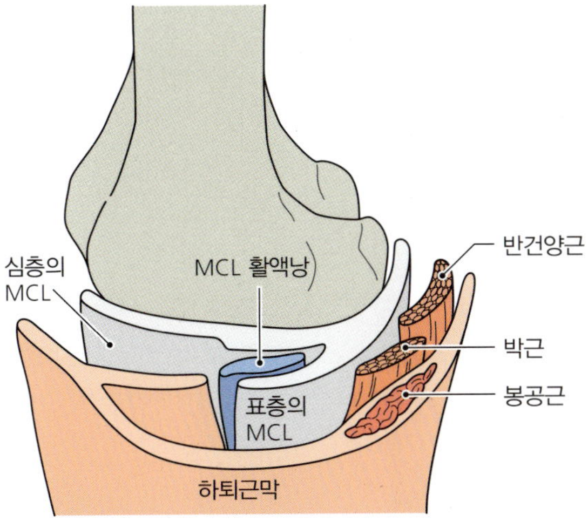

그림 16-1 내측측부인대(MCL)와 그 활액낭

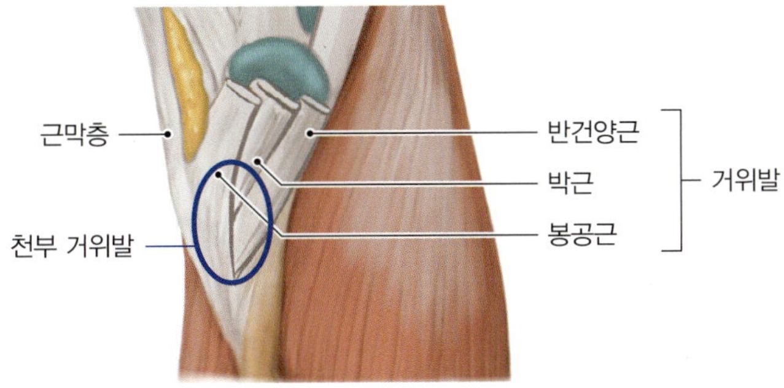

그림 16-2 거위발

가장 근위의 봉공근건은 표층의 근막층과 연결된다. 그 심층에 박근건, 반건양근건이 정지한다.

심부 거위발의 반막양근건은 경골 내측, 표층의 MCL, 사슬와인대, 내측반월연골판, 심층의 MCL, POL, 후방관절낭, 슬와근과 폭넓은 부착을 가진다.

거위발 부위에 통증이 있는 경우, 원인 근육을 감별하기 위해 선택적으로 근육을 긴장시켜 통증의 발생을 평가한다.

▸ **봉공근**
sartorius m.

▸ **박근**
gracilis m.

▸ **반건양근**
semitendinosus m.

▸ **반막양근**
semimembranosus m.

- 고관절을 신전 · 내전 · 내회전하여 슬관절을 신전한다. ⟶ **봉공근**이 가장 긴장한다.
- 고관절을 신전 · 외전 · 외회전하여 슬관절을 신전한다. ⟶ **박근**이 가장 긴장한다.
- 고관절을 굴곡하고, 슬관절을 신전한다. ⟶ **반건양근**이 가장 긴장한다.
- 고관절을 굴곡 · 외전하고, 슬관절을 신전한다. ⟶ **반막양근**이 가장 긴장한다.

3) 복재신경

복재신경은 고관절 레벨에서 대퇴신경으로부터 분지하여 **Hunter**관[4]이라고 하는 장내전근, 내측광근, 대내전근, 봉공근하근막으로 형성된 터널을 통과한 후 슬개하지와 하퇴 내측으로 하행하는 분지로 나뉘어 슬개골 하부 및 하퇴 원위 내측까지의 감각을 지배한다 (**그림 16-3**).

▸ **복재신경**
saphenous nerve

▸ **Hunter관**
Hunter tunnel

본 증례에서는 Hunter관을 압박할 때 감각 이상의 악화를 보였으므로 이 부위의 포착성 신경병증이 의심된다. 말초신경은 운동지, 관절지, 피지로 나뉜다. **운동지**는 근육에 진입해 근수축과 이완을 지배한다. **관절지**는 관절낭과 인대에 진입해 위치감각과 운동감각을 지배한다. **피지**는 피부의 감각을 지배한다. 복재신경에서 통증이 발생한 경우 복재신경이 지배하는 근육의 위축과 같은 이상이 생길 수 있다.

Thiranagama[5]는 **내측광근 사주섬유**(VMO)에 **대퇴신경**의 분지가 가장 풍부하게 존재하며, 일부 **복재신경**의 운동지가 VMO에 도달하고 있음을 보여주었다. Günal[6] 등은 60구의 사체 모두 VMO의 신경 공급이 대퇴신경과 복재신경으로, 이는 복재신경이 단순히 감각을 지배하는 신경이 아님을 시사한다고 하였다.

▸ **내측광근 사주섬유**(VMO)
vastus medialis obliquus

▸ **대퇴신경**
femoral nerve

본 증례와 같이 초기부터 setting exercise를 시행해도 VMO의 개선을 얻지 못하는 경우, 대퇴신경이나 복재신경의 운동지에 어떤 장애가 발생했을 가능성을 생각해 볼 수 있다.

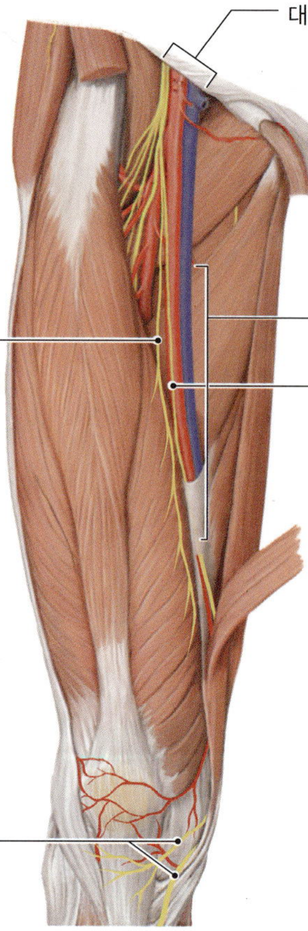

그림 16-3 복재신경의 주행

복재신경은 Hunter관을 나온 후 슬관절 레벨에서 슬개하지와 경골 내측을 주행하는 분지로 나뉜다. 슬개하지는 봉공근의 심층을 빠져나와 슬개건까지 주행한다. 슬개지대를 절개할 때 슬개하지를 절단할 가능성이 있다.

✓2 왜 무릎이 펴지지 않는가(신전 제한)?

▸ **경골대퇴관절**
tibiofemoral joint

경골대퇴관절은 슬관절 신전 시 경골에 대해 대퇴골이 전방으로 구르고 최종범위에서 후방으로 미끄러지는 것으로 생각된다. 따라서 최종 신전범위에서는 대퇴골의 후방 미끄러짐(경골이 움직일 때는 경골의 전방 미끄러짐)이 필요하다. 그러므로 물리치료에서는 경골의 전방 미끄러짐을 유도하려 한다. 그러나 관절 운동은 뼈의 운동만으로 이루어지는 것이 아니라 근육과 건, 피하조직과 피부의 영향을 받는다. 따라서 무릎 후면의 피부, 근

column

VM과 VMO

▸ **내측광근**(VM)
vastus medialis

VM에는 조선(linea aspera) 내측순에서 기시해 슬개골, 슬개인대를 통해 경골조면에 정지하는 섬유와 내측슬개지대를 통해 경골 내측과에 정지하는 섬유가 있다.

VMO는 **내측광근**의 원위에 위치한 섬유로 대내전근건에서 기시한다. VMO는 무릎의 신전 최종범위에서 가장 중요한 근육으로 여겨지며, 슬개대퇴관절의 동적안정화기구로도 중요시되고 있다.

육, 건, 관절낭과 표층부터 다음 페이지에 나타낸 ①~④의 순서로 평가 · 치료를 실시한다.

① 피부 → ② 반막양근건 → ③ 비복근 내측두 → ④ 관절낭 및 관절낭인대

신전 가동범위를 획득하는 포인트는 **슬관절 후내측지지기구**를 선택적으로 치료하는 것이다. 반막양근, 후사주섬유속, 사슬와인대, 대내전근 건성부, 비복근 내측두에 적절한 치료를 위해서는 해부학적 특징을 이해해야 한다.

① 반막양근(그림 16-4)

좌골결절에서 기시한다. 정지부[4, 7-9]는 경골 내측, MCL 천층, 심층, **후사주섬유속(POL)**, 내측반월연골판, **사슬와인대(OPL)**, 후방관절낭, 슬와근으로 광범위하며, 정지부를 반막양근각이라고 한다.

▸ **후사주섬유속**(POL)
posterior oblique ligament

▸ **사슬와인대**(OPL)
oblique popliteal ligament

먼저 반막양근이 느슨해진 상태를 만드는 것이 바람직하며, 충분한 이완을 실시한다. 반막양근은 비복근 내측두의 표층을 주행하고, 후방에서 돌아 들어가듯 주행을 바꿔 경골 내측에 부착한다. 이 주행이 변화하는 부분에는 특히 유연성이 필요하다.

② 사슬와인대(OPL)

OPL은 슬관절 후면을 외측 상방으로 주행하고, 대퇴골 후면을 향하는 관절낭인대이다. 슬관절 신전 · 내회전에서 긴장한다. 반막양근의 정지건과 밀접하게 연결되어 있으며, 반막양근의 수축에 의해 긴장이 높아지는 것으로 추측된다.

③ 후사주섬유속(POL)(그림 16-4)

Robert 등[7]은 POL을 근막과 같은 조직으로 이루어진 **표층섬유**와 가장 비후한 **중심섬**

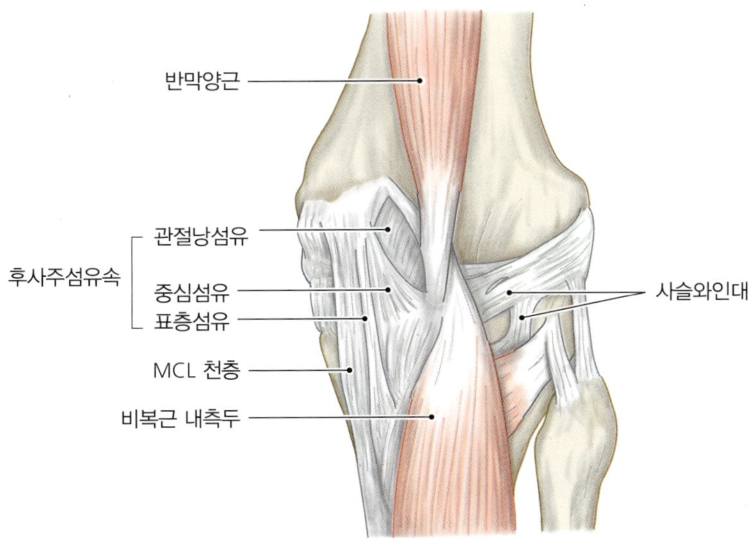

그림 16-4 후사주섬유속
〔Laprade RF, et al : The anatomy of the medial part of the knee. J Bone Joint Surg Am 89(9) : 2000–2010, 2007에서 인용〕

유, 뼈에 부착하지 않는 **관절낭섬유**로 구분하였다.

▸ **표층섬유**
superficial arm

▸ **중심섬유**
central arm

▸ **관절낭섬유**
capsular arm

- **표층섬유** : 반막양근건 전방섬유의 내측에서 표층 MCL 섬유와 평행하게 주행해 중심섬유에 유합한다.
- **중심섬유** : POL의 가장 두꺼운 부분이다. 주요 반막양근건의 원위 측면에서 주행하며 심층 MCL에 견고하게 연결되고, 표층 MCL에 연속된다.
- **관절낭섬유** : 다소 얇은 섬유로 후내측면 관절낭과 사슬와인대 내측면에 부착하고, 대내전근건에서 전개되는 근막 조직에 부착한다.

POL의 표층섬유와 관절낭섬유는 막양 조직으로, 가동범위 제한이 심한 증례에서는 이들 섬유가 유착되거나 비후되어 가동범위가 제한될 것으로 예상된다.

④ 대내전근건, 비복근 내측두(그림 16-5)

▸ **대내전근건**
adductor magnus tendon

▸ **비복근 내측두**
medial head of gastrocnemius

대내전근건은 내전근 결절에 부착한다. 내측광근 사주섬유(VMO)의 기시가 되는 한편, 슬관절 후내측 조직과의 연결도 있다. Robert 등[7]은 대내전근건 원위가 부채꼴로 퍼져 비복근 내측두의 건과 POL 관절낭섬유에 연결되는 것을 보여주었다.

비복근 내측두는 대퇴골 내측상과에서 기시하여 과부를 지나 하퇴 후면을 주행한다.

POL 관절낭섬유를 신장하는 경우는 대내전근건과 비복근 내측두의 긴장을 고려해야 한다. 관절낭이므로 슬관절 최종 신전범위에서 신장되지만, 비복근 내측두가 장력을 발생시킬 수 있는 자세에서 시행하며, 대내전근이나 비복근 내측두가 긴장된 증례에서는 이 근육들의 긴장이 저하된 자세에서 관절낭을 신장시키는 것이 바람직하다.

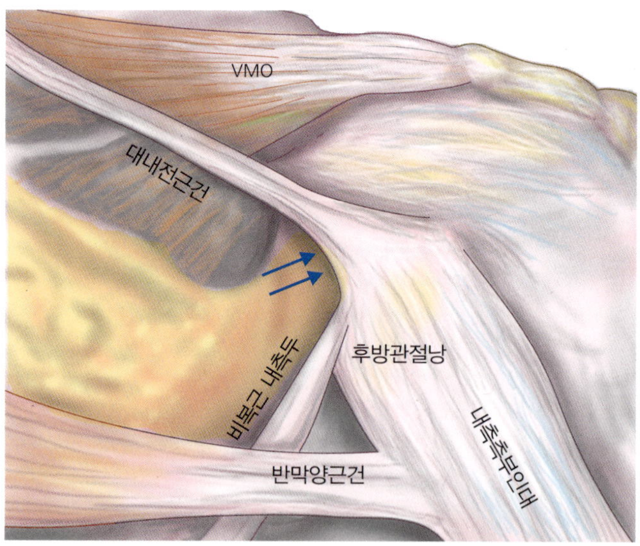

그림 16-5 대내전근건과 비복근 내측두의 연결
대내전근건의 원위는 부채꼴의 건막 구조로 퍼져 후방관절낭, 비복근 내측두의 건과 연결된다.
〔Laprade RF, et al : The anatomy of the medial part of the knee. J Bone Joint Surg Am 89(9) : 2000–2010, 2007에서 인용〕

⑤ 총비골신경

좌골신경은 대퇴부 후면에서 총비골신경과 경골신경으로 나뉜다. **경골신경**은 하퇴 후면을 통과하는 반면, **총비골신경**은 비골두의 원위부에서 하퇴 외측에서 전방으로 돌아 들어가 천비골신경과 심비골신경으로 분기한다(**그림 16-6**). 총비골신경은 대퇴이두근과 비복근 외측두 사이를 지나 비골두의 원위로 향하므로 무릎 신전에 의해 긴장된다. 또한, 슬관절 후면의 관절낭으로 가지(관절지)를 낸다. 후방관절낭 주위 조직의 섬유화는 총비골신경 주위 소성결합조직의 경도를 높이기 때문에 무릎 신전 제한과 밀접한 관계가 있다. 따라서 총비골신경에 대한 신경 가동술(mobilization)이 중요한 경우도 있다.

▸ **좌골신경**
sciatic nerve

▸ **경골신경**
tibial nerve

▸ **총비골신경**
common peroneal nerve

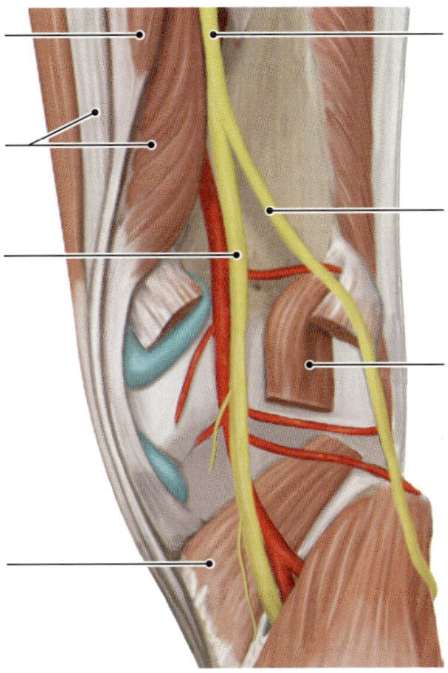

그림 16-6 총비골신경과 경골신경

✓3 왜 하퇴삼두근 트레이닝으로 통증이 감소되었는가?

1) 하퇴삼두근의 구조

하퇴삼두근은 비복근 내측두 · 외측두, 가자미근으로 구성된다(**그림 16-7**).

비복근의 내측두 · 외측두는 각각 대퇴골의 내측과 · 외측과에서 기시하고, 아킬레스건이 되어 종골 융기에 정지하는 이관절근이다. 근섬유속은 기시건이 표층에 위치하며, 정지건이 심층에 위치하므로 근위 표층에서 원위 심층으로 향하는 반우상(unipennate) 구조를 가진다. 비복근은 내측과 · 외측과 외에 후방관절낭에서도 기시하기 때문에 슬관절 신전 제한의 한 요인이 된다.

▸ **하퇴삼두근**
triceps surae m.

▸ **비복근**
gastrocnemius m.

가자미근은 경골 가자미근선에서 기시해 근위 심층에서 원위 표층의 정지건으로 향하며 비복근건에 합류하여 아킬레스건이 된다. 가자미근은 비복근보다 복잡한 구조를 가진다.

▸ **가자미근**
soleus m.

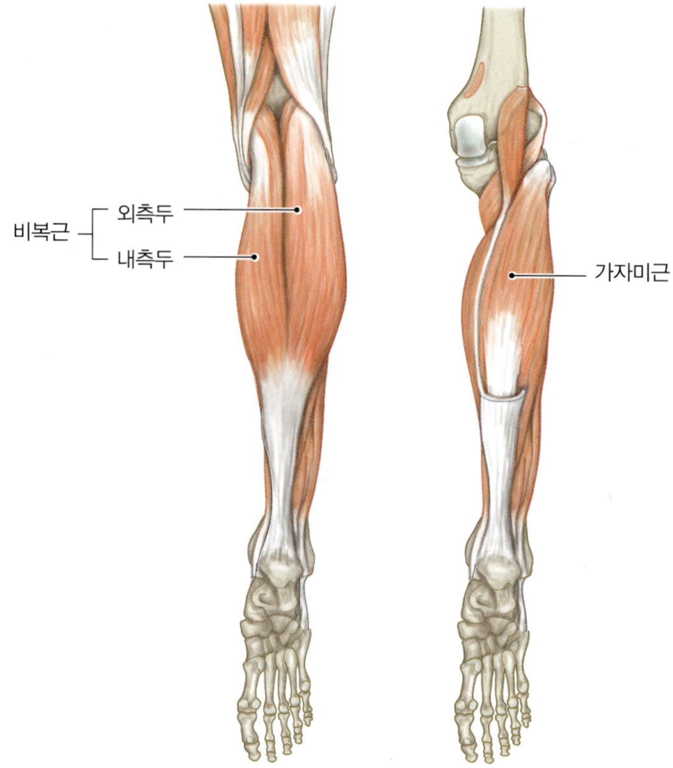

그림 16-7 하퇴삼두근의 구조

2) 보행 중의 하퇴삼두근

하퇴삼두근은 입각중기(mid stance)에 한 다리로 지지하며 하퇴의 전경을 제어하기 위해 원심성 수축을 하고, 입각말기(terminal stance)부터 전유각기(pre-swing)에 걸쳐 구심성 수축을 한다. 발뒤꿈치가 지면에서 떨어지기 직전에는 하퇴삼두근 근복의 신장은 적어지고, 대부분 근섬유속 길이를 유지하며 하퇴를 전경시킨다.[10] 따라서 이 시기의 신장은 근섬유속이 아닌 근막이나 아킬레스건과 같은 비수축 조직(수동적 요소)에 의해 이루어진다.[10] 즉, 하퇴삼두근을 '**근-건 복합체**'로 보면 원심성 수축에서 구심성 수축으로 전환되지만, '**근섬유속**'으로 보면 원심성 수축에서 등척성 수축을 거쳐 구심성 수축을 하는 것으로 이해할 수 있다.

3) 퇴행성 슬관절증에서 하퇴삼두근의 근활동

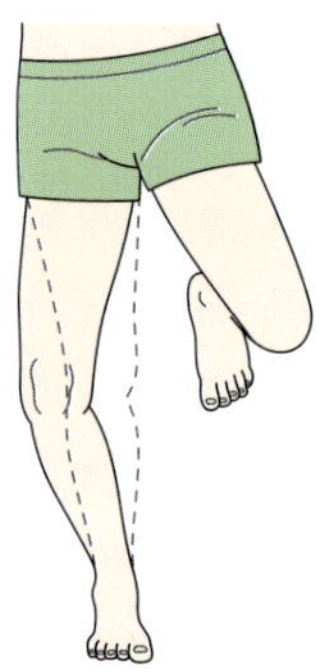

그림 16-8 외측동요 (lateral thrust)

퇴행성 슬관절증의 대표적인 이상 보행으로 **외측동요(lateral thrust)**가 알려져 있다(그림 16-8). 이는 입각기(stance phase)에서 무릎 내반이 강화될 때 외측으로 동요하는 현상으로, 경골대퇴관절 내측에 대한 압축 부하를 증가시켜 문제가 된다. 외측 동요가 강화되는 요인에는 **내반 정렬**이 가장 잘 알려져 있다.

그러나 필자는 외측동요뿐만 아니라 보행 중 슬관절의 운동을 복합적으로 고려할 필요가 있다고 생각한다. 보행 중 신전위에서 접지된 무릎은 하중 반응(loading response)에 의해 경미한 굴곡이 일어나고, 이후 입각중기부터 한 다리 지지기에 다시 신전되어 유각기에서 굴곡된다. 무릎 신전위에서는 측부인대나 인대의 긴장이 증가하여 무릎의 측방 안정성은 높아진다. 그러나 퇴행성 슬관절증에서는 무릎 신전이 제한되어 무릎의 측방 안정성이 충분히 높아지지 않은 상태에서 보행하는 것이 외측동요를 강화시키는 요인이 될 수 있다. 또한, 이러한 불안정성을 보상하기 위해 무릎 주위 근육의 동시 수축을 강화시켜 무릎의 강성을 높인다. 퇴행성 슬관절증에서는 비복근 내측두, 전경골근, 대퇴사두근, 햄스트링의 동시 수축이 증가한다.[11, 12]

즉, 신전 제한이 개선되더라도 이러한 근활동을 변화시킬 필요가 있다. 특히 퇴행성 슬관절증에서는 보행 중 슬관절 신전이 불충분하여 비복근을 신장위에서 수축하는 경우가 적어진다. 따라서 슬관절 신전위에서 족관절을 배굴시킨 상태에서 비복근의 트레이닝을 실시할 필요가 있다. 특히 필자들은 일반적인 힐 레이즈 운동보다 족관절 배굴에서 저굴로 전환할 때 반동을 이용한 플라이오메트릭 운동을 지도하고 있다. 이 운동은 전환 시 비복근의 근섬유속 길이의 변화가 적고, 보행 중 비복근의 동태에 가까워 근섬유속의 신장을 얻을 수 있음을 확인하였다.[13)]

퇴행성 슬관절증 : 정리

Q1 왜 일어서기 동작 시 무릎 내측이 아픈가?

퇴행성 슬관절증의 보존적 치료에서는 통증 부위에 존재하는 조직을 평가할 필요가 있다. 특히 활막 유래의 통증, 근막이나 지방체 등 소성결합조직 유래의 통증이 발생했을 가능성을 평가한 대응이 중요하다. 보행 시 통증뿐만 아니라 계단 오르내리기나 일어서기 동작 시에도 통증이 있을 수 있으며, 관절외 구성체인 거위발이나 복재신경 슬개하지의 병변으로 발생하는 경우도 있다.

Q2 왜 무릎이 펴지지 않는가(신전 제한)?

퇴행성 슬관절증으로 내반변형에 굴곡 구축이 동반된 경우에서는 슬관절 신전 가동범위의 개선이 중요하다. 신전 가동범위 제한의 요인이 되는 사슬와인대 등 슬와의 인대구조는 관절낭의 비후부이다. 따라서 관절낭과 연속되는 반막양근건이나 비복근 내측두를 중심으로 한 후내측 지지기구를 표층부터 순차적으로 평가해 그 유연성을 확보하는 것이 중요하다. 또한, 총비골신경은 후방관절낭으로 분지를 내므로 후방관절낭의 섬유화는 총비골신경의 활주성을 저해할 수 있다. 따라서 총비골신경의 활주성을 개선하는 것도 필요하다.

Q3 왜 하퇴삼두근 트레이닝으로 통증이 감소되었는가?

퇴행성 슬관절증은 퇴행성 변화를 기반으로 한 질환으로, 오랜 시간에 걸쳐 무릎이 변형되면서 굴곡구축 등의 정렬 불량을 동반한 자세와 동작이 습관화되어 있다. 따라서 신전 가동범위가 개선되더라도 신장위에서 장력을 발휘하기 어렵거나 수축 양식이 바뀌었을 것으로 예측된다. 따라서 무릎 신전 제한을 개선함과 동시에 수축 양식을 고려한 무릎 신전위에서의 하퇴삼두근을 비롯한 저굴 근력의 개선이 중요해진다.

참고문헌

1. Tsutsumi M, et al : Posteromedial capsular anatomy of the tibia for consideration of the medial meniscal support structure using a multidimensional analysis. Sci Rep 13 : 12030, 2023
2. Robinson JR, et al : Structural properties of the medial collateral ligament complex of the human knee. J Biomech 38 : 1067-1074, 2005

3. Maeseneer DM, et al：MR imaging of the medial collateral ligament bursa：Findings in patients and anatomic data derived from cadavers. AJR 177：911-917, 2001

4. Susan S：Gray's anatomy, fourth edition. pp1351-1376, Elsevier Limited(US), 2008

5. Thiranagama R：Nerve supply of the human vastus medialis muscle. J Anat 170：193-198, 1990

6. Günal I, et al：The innervation of vastus medialis obliquus. J Bone Joint Surg Br 74：624, 1992

7. Robert F, et al：The anatomy of the posterior aspect of the knee：An anatomic study. J Bone Joint Surg Am 89(4)：758-764, 2007

8. Laprade RF, et al：The anatomy of the medial part of the knee. J Bone Joint Surg Am 89：2000- 2010, 2007

9. Warner M(著), 新名正由(訳)：膝—形態・機能と靱帯再建術. pp59-68, シュプリンガー・フェアラーク東京, 1986

10. Fukunaga T, et al：In vivo behavior of human muscle tendon during walking. Proc Biol Sci 268： 229-233, 2001

11. Ghazwan A, et al：Knee osteoarthritis alters peri-articular knee muscle strategies during gait. PLoS One 17(1)：e0262798, 2022

12. Childs JD, et al：Alterations in lower extremity movement and muscle activation patterns in individuals with knee osteoarthritis. Clin Biomech(Bristol, Avon)19：44-49, 2004

13. Kudo S, et al：Effect of plyometric training on the fascicle length of the gastrocnemius medialis muscle. J Phys Ther Sci 32：277-280, 2020

17 전거비인대 손상
Anterior talofibular ligament injury

증례

18세, 남성. 배구선수로 이전부터 족관절 염좌가 빈번히 발생했다. 스파이크 점프를 할 때 좌측 족관절의 내반이 강제되어 수상했다. 종창과 통증이 심해 경기를 지속하기 어려워져 아이싱 처치 후 정형외과에 내원하였다.

초음파상에서 ✓1 **전거비인대 손상으로 진단**되어 2주간의 보조기(서포터) 고정과 함께 물리치료를 시작하였다. 물리치료 시작 시에는 외과 주위의 종창이 심했고, ✓2 **전거비인대, 종비인대, 전경비인대에 압통**이 있었다. 1주일 후 종창이나 압통은 감소하였고, 관절 가동범위도 개선되었으나 족관절 주위 근육의 근력저하가 존재하여 근력강화 운동을 지도하였다.

부상 후 1개월 만에 근력이 호전되어 경기에 복귀하였으나 발을 내딛는 동작 시 외과 전면과 ✓3 **족관절 전내측부에 발생하는 통증** 및 ✓4 **방향 전환 동작 시 불안정감을 호소하였다.**

이에 족근동(tarsal sinus) 부위에 대한 **체외충격파 치료**와 도수치료를 시행한 결과(▶ 영상 17), 배굴 가동범위가 개선되고 불안정감도 소실되었다.

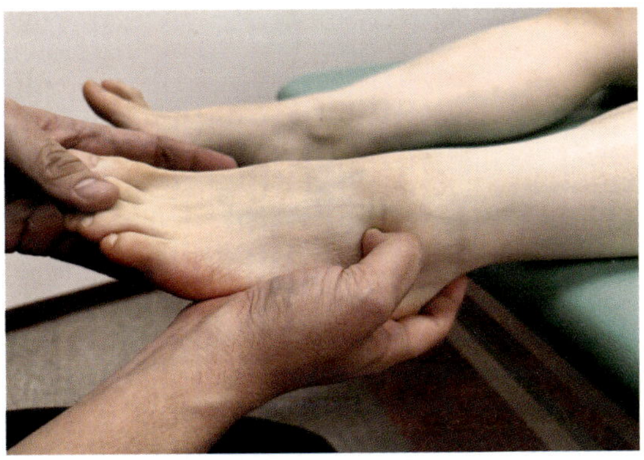

족근동에 대한 도수치료

용어해설

체외충격파(방사형) 치료
압축기에 의해 생성된 압축공기로 움직이는 피스톤이 충격체에 부딪혔을 때의 충격을 통증 부위에 가하여 혈류와 조직 대사를 촉진시켜 통증 조절과 조직 치유를 기대하는 치료법이다.

▶ 영상 17

본 증례의 해부학적 접근

- ✓1 왜 전거비인대는 손상되기 쉬운가?
- ✓2 왜 전경비인대에 압통이 발생하는가?
- ✓3 왜 족관절 전면에 통증이 발생하는가?
- ✓4 불안정성을 보상하는 근육은 무엇인가?

질환노트

전거비인대 손상
족관절 저굴위에서 내반이 강제될 때 외측측부인대에 손상이 발생한 것을 전거비인대 손상이라고 한다. 스포츠 활동 중 점프 착지나 턴 동작 시 수상하는 경우가 많다.

✓1 왜 전거비인대는 손상되기 쉬운가?

1) 족관절의 구조와 측방 안정성

▸ **족관절**
ankle joint

▸ **거퇴관절**
talocrural joint

▸ **거종관절**
talocalcaneal joint

족관절은 2개의 관절로 구성되어 있다.

- **거퇴관절** : 경골 내과, 경골 하단, 비골 외과로 이루어진 관절와와 거골활차가 관절면을 구성한다.
- **거종관절** : 거골 하면에 있는 3개의 관절면과 종골 상면에 있는 3개의 관절면으로 구성된다.

▸ **내측측부인대**
medial collateral ligament

▸ **외측측부인대**
lateral collateral ligament

거퇴관절에는 측방에 내과와 외과가 존재하기 때문에 측방 안정성이 높다. 외과는 내과보다 **10mm** 정도 길다. 따라서 족관절의 측방 안정성은 외측이 더 높다.

그러나 선 자세에서 무게중심은 두 족관절의 내측을 통과하므로 하중부하는 내측에서 더 커진다. 그러므로 족관절 내측에는 외반을 제동하는 **내측측부인대**가 발달하여 측방 안정성을 높인다. 한편, 외측의 측방 안정성은 골성 지지에 의존하기 때문에 내반을 제동하는 **외측측부인대**는 내측만큼 발달되지 않았다.

2) 외측측부인대의 구조

외측측부인대는 다음의 3가지 인대로 구성되어 있다.

▸ **전거비인대**
anterior talofibular ligament

▸ **종비인대**
calcaneofibular ligament

▸ **후거비인대**
posterior talofibular ligament

- **전거비인대** : 외과의 전방과 거골 경부를 연결하는 관절낭인대.
- **종비인대** : 외과에서 종골의 외측면을 향해 후하방으로 비스듬히 주행한다.
- **후거비인대** : 외과 후면에서 거골의 후외측면을 향해 주행한다.

▸ **거골활차**
trochlea of talus

각 인대의 두께는 전거비인대가 약 2mm로 얇고, 종비인대와 후거비인대가 약 6mm 정도이다(**그림 17-1**).[1] 따라서 **전거비인대**는 외측측부인대 중 해부학적으로 가장 취약한 인대이다. 또한, 전거비인대의 외과와 거골에의 부착부 연골하골의 두께는 외과가 더 얇다. 따라서 골밀도가 낮은 고령자에서는 전거비인대 손상과 유사한 손상 기전으로 **외과의 견열 골절**이 발생할 수도 있다.

전거비인대는 거퇴관절 저배굴 운동의 운동축 전방을 통과하므로 저굴위에서 긴장하고, 배굴위에서 이완된다. 즉, 거퇴관절의 **저굴위**에서 **내반**을 제동하는 기능을 가지고 있다. 거퇴관절의 관절면을 구성하는 **거골활차**는 전방이 5mm 정도 넓은 부채꼴로 되어 있어 배굴위에서 측방 안정성이 높아지고, 저굴위에서 측방 안정성이 낮아진다(**그림 17-2**). 따라서 족관절의 외측측부인대 손상은 저굴위에서 손상되는 경우가 많다. 저굴위에서 측방 안정성을 높이는 전거비인대는 해부학적으로 취약하기 때문에 외측측부인대 손상에서는 전거비인대 손상이 압도적으로 많다.

전거비인대는 1개의 섬유속으로 구성된 것보다는 상부·하부 2개의 섬유속으로 구성된 것이 많으며, 일부는 3개의 섬유속으로 구성된 것도 있다.[2] 또한, 시뮬레이션 연구에서는

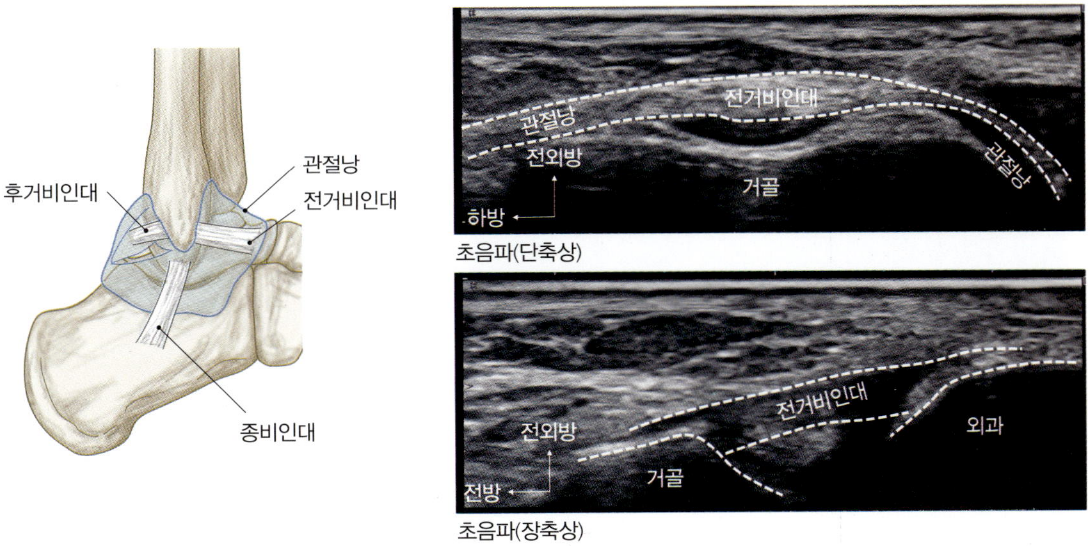

그림 17-1 족관절의 외측측부인대

전거비인대 : 관절낭의 일부가 비후된 관절낭인대이다.
종비인대 : 관절낭과는 독립된 관절낭외의 인대이다.
후거비인대 : 관절낭내에 존재하지만 활막강 외에 존재하는 인대이다.

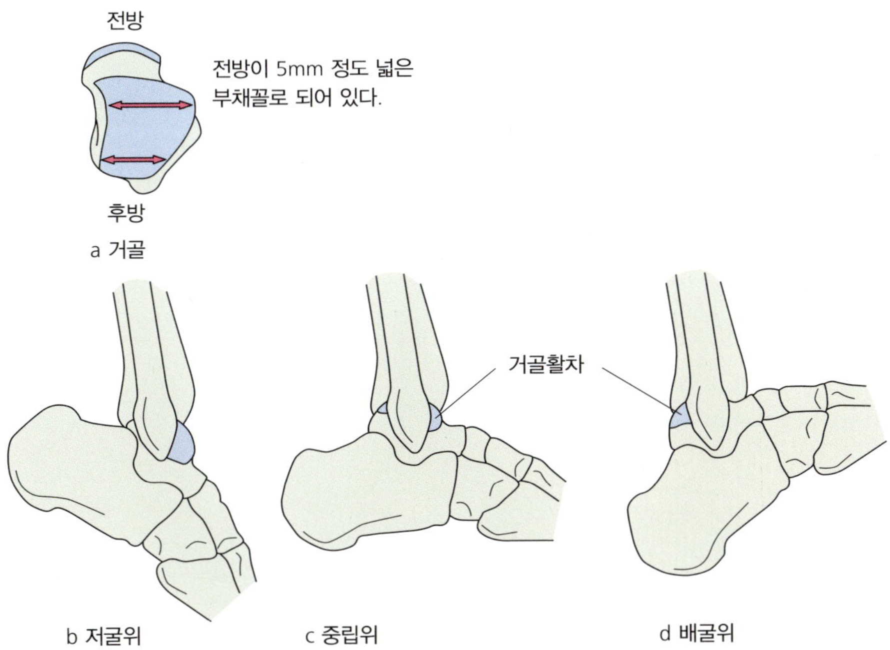

그림 17-2 거골활차의 구조와 거퇴관절의 운동

b : 저굴위 : 거골활차의 후방 부분이 관절와에 끼이므로 측방 안정성이 낮아진다.
d : 배굴위 : 거골활차의 전방 부분이 관절와에 끼이므로 측방 안정성이 높아진다.

> **용어해설**
>
> **실링(sealing)**
> 실링은 '밀봉'을 의미한다. 관절낭내 음압화를 초래하는 작용으로 고관절 비구순이 유명하다.

3개의 섬유속으로 구성된 것이 1개나 2개의 섬유속으로 구성된 것보다 저굴 · 내번(inversion)의 제동 효과가 약한 것으로 알려져 있다.[3] 이러한 인대 구조의 개인차가 어떤 기능적 의미를 가지고 있는지는 아직 불분명하다. 그러나 관절낭인대의 손상은 관절낭의 손상을 의미하며, 중증도가 높아지면 관절낭의 **sealing** 작용을 저하시켜 정적안정화기구의 기능 저하를 초래할 것으로 생각된다.

전거비인대가 족관절 관절낭의 비후부인 반면, **종비인대**는 관절낭으로부터 독립된 섬유속을 가진 강인한 인대이다. 그러나 전거비인대와 종비인대, 그리고 후거비인대는 외과의 내측면에서 연속되며, 3개의 인대 구조는 내반 불안정성에 대해 서로 연계하여 기능하는 것으로 생각된다.[4] 이는 전거비인대의 손상으로 인해 종비인대의 기능이 저하될 가능성을 지적한다.

2 왜 전경비인대에 압통이 발생하는가?

물리치료 초진 시의 촉진에서는 손상되기 쉬운 전거비인대 부위에 압통이나 열감, 종창과 같은 염증 징후를 보이는 경우가 많다.

그러나 본 증례와 같이 전경비인대 부위에 압통이 있는 경우도 많다.

1) 전경비인대의 구조와 기능

경골과 비골은 근위단에서는 **경비관절**을 형성하고, 원위단에서는 **전경비인대**와 **후경비인대**에 의해 인대 결합을 형성한다(그림 17-3). 또한, 골간부에서는 **하퇴골간막**에 의해 결합된다.

따라서 원위단에서의 경비골 사이는 큰 가동성을 갖지 못한다. 그러나 거퇴관절의 배굴 운동에서는 거골활차의 전방 부분이 경골과 비골로 구성된 관절와에 끼어들어가기 위해 경비골 사이는 약간 벌어진다. 저굴 운동에서는 측방 안정성의 저하를 보상하기 위해 경

▸ **경비관절**
tibiofibular joint

▸ **전경비인대**
anterior tibiofibular ligament

▸ **후경비인대**
posterior tibiofibular ligament

▸ **하퇴골간막**
interosseous membrane of leg

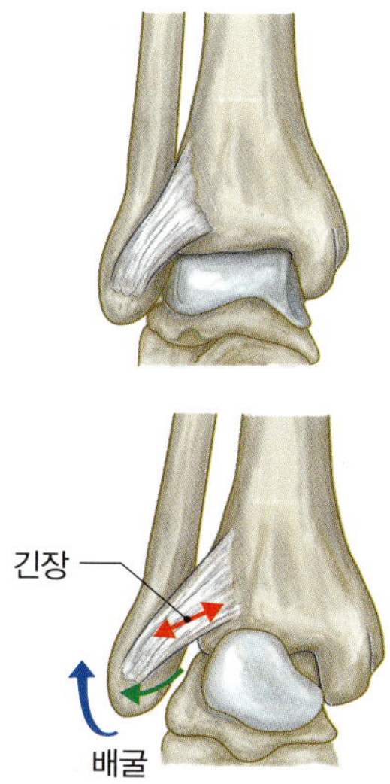

그림 17-4 전경비인대의 기능

전경비인대는 족관절의 배굴 운동으로 긴장한다. 따라서 전경비인대 손상은 족관절 배굴위가 강하게 강제되어 족부가 외전할 때 발생하기 쉽다.

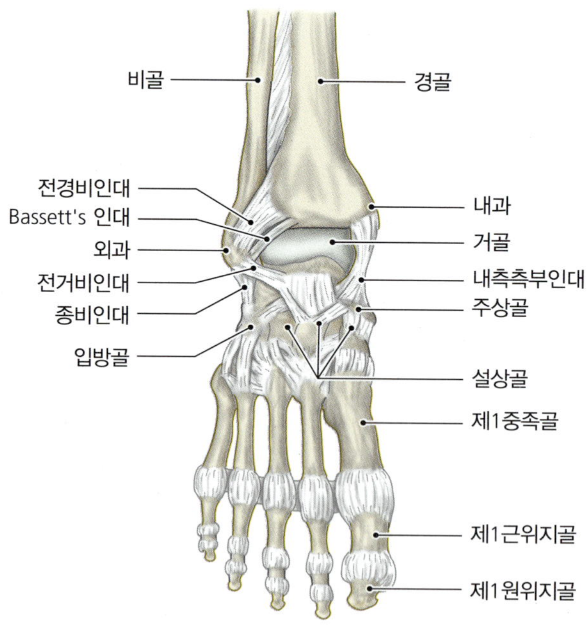

그림 17-3 전경비인대

전경비인대는 경골 하단에서 비골 하단을 향해 외하방으로 주행하는 인대이다.

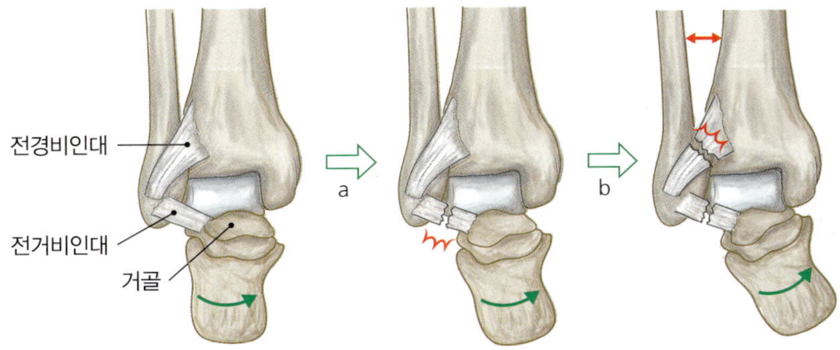

그림 17-5 족관절 내반 염좌에서의 전거비인대와 전경비인대의 손상 기전

a : 족관절 저굴위에서 내반이 강제되면 거골은 내회전하여 전거비인대 손상이 발생한다.
b : 전거비인대 손상이 발생한 후에도 거골의 내회전이 계속되면 경비골 사이가 벌어져 전경비인대 손상이 발생한다.

비골 사이는 좁아진다.

전경비인대는 그 주행의 특성상 경비골 사이의 과도한 이개(벌어짐)를 제동하는 작용을 하며, 족관절의 배굴 운동에서 긴장한다.

2) 전경비인대 손상의 기전

전경비인대 손상은 족관절 배굴위가 강하게 강제되어 족부가 외전되었을 때 발생하기 쉽다(**그림 17-4**). 그러나 족관절 염좌는 저굴위에서 흔히 발생하며, 본 증례도 저굴위에서 손상되어 있다.

족관절 저굴위에서 내반이 강제되면 거골은 내회전하므로 외측에 존재하는 전거비인대의 긴장이 상승한다. 그 결과, 비골을 내측으로 변위시키는 힘이 작용한다. **전거비인대 손상** 후에도 거골의 내회전이 계속되어 내반이 강제되면 거골의 외측부는 비골을 외측으로 밀어내듯이 작용하여 경비골 사이는 벌어지기 때문에 전경비인대 손상이 발생한다(**그림 17-5**).

3) 물리치료 시 주의할 점

전거비인대는 족관절 배굴 운동에서 이완되므로 손상 후 초기부터 족관절 배굴 가동범위로의 접근이 가능하다. 그러나 전경비인대 손상이 합병되면 배굴에 따라 전경비인대가 신장되어 외과 주위에 통증이 발생한다. 전경비인대 손상을 고려하지 않고 배굴 가동범위 운동을 진행하면 **경비골 사이의 불안정성**이 남게 되고, 이후 거퇴관절의 퇴행성 관절증 등을 유발할 수 있다.

따라서 초진 시 전거비인대뿐만 아니라 전경비인대도 포함한 세심한 압통 소견을 확인하는 것이 중요하다.

✓3 왜 족관절 전면에 통증이 발생하는가?

1) 전거비인대 손상으로 인한 전방 충돌

▸ **전경거인대**
anterior talotibial ligament

전거비인대의 주행은 관상면에서 약 45°, 수평면에서 약 25° 내측으로 경사져 있어 내반 제동에 작용한다. 또한, 시상면에서 약 47° 전방으로 경사져 있기 때문에 거골의 전방 이동도 제동한다. 내측측부인대인 **전경거인대**도 거골의 전방 이동을 제동한다. **전거비인대**와 전경거인대는 기수가 말의 고삐를 제어하듯이 거골의 전방 이동을 제동하고 있다고 할 수 있다.

전거비인대의 기능부전이 있으면 거골은 전경거인대만으로 제동되므로 내회전을 동반한 전방 이동을 하게 된다(그림 17-6).

족관절의 배굴 운동에서 거골은 후방으로 미끄러져 들어간다. 거골이 전내측면으로 이동한 상태에서의 배굴 운동에서는 이 후방으로의 미끄러짐이 제한되어 족관절 배굴 운동이 제한될 수 있다.

또한, 거퇴관절의 전방 부분에 **전경비인대의 원위섬유속**이 존재하는 경우가 있다(그림 17-7).[5] 이러한 증례에서 거골 전내측면으로의 변위가 발생하면 족관절 배굴 운동 시에

해보자!

전방당김검사(anterior drawer test)
하퇴 원위부를 전방에서 단단히 잡고, 다른 손으로 종골을 후방에서 전방으로 당긴다. 이때 순수하게 전방으로 당기는 것이 아니라 약간 족부를 내회전하는 방향으로 조작하면 거골의 전방 이동을 쉽게 확인할 수 있다.

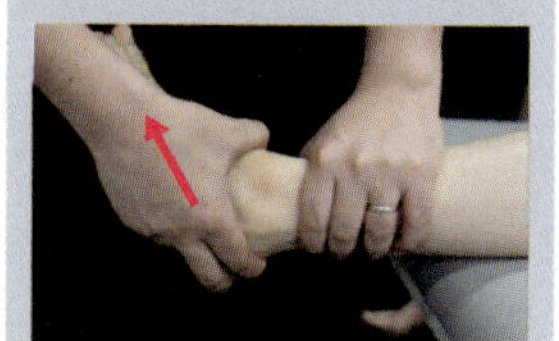

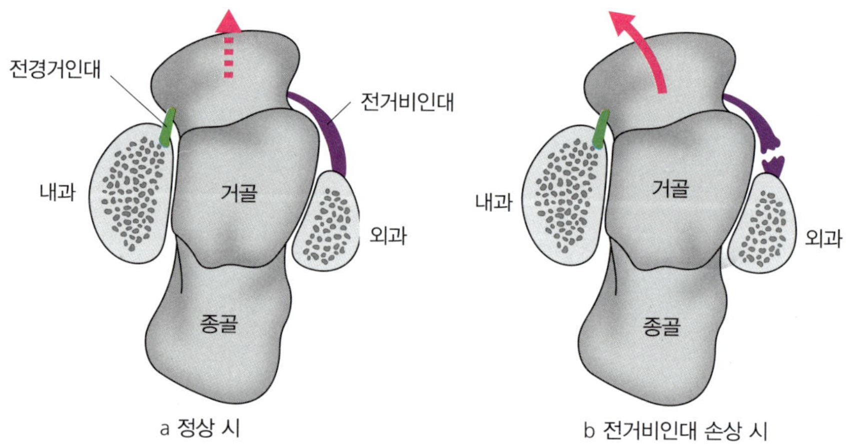

그림 17-6 거골의 전방 이동에 대한 전거비인대와 전경거인대의 작용

a : 전거비인대와 전경거인대는 기수가 말의 고삐를 제어하듯이 거골의 전방 이동을 제동하고 있다.
b : 전거비인대가 손상되면 거골은 내회전을 동반한 전방 이동을 하게 된다.

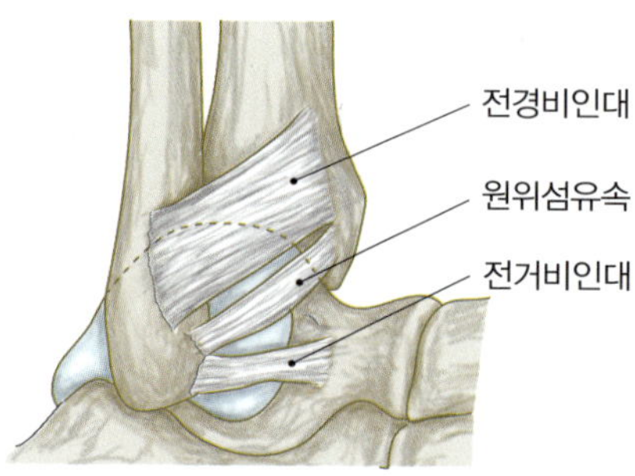

그림 17-7 전경비인대의 원위섬유속

쉽게 원위섬유속의 **끼임(impingement)**이 발생하여 족관절 배굴 운동이 제한된다.

2) 거골하관절 불안정증

반복적인 족관절 염좌의 경우, **거종관절**의 불안정성이 유발된다.

거종관절은 거골 하면의 3개 관절면(전 · 중 · 후관절면)과 이에 대응하는 종골의 3개 관절면(전 · 중 · 후관절면)으로 이루어진 평면관절이다(**그림 17-8**). 이 중 후방의 관절면으로 이루어진 관절을 **거골하관절**이라고 하고, 전 · 중관절면으로 이루어진 관절을 **거종주관절**이라고 한다.

임상적으로는 두 관절을 합쳐서 거골하관절이라고 부르는 경우가 많으며, 이 관절의 불안정증은 **거골하관절 불안정증**이라고 한다.

3) 거종관절에 관련된 인대

종비인대는 거퇴관절뿐만 아니라 거골하관절을 안정화시키는 기능도 가지고 있다. 필자 등의 연구에서는 빈번한 염좌로 인해 수술에 이르게 되고, 수술 중에 종비인대 손상이 확인된 증례에서는 족관절 내반위에서 거종관절 간격이 증가된 것으로 나타났다.[6] 종비인대

▸ **거종관절**
talocalcaneal joint

▸ **거골하관절**
subtalar joint

▸ **거종주관절**
talocalcaneonavicular joint

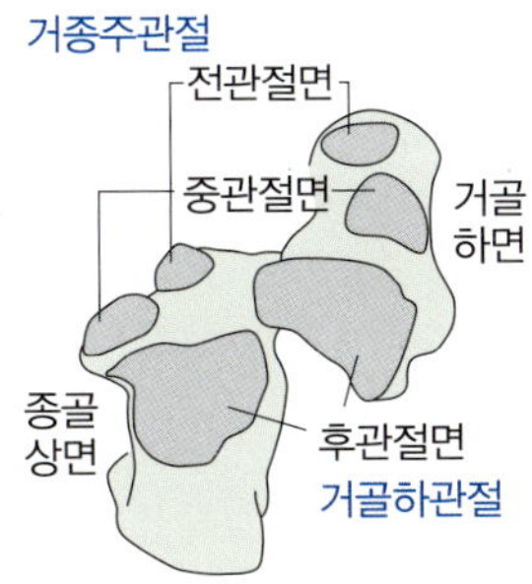

그림 17-8 거종관절

column

거골하관절의 변이

종골의 전 · 중관절면이 유합된 증례는 흔히 존재한다. 이러한 증례에서는 거골의 전 · 중관절면도 분리되어 있지 않다.

침팬지나 고릴라 등은 전·중·후관절면이 유합되어 있으므로, 거골하관절의 관절면은 전·중·후관절면이 유합된 상태에서 먼저 후관절면이 분리되고, 그 후 전·중관절면이 분리된 것으로 생각된다.[8]

전 · 중관절면이 분리된 증례에서는 전 · 중관절면이 깊고, 종골 바닥면이 수평면과 이루는 각도가 크기 때문에 안정성이 높아지고, 가동성이 낮아진다. 이는 전 · 중관절면 사이에 관절낭 주위 인대가 진입하여 거종관절의 운동을 제동하기 때문인 것으로 생각된다.[9]

이와 같이 거종관절의 안정성에는 관절면의 형태가 관여한다.

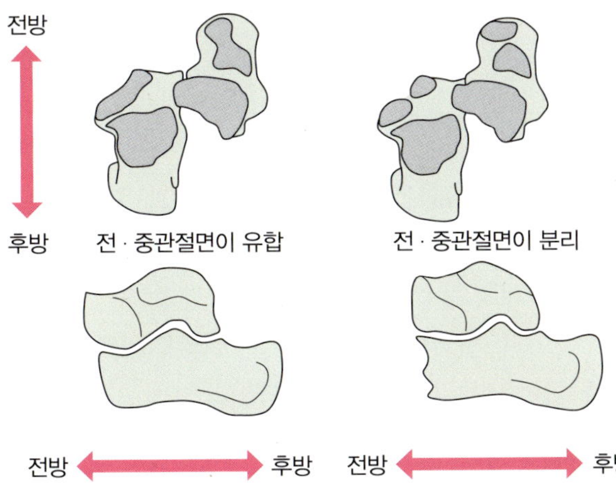

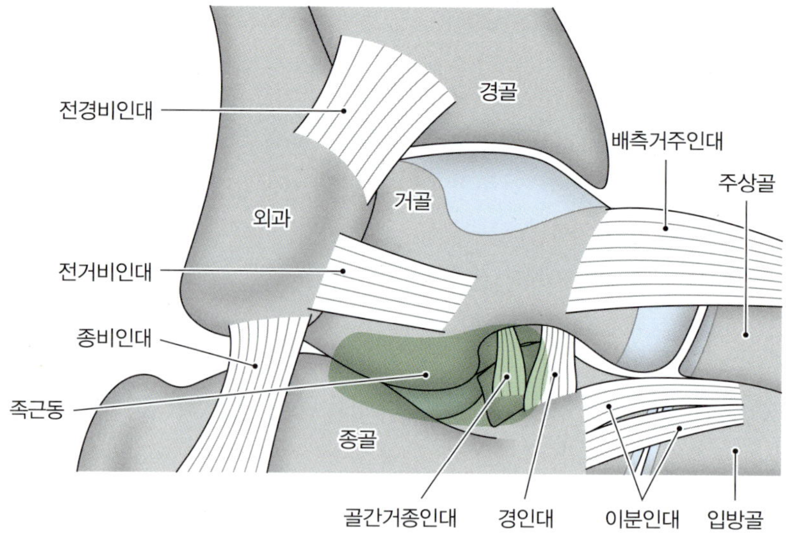

그림 17-9 족근동과 그 주위 구조

는 족관절 배굴위에서 긴장하므로 급성기에 배굴 시 외과 하방의 통증을 호소하는 경우에는 종비인대 손상으로 인한 통증을 고려할 필요가 있다. 그러나 Edama 등[7]에 따르면, 종비인대의 주행에는 개인차가 있고, 비골의 장축에 대해 종비인대가 부착되는 각이 40° 이상인 경우에서는 족관절 저굴에서 긴장하는 반면, 20~30°인 경우는 족관절 배굴에서 긴장한다고 한다. 따라서 이 증상에는 개인차가 존재한다는 점을 감안해 영상평가를 실시하는 등의 세심한 평가가 중요하다.

4) 족근동증후군

거종관절의 안정성을 담당하는 인대에는 외측거종인대와 골간거종인대가 있다.

▸ **외측거종인대**
lateral talocalcaneal ligament

외측거종인대는 거골의 외측돌기 전방에서 후하방을 향하며, 종골의 외측면에서 종비인대의 부착부 부근을 연결하고 있다.

▸ **골간거종인대**
talocalcaneal interrosseus ligament

골간거종인대는 거골구와 종골구 사이의 공간인 족근동 내부에 존재하며(**그림 17-9**), 종골의 전·중관절면과 후관절면의 경계와 거골의 전·중관절면과 후관절면의 경계를 연결한다. 이 인대들은 종비인대와 함께 거골하관절의 내번에서 긴장한다.

▸ **족근동**
tarsal sinus

이러한 인대가 존재하는 거골하관절 전외측의 오목한 곳을 **족근동**이라고 한다. 족근동에는 이들 인대 외에 활막이나 신경종말이 풍부하게 존재하기 때문에 골간거종인대에 과도한 신장 자극이 가해지면 족근동의 활막이나 신경종말을 자극해 족관절 전외측 부위에 통증을 유발할 수 있다. Yamaguchi 등에 의하면 족근동과 족근관은 연결되어 있고, 후거종관절 전방관절낭(관절낭인대 포함), 골간거종인대와 하신근지대, 거종주관절 후방관절낭(경인대 포함)으로 구성(3개의 층)되어 있다고 한다.[10]

▸ **족근동증후군**
tarsal sinus syndrome

거골하관절의 불안정성이나 전거비인대의 거골 부착부 손상으로 인한 족근동 부위에서의 손상 치유 과정에서는 활막의 염증과 섬유화로 인해 가동범위 제한과 통증이 나타난다. 이러한 상태를 **족근동증후군**이라고 하는데, 족근동증후군의 병태에는 명확하지 않은 점도 많아 아직 진단이나 치료는 확립되어 있지 않다. 그러나 해부학적으로 보면, 족근동에는 배측에서 하신근지대, 전방에서 하신근지대에 부착하는 단지신근과 단무지신근의 기시부가 모여 있다. 따라서 단지신근과 단무지신근의 수축을 이용해 족근동에서 활막의 섬유화를 예방하는 운동치료가 효과적이다.

본 증례와 같이 빈번하게 내반 염좌를 반복하는 증례에서는 전거비인대와 함께 종비인대의 내반 제동 기능도 저하되어 있을 수 있다. 이러한 경우, 외측거종인대나 골간거종인대의 기능저하가 발생했을 가능성이 있다.

✓4 불안정성을 보상하는 근육은 무엇인가?

1) 반복되는 족관절 염좌에 대한 대응

전거비인대가 한 번 손상되어 그 기계적 강도를 잃게 되면 손상 전과 같은 기계적 강도를 가질 수 없다. 따라서 전거비인대가 손상되면 내반 불안정성이 잔존해 쉽게 족관절 염좌를 반복하게 된다. 이것이 소위 '염좌가 습관이 된' 상태이다. 이러한 상태로 스포츠 활동을 계속하면 그 불안정감으로 본래 가지고 있는 기량을 충분히 발휘할 수 없게 된다.

운동치료로 전거비인대를 수복하는 것은 곤란하다. 따라서 족관절의 동적 안정성을 강화하는 운동치료가 필요하다. 전거비인대 손상은 족관절의 내반이 강제되어 손상되므로 족관절의 외번(eversion)에 작용하는 **장비골근**의 근력강화가 중요하다(그림 17-10).

▸ **장비골근**
peroneus longus m.

족관절 염좌를 반복하는 증례에서는 **입방골-제5중족골 사이의 불안정성**이 있는 경우도 많다. 이러한 증례에서는 **단비골근**과 **소지외전근**의 근력강화도 필요하다.[11)]

2) 장비골근의 주행과 작용

장비골근은 비골두 및 비골 외측 근위 1/2에서 기시하여 비골을 따라 하퇴 외측면을 하행한다. 근복은 하퇴 근위 2/3의 영역까지 존재하며, 중앙에서 정지건이 시작된다. 정지건은 외과 후방에서 **단비골근**의 표층, **상비골근지대**의 심층을 통과한다. 그 후, 종골의 외측

▸ **상비골근지대**
superior retinaculum of peroneus

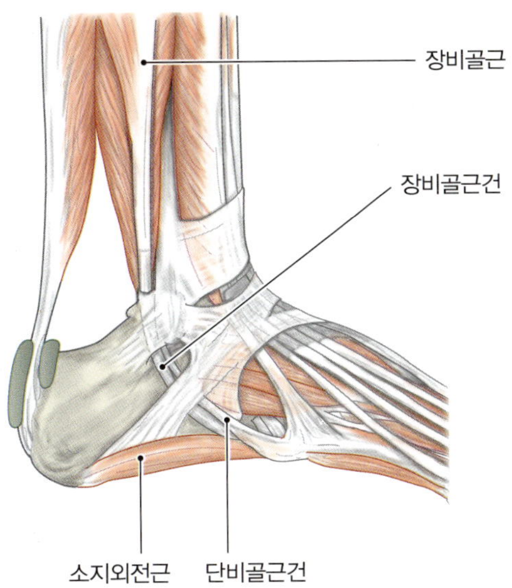

그림 17-10 외측종아치를 유지하는 근육

column

▸ **비골근건 탈구**
dislocation of peroneal tendon

비골근건 탈구

족관절 염좌에 따른 합병증 중 하나로 비골근건 탈구가 있다(그림).

비골근건은 외과의 후방을 통과하여 급격하게 그 각도를 바꾼다. 따라서 외과의 후방 부분은 비골근건의 작용 방향을 변환하는 활차가 된다.

외과의 후방 부분에는 비골근건구라는 구가 존재하며, 건의 표층에는 상비골근지대가 존재하여 비골근건을 안정화시킨다. 이 구가 얕거나 상비골근지대가 취약한 경우, 족관절 염좌 등의 외상으로 인해 비골근이 과도하게 수축하면 비골근건은 안정된 위치에 머물지 못하고 외과의 표층으로 탈구된다.

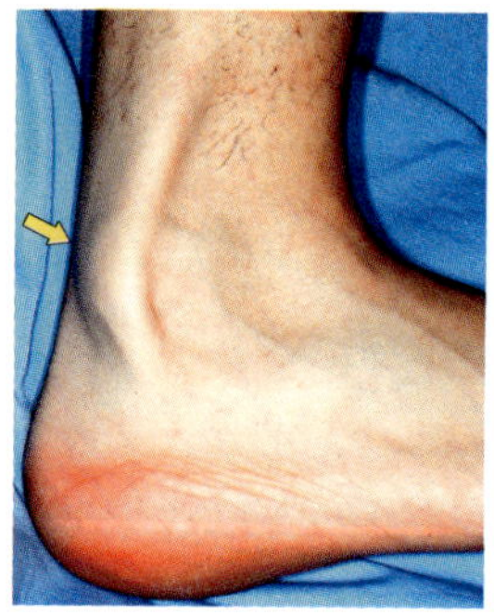

비골근건 탈구

▸ **하비골근지대**
inferior retinaculum of peroneus

▸ **외측종아치**
lateral longitudinal arch

▸ **횡아치**
transverse arch

▸ **내측종아치**
medial longitudinal arch

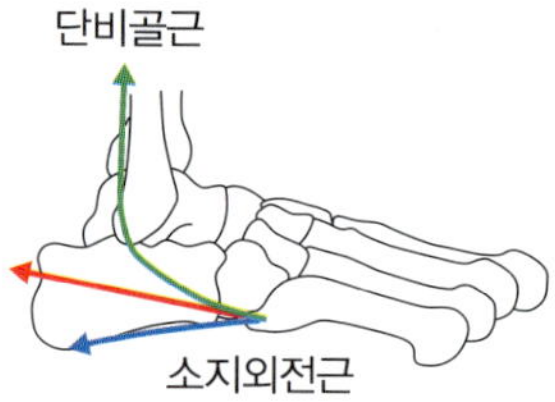

그림 17-11
단비골근과 소지외전근에 의한 외측종아치의 유지기구
제5중족골조면에 대해 단비골근은 회내 작용(→), 소지외전근은 회외 작용(→)을 한다. 따라서 두 근육은 제5중족골을 근위로 당기는 벡터(→)를 가진 것으로 생각된다.

면에서 **하비골근지대**의 심층을 통과해 입방골 외측에서 발바닥면으로 돌아 들어간다. 족저면에서는 전내측으로 비스듬히 주행하여 제1중족골이나 내측설상골 외에 제1배측골간근이나 후경골근건에 정지하는 경우도 있다.[3)]

장비골근은 거퇴관절의 저배굴 운동축의 후방을 통과하는 동시에 거골하관절 운동축의 외측을 통과한다. 따라서 족관절의 저굴과 족부의 외전 · 회내라는 작용을 가진다. 또한, 입방골의 외측에서 발바닥면으로 돌아 들어가기 때문에 **외측종아치**의 유지에 작용하고, 그 후 발바닥면을 비스듬히 주행하므로 **횡아치**의 유지에도 작용한다. 또한, 제1중족골에 정지하는 섬유속은 제1중족골-내측설상골 사이의 안정성을 높이고, **내측종아치**의 유지 작용도 가지고 있다.

장비골근의 기능을 향상시키기 위해서는 단비골근과 소지외전근의 근력강화를 통해 외측종아치의 강성을 높여야 한다.

3) 단비골근의 주행과 작용

단비골근은 비골 원위 2/3의 외측면에서 기시하여 외과 레벨까지 근복으로서 장비골근의 심층을 하행한다. 외과 후방에 도달하면 단비골근건은 장비골근건의 표층에 위치하며, 상 · 하비골근지대의 심층을 통과해 제5중족골조면에 정지한다. 따라서 족관절의 저굴과 족부의 외전에 작용한다. 족부 외측에서 단비골근건의 주행을 고려하면 제5중족골을 근위로 당기는 벡터를 가진 것으로 생각된다(그림 17-11).

또한, Yoshizuka 등은 종비인대가 장 · 단비골근건을 들어 올림으로써 외번 운동의 레버암을 연장시켜 동적 안정성에 기여하고 있을 가능성을 지적하였다.[12] 즉, 종비인대 손상에서는 장·단비골근의 장력이 저하될 가능성도 있다.

▸ **단비골근**
peroneus brevis m.

4) 소지외전근의 주행과 작용

소지외전근은 종골 융기에서 기시하여 발바닥 외연을 주행하며 제5근위지골 바닥에 부착한다. 소지의 굴곡과 외전에 작용하는 것으로 생각되며, 또한 외측종아치의 발바닥면을 통과하므로 외측종아치의 유지에도 작용한다.

▸ **소지외전근**
abductor digiti minimi m.

전거비인대 손상 : 정리

✓1 왜 전거비인대는 손상되기 쉬운가?

외측측부인대는 전거비인대, 종비인대, 후거비인대로 구성된다. 이 중 전거비인대는 외측측부인대 중 해부학적으로 가장 취약한 인대이며, 거퇴관절 저굴위에서의 내반을 제동한다. 거퇴관절은 저굴위에서 측방 안정성이 떨어진다. 따라서 족관절의 외측측부인대 손상은 저굴위에서 손상되는 경우가 많으며, 전거비인대 손상이 압도적으로 많다.

✓2 왜 전경비인대에 압통이 발생하는가?

전경비인대는 족관절의 배굴 운동에서 긴장한다. 그러나 저굴위에서도 내반이 강하게 강제되면 거골이 비골을 외측으로 밀어내도록 작용하여 경비골 사이는 벌어져 전경비인대 손상이 발생한다.

✓3 왜 족관절 전면에 통증이 발생하는가?

거종관절에 존재하는 골간거종인대는 거골구와 종골구 사이의 공간인 족근동 내부에 존재하며, 거골하관절의 내번에서 긴장한다. 족근동에는 활막이나 신경종말이 풍부하게 존재하므로 골간거종인대에 과도한 신장 자극이 가해지면 족근동증후군이 발생할 수 있다.

✓4 불안정성을 보상하는 근육은 무엇인가?

전거비인대 손상은 족관절의 내반이 강제되어 손상되므로 족관절의 외번에 작용하는 장비골근의 근력강화가 중요하다. 또한, 족관절 염좌가 반복되는 증례에서는 입방골-제5중족골 사이의 불안정성이 있는 경우가 많으며, 외측종아치를 지지하는 단비골근과 소지외전근의 근력강화도 중요하다.

참고문헌

1. Van den Bekerom MP, et al : The anatomy in relation to injury of the lateral collateral ligaments of the ankle : A current concepts review. Clin Anat 21 : 619–626, 2008
2. Edama M, et al : Morphological features of the anterior talofibular ligament by the number of fiber bundles. Ann Anat 216 : 69–74, 2018
3. Edama M, et al : The effect of differences in the number of fiber bundles of the anterior tibial ligament on ankle braking function : a simulation study. Surg Radiol Anat 41 : 69–73, 2019
4. Kobayashi T, et al : Morphological characteristics of the lateral ankle ligament complex. Surg Radiol Anat 42 : 1153–1159, 2020

5. 原口直樹：足関節前外側軟部組織インピンジメントと足関節靭帯のバイオメカニクス．関節外科 29(7)：774-777，2010
6. 青柳努，他：踵腓靭帯損傷が距骨下関節開大量に与える影響の検討．日本整形外科超音波学会会誌 32：88-92，2022
7. Edama M, et al：The effects on calcaneofibular ligament function of differences in the angle of the calcaneofibular ligament with respect to the long axis of the fibula：a simulation study. J Foot Ankle Res 10：60, 2017
8. 田中健太郎，ほか：踵骨関節面の形態変異についてⅠ—現代日本人資料を用いた基礎形態学的研 究．Anthropol Sci 112：85-100，2004
9. 田中健太郎，ほか：踵骨関節面の形態変異についてⅡ—日本列島諸集団を対象にした人類学的研 究．Anthropol Sci 112：101-111，2004
10. Yamaguchi R, et al：Anatomy of the Tarsal Canal and Sinus in Relation to the Subtalar Joint Capsule. Foot Ankle Int 39：1360-1369, 2018
11. 工藤慎太郎，ほか：短腓骨筋と小指外転筋の機能に関する肉眼解剖学的検討．第24 回東海北陸理 学療法学術大会発表，2008
12. Yoshizuka H, et al：Calcaneofibular ligament may act as a tensioner of peroneal tendons as revealed by a contactless three-dimensional scan system on cadavers. Sci Rep 12(1)：16650, 2022

18 족저건막염
Plantar fasciitis

증례

45세, 남성. 러닝 애호가. 최근 달리기 중 우측 발뒤꿈치 부위에 통증이 발생하여 정형외과 진료를 받았다. 재활치료를 처방받고 물리치료와 스트레칭을 시행하였으나, 통증이 완화되지 않아 6개월 후 본원에 내원하였다.

X선에 종골극(calcaneal spur)이 존재하며, ✓2 **족저건막의 종골 부착부에 압통**을 보여 ✓1 **족저건막염**으로 진단하고 물리치료를 시작하였다. 초음파상에서는 족저건막 두께가 6mm, 경골신경의 단면적이 $14mm^2$로 나타났으며, static alignment에서는 내측종아치의 저하가 확인되었다. 달리기 동작에서는 종골 회내위로 접지하고, 입각중기에 걸쳐 종골의 회내가 강화되고, 내측종아치는 편평화되었다. 이 때 발뒤꿈치 부위 통증이 재현되었고, ✓3 **내측종아치를 지지하면 통증은 완화**되었다.

이에 족저건막에 대한 체외충격파 치료를 시행하고, ✓4 **경골신경의 스트레칭**(▶ 영상 18)**과 족부 내재근의 근력강화를 실시**한 결과, 통증이 경감되었으며 테이핑을 시행하여 달리기 시 통증은 사라졌다.

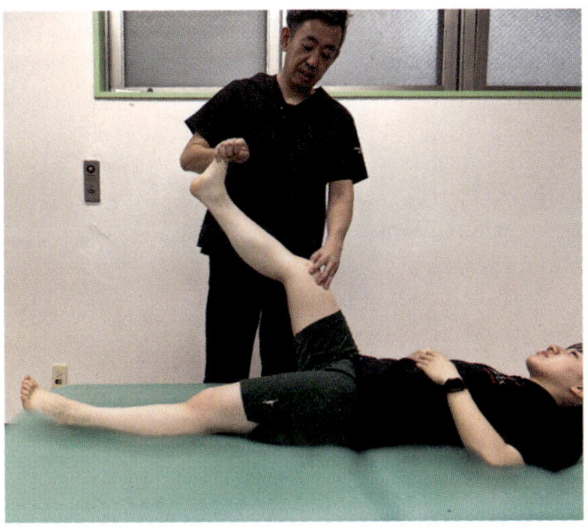

경골신경의 스트레칭

용어해설

체외충격파(집중형) 치료
충격파는 음속 이상으로 전달되는 압력의 파동으로, 초음파처럼 음향 저항치가 다른 조직과의 경계에서 충돌하여 반사된다. 초음파와는 달리 감쇠가 잘 일어나지 않아 보다 심층에 대해 조사가 가능하다. 또한, 열이 잘 발생하지 않기 때문에 출력을 강하게 할 수 있어 제통 효과가 기대된다.

▶ 영상 18

본 증례의 해부학적 접근

✓1 족저건막의 구조와 기능은?
✓2 종골 부착부 통증의 발생기전은?
✓3 왜 내측종아치의 지지로 통증이 완화되었는가?
✓4 족저건막염에 대한 운동치료는?

질환노트

족저건막염
주로 족저건막의 종골 부착부에 변성이 일어나 통증이 발생하는 스포츠 손상. 러닝, 점프 등의 동작이 반복되어 족저근막에 과도한 신장 부하가 가해져 발생한다.

✓1 족저건막의 구조와 기능은?

1) 족부의 아치 구조

▸ **족근골**
tarsal bones

▸ **중족골**
metatarsal bones

▸ **지절골**
phalanges

족부는 7개의 **족근골**과 5개의 **중족골**, 14개의 **지절골**로 이루어져 있다.

직립이족보행을 하는 인간에게 있어서 족부는 유일하게 지면에 닿아 하중을 직접적으로 받는 부위이다. 작은 족부로 하중을 받기 위해 족부에는 3개의 아치 구조가 존재한다(**그림 18-1**).

2) 아치 구조를 유지하는 근육 · 건

아치 구조를 유지하기 위해 족저에는 다수의 근육 · 건이 존재한다(**표 18-1**, **그림 18-2**).

3) 족저근막의 구조

▸ **족저근막**
plantar fascia

발바닥의 이 근육들은 **족저근막**으로 덮여 있다. 족저근막은 천엽과 심엽으로 나뉜다. 천

▸ **내측종아치**
medial longitudinal arch

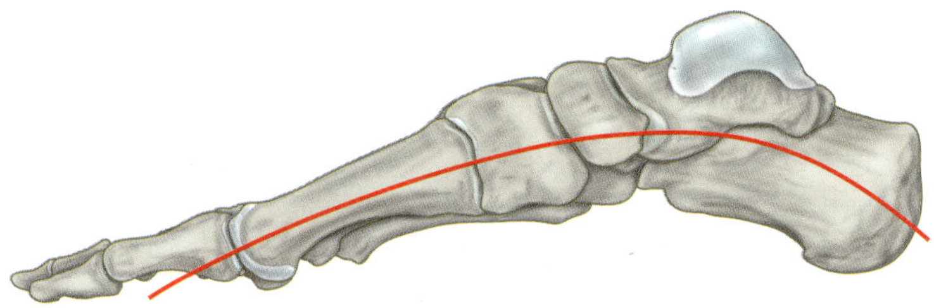

a 내측종아치 : 종골, 거골, 주상골, 내측설상골, 제1중족골로 이루어진다.

▸ **외측종아치**
lateral longitudinal arch

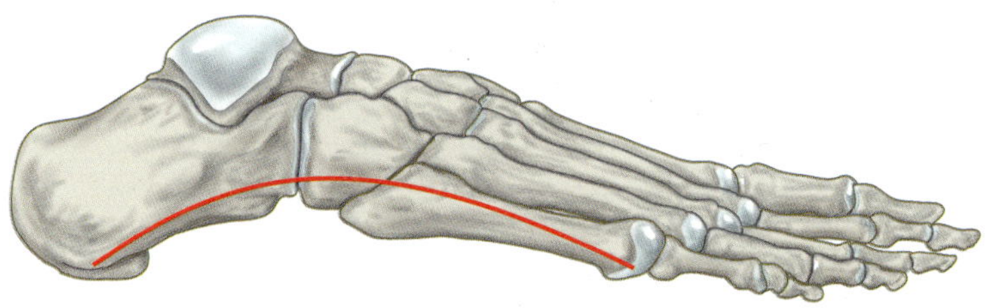

b 외측종아치 : 종골, 입방골, 제5중족골로 이루어진다.

▸ **횡아치**
transverse arch

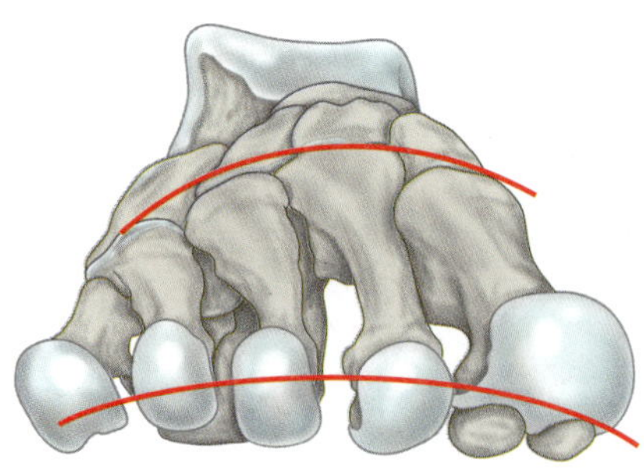

c 횡아치 [족근골 레벨은 내 · 외측 · 중간설상골과 입방골로 이루어진다.
중족골 레벨은 5개의 중족골로 이루어진다.

그림 18-1 족부의 아치 구조

표 18-1 아치 구조를 유지하는 근육

층		근육	작용
심층	a	**배측골간근, 저측골간근**	각 발가락에 작용하여 중족골 레벨의 횡아치를 유지한다.
↓	b	**단무지굴근, 단소지굴근 무지내전근**	무지와 소지에 고유하게 존재한다. 횡아치의 유지 작용도 한다.
	c	**장무지굴근, 장지굴근 충양근, 족저방형근**	하퇴에서 발가락 운동을 담당한다. 내측종아치를 유지한다.
표층	d	**무지외전근, 단지굴근 소지외전근**	내측종아치를 유지한다. 외측종아치를 유지한다.

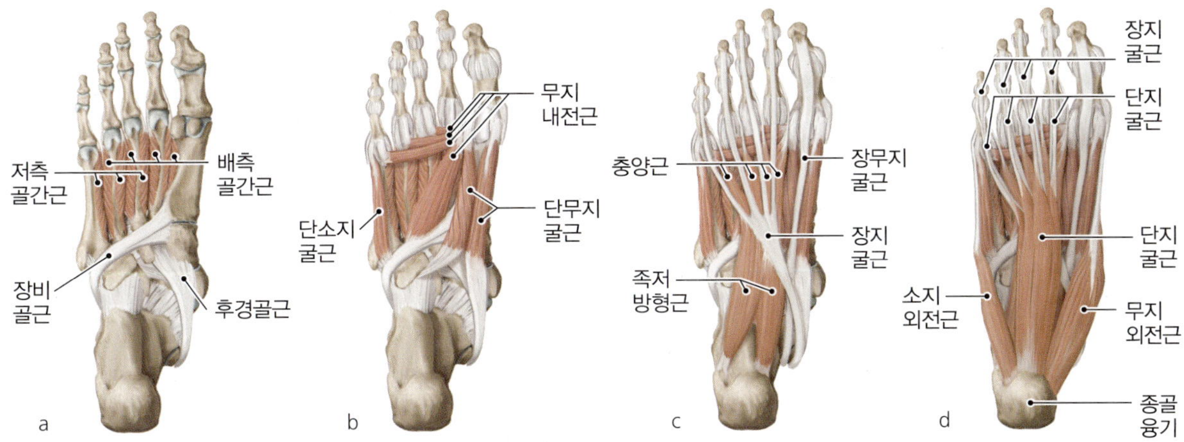

그림 18-2 족부 내재근의 4층 구조

a → d의 순으로 심층에서 표층이 된다.

엽은 발바닥의 전체 표면, 즉 가장 표층의 근육을 덮고 있다. 심엽은 배 · 저측골간근의 발바닥 쪽을 덮고 있다(**그림 18-3**).

일반적으로 족저근막이라고 하면 **족저근막 천엽**을 가리킨다. 족저근막 천엽 중 무지외전근을 덮는 부분과 소지외전근을 덮는 부분은 비교적 얇고, 무지외전근과 단지굴근 사이, 소지외전근과 단지굴근 사이는 각각 **내측근간중격**, **외측근간중격**이 되며, 내측족저동맥 · 정맥 · 신경, 외측족저동맥 · 정맥 · 신경이 주행한다.

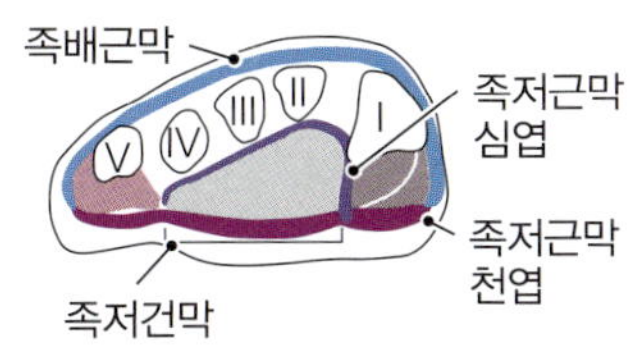

그림 18-3 족저근막

천엽은 발바닥 전체 표면, 심엽은 배 · 저측골간근의 발바닥 쪽을 덮고 있다.

4) 족저건막의 구조와 기능

내 · 외측근간중격 사이에 있는 족저근막은 강한 종주섬유속으로 이루어져 있으며, **족저건막**이라고 한다(**그림 18-4**). 족저건막은 주로 **종골 융기**의 **내측돌기**로부터 제1~5지의 기절골에 부착된다. 종골 부착부에서 약 2mm, 중족골두 부근에서 약 1mm의 두께를 가진다. 폭은 종골 부착부에서 약 1cm 정도이며, 전방으로 갈수록 넓어진다.[1)]

족저건막은 하중부하에 대해 족부 아치를 유지하는 기능을 가지며, 서 있을 때 족부에 가해지는 하중의 1/2은 발뒤꿈치 부분으로 전달되므로 종골 부착부의 족저건막은 전족부보다 두꺼운 구조를 가지고 있는 것으로 생각된다.

넓어진 족저건막은 중족골두 부근에서 5개의 다발로 분리되고, 중족지절관절 레벨에서

▸ **족저건막**
plantar aponeurosis
(=plantar fascia)

▸ **종골 융기**
calcaneal tuberosity

▸ **내측돌기**
medial tuberosity

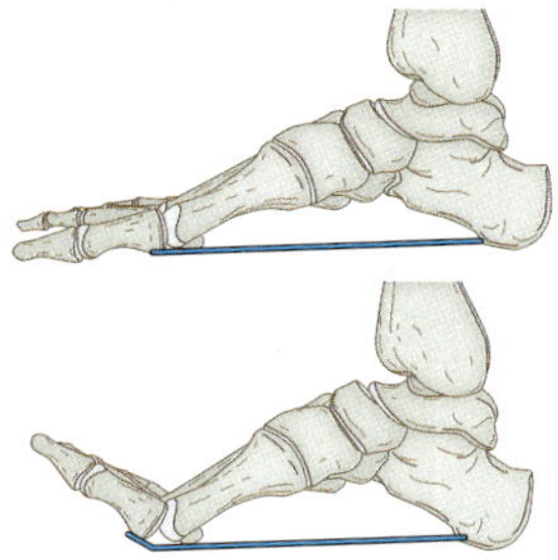

그림 18-5
Truss mechanism(위)과
Windlass mechanism(아래)

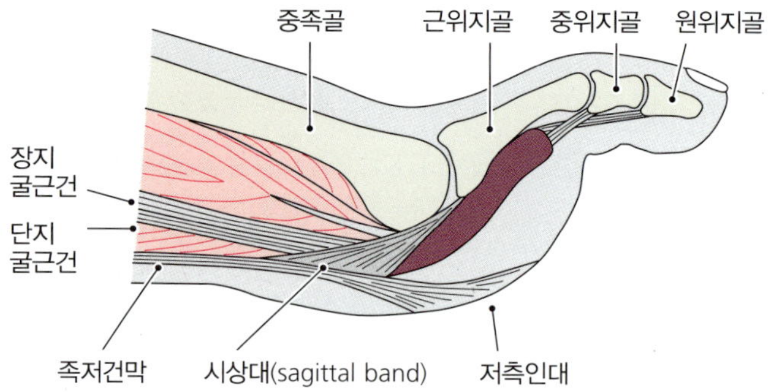

그림 18-4 족저건막의 원위부 구조
족저건막은 중족골두 부근에서 5개의 다발로 분리된다. 중족지절관절 높이에서 지굴근의 건초를 사이에 두고 2개의 다발로 나뉘어 저측인대와 근위지골에 정지한다.

▸ **피부인대**
skin ligaments

2개의 다발로 나뉘어 저측인대와 근위지골에 정지한다(**그림 18-4**). 또한, 저측의 진피와 결합하여 **피부인대**가 되고, 지굴근 건초와 저측지절간인대를 연결하며, 심횡중족인대 · 골간근막과도 결합한다.[2)]

발가락을 신전시키면 족저건막의 전방 부분은 원위 측으로 활주해 족저건막의 긴장이 증가하여 전족부의 강성(rigidity)이 높아진다(**Windlass mechanism**)(**그림 18-5**). 보행의 입각말기에서 전족부의 강성을 높이고, 바닥면을 확실히 차내기 위해서는 족저건막의 긴장이 필수적으로 요구된다.

✓2 종골 부착부 통증의 발생기전은?

발뒤꿈치 부위 통증의 발생기전을 해부학적으로 살펴보면 크게 1) 족저건막 유래, 2) 경골신경 유래, 3) 종골하지방체 유래로 구분할 수 있다.

1) 족저건막 유래

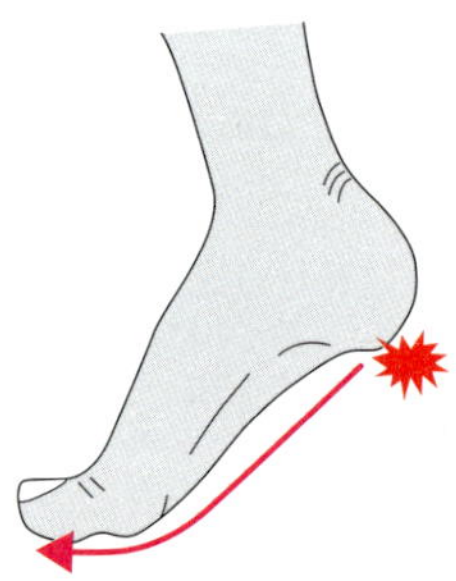

그림 18-6
toe off 시 족저건막의 신장

족저건막은 보행이나 주행에서 반복되는 하중부하에 대하여 족부 아치를 유지하기 위해 긴장한다. 특히 전족부에서 지면을 차고 나갈 때(toe off)에는 Windlass mechanism이 작동하여 족저건막에는 강한 **견인력**이 작용한다(**그림 18-6**).

족저건막의 종골 부착부는 조직학적으로 **섬유연골성 부착부**이다.[3)] 섬유연골성 부착부는 인대 · 건으로부터의 견인력이 강하게 발생하는 부위에 존재하며, 부착부로의 견인력을 완충하는 기능을 가진다.[4)]

보행이나 주행으로 인해 종골 부착부에 반복적으로 강한 견인력이 가해져 섬유연골성 부착부가 손상되어 종골 부착부에 통증이 발생한다고 생각된다.

▸ **좌골신경**
ischial nerve

▸ **심횡근막**
deep transverse fascia

2) 경골신경 유래

경골신경은 **좌골신경**에서 분기하며 가자미근건궁(tendinous arch of soleus m.)의 심층을 통과해 하퇴의 후면을 하행한다. 중앙 부분에서는 **심횡근막**의 심층으로 진입해 내과를

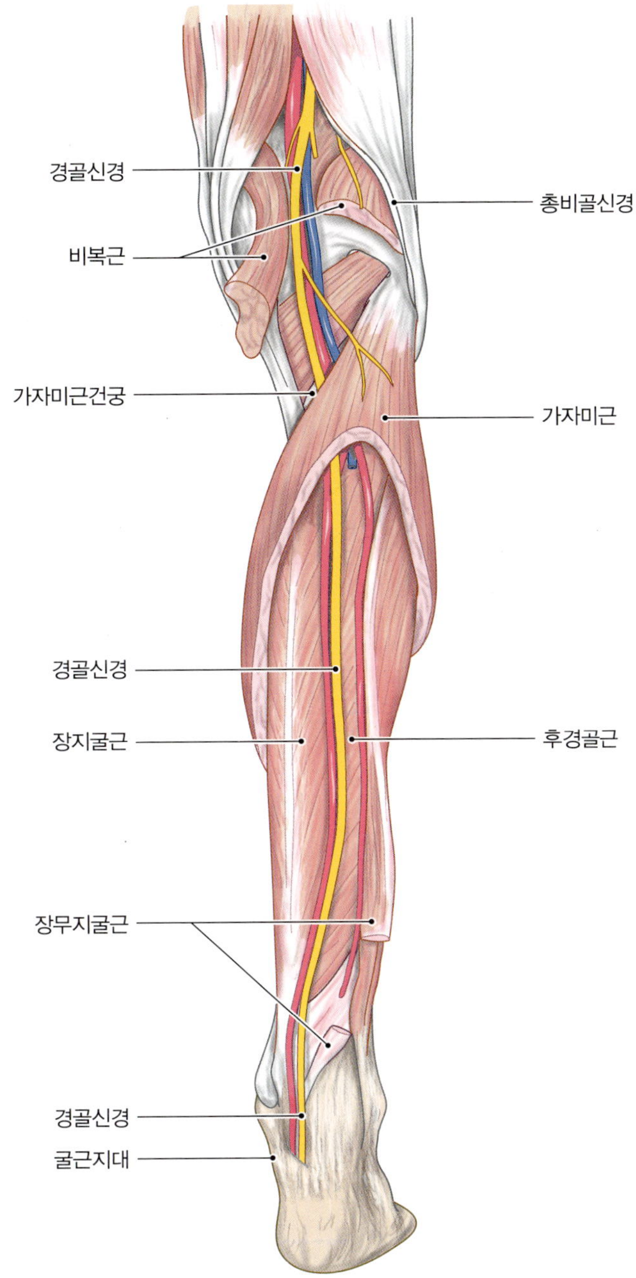

그림 18-7 경골신경의 주행

경골신경은 좌골신경에서 분기하여 가자미근건궁의 심층을 통과하여 하퇴의 후면을 하행한다. 이후 족근관내에서 내측족저신경, 외측족저신경, 내측종골지로 분기한다.

향해 하행한다(**그림 18-7**). 이후 내과 중앙과 발뒤꿈치 부분 선단을 연결하는 축(**과종축**) 부근에서 **내측족저신경**과 **외측족저신경**, **내측종골지**로 분기한다(**그림 18-8**).

즉, 경골신경은 **족근관** 내부에서 발바닥을 지배하는 3개의 신경으로 나뉘게 된다. 발바닥 감각은 이 3개의 신경에 지배되므로 족근관에서 경골신경이 포착되면 발바닥에 통증과 마비감이 나타난다(**그림 18-9**). 이를 **족근관증후군**이라고 한다. 족근관증후군에서는 발뒤꿈치 부위를 포함하지 않는 발바닥 내측에 증상이 나타나는 경우가 가장 많으며, 그 다음으로 발바닥면 전체, 발뒤꿈치 부위를 제외한 발바닥면 발뒤꿈치 부위를 포함한 족부

▸ **내측족저신경**
medial plantar nerve

▸ **외측족저신경**
lateral plantar nerve

▸ **내측종골지**
medial calcaneus branch

▸ **족근관**
tarsal tunnel

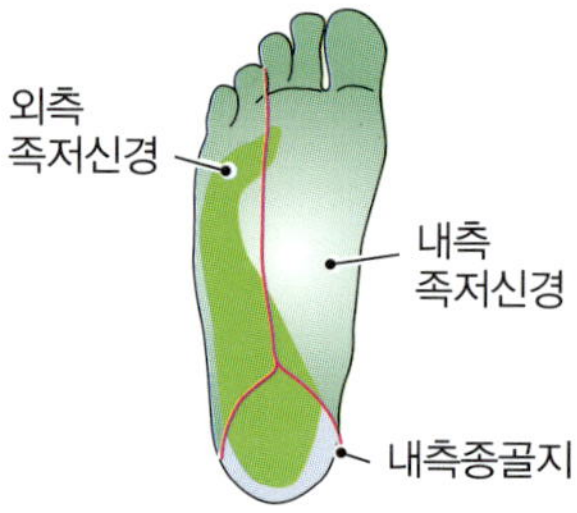

그림 18-9
발바닥의 말초신경 분포
내측족저신경 : 발뒤꿈치 부위를 제외한 발바닥 내측.
내측종골지 : 발뒤꿈치 부위 내측.
외측족저신경 : 발바닥 외측.

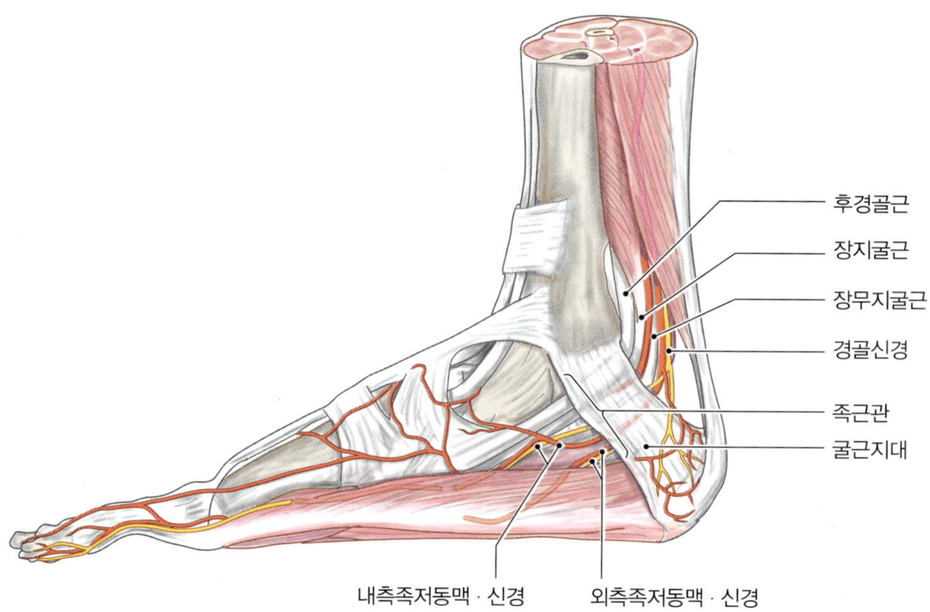

그림 18-8 족근관
족근관은 후경골근, 장지굴근, 장무지굴근의 3개 근육과 경골신경, 후경골동정맥이 통과한다.

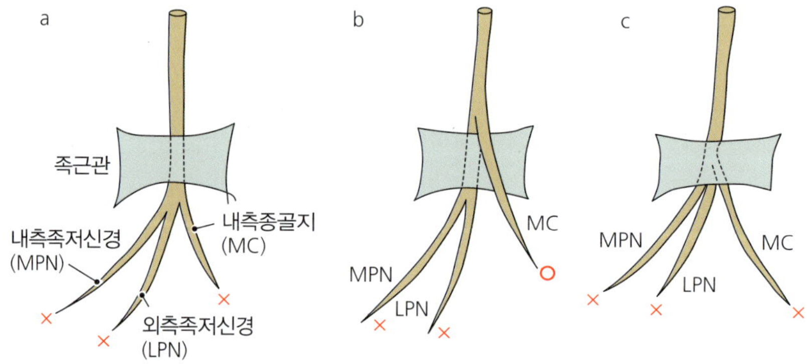

그림 18-10 족근관에서의 경골신경 분지 패턴과 손상되는 신경
a : 족근관을 통과한 후 3개로 분지되는 예 : 내측 · 외측족저신경, 내측종골지 모두 손상된다.
b : 족근관을 통과하기 전에 내측종골지가 분지되는 예 : 내측 · 외측족저신경만 손상된다.
c : 족근관내에서 3개로 분지되는 예 : 내측 · 외측족저신경, 내측종골지 모두 손상된다.

해보자!

Tinel sign
경골신경이 분기하는 내과-종골축(malleolar calcaneal axis) 부근에서 내과 후방을 압박해 보자. 발바닥으로 분산되는 통증이나 마비가 발생하면 Tinel sign 양성이다.

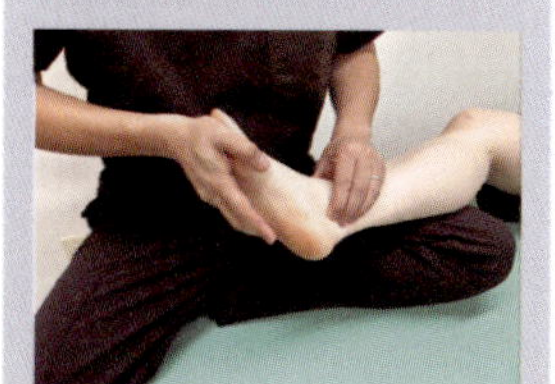

내측 영역으로 알려져 있다.[5] 이렇게 통증 부위가 다른 것은 경골신경으로부터의 분지에 많은 변이가 존재하기 때문이다(**그림 18-10**).[6] 분지 형태가 다르면 족근관 부위에서 압박을 받았을 때 증상이 잘 나타나는 신경과 잘 나타나지 않는 신경이 있다는 것도 이해할 수 있다(**그림 18-10**).

따라서 족근관증후군에서는 발바닥의 어느 영역이 손상되어 있는지(어느 신경이 포착되어 있는지)를 확인하기보다 족근관 부위에서의 **Tinel sign**을 확인하는 것이 중요하다.

3) 종골하지방체 유래

종골하지방체는 교원섬유가 벌집 모양으로 되어 있고, 그 벌집의 작은 방에 지방이 채워져 있다(그림 18-11). 따라서 하중이 가해져도 지방이 하중이 가해지지 않은 부분으로 이동하지 않고 **하중 응력**을 완충할 수 있다.

종골하지방체는 **노화**에 따라 유연성이 저하된다. 또한, 족저건막염뿐만 아니라 발뒤꿈치 부위에 통증을 호소하는 증례에서는 종골하지방체의 유연성이 저하되어 있는 것으로 알려져 있다. 한편, 젊은 층의 만성적인 족저건막염의 증례에서는 종골하지방체의 두께가 얇아져 있다고 한다.

운동치료를 시행할 때에는 종골하지방체의 두께나 유연성도 고려해야 한다.

▸ **종골하지방체**
heel pad

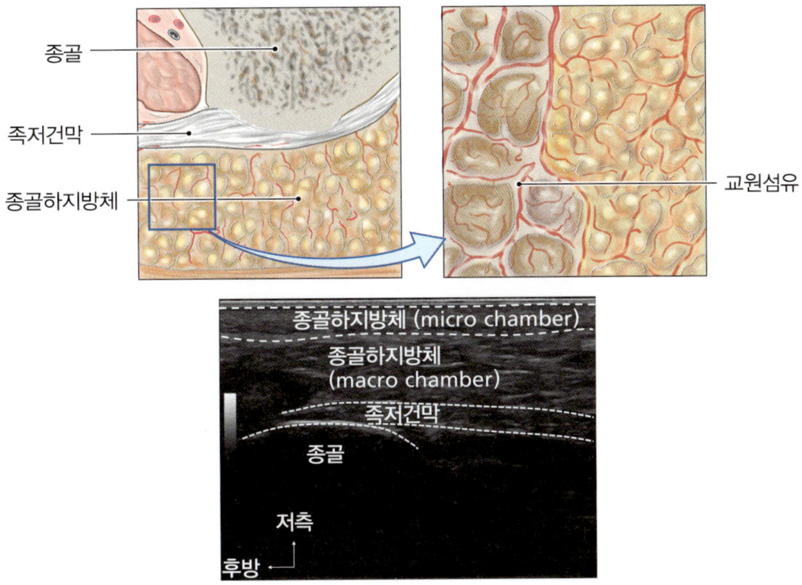

그림 18-11 종골하지방체

위 : 종골하지방체는 다른 피하지방과는 다른 구조를 가지고 있으며, 교원섬유가 벌집 모양으로 되어 있고, 그 벌집의 작은 방에 지방이 채워져 있다.
아래 : 초음파(단축상). 족저건막, 종골과의 위치 관계를 나타낸다.

column

섬유성 부착부와 섬유연골성 부착부

근육 · 건의 뼈에 대한 부착부는 조직학적으로 **섬유성 부착부와 섬유연골성 부착부**로 분류할 수 있다(표).

골단부에 부착된 연부조직은 골간부에 부착된 연부조직에 비해 관절과의 거리가 가까워진다. 따라서 관절운동에 따라 부착부와 관절축과의 위치가 크게 변화하여 장력이 발생하는데, 섬유연골을 통해 이 장력을 완충할 수 있다.

스포츠 활동 등으로 인한 과사용으로 이 장력 완충기능이 파탄되어 비석회화 섬유연골층에 변성이나 균열이 생기면 족저건막염이나 외측상과염과 같은 부착부병증(enthesopathy)이 발생하게 된다.

▸ **섬유성 부착부**
fibrous enthesis

▸ **섬유연골성 부착부**
fibrocartilage enthesis

섬유성 부착부	건섬유를 구성하는 교원섬유가 직접 뼈에 부착한다.	골간부에 부착하는 부위 (상완근 기시부 등)
섬유연골성 부착부	교원섬유와 뼈 사이에 비석회화 섬유연골층, 석회화 섬유연골층이 존재한다.	골단부에 부착하는 부위 (상완근 정지부 등)

✓3 왜 내측종아치의 지지로 통증이 완화되었는가?

1) 하중 시 족부 내측종아치의 움직임

정지 입위에서 중심선은 내과의 전방을 통과한다. 따라서 거골보다 후방에 위치한 거골과 종골에는 저굴 모멘트가 발생하고, 주상골 · 입방골보다 원위의 부위에는 배굴 모멘트가 발생한다. 관상면상에서는 내과보다 내측을 통과하므로 외번 모멘트가 발생한다. 수평면상에서는 중심선이 거골의 전내측면을 통과하여 전족부를 외전시키는 모멘트가 발생한다. 따라서 후족부의 종골과 거골에는 하중에 의해 저굴 · 외번 · 내측 이동이 발생한다. 중족부와 전족부에는 배굴 · 외번 · 외측 이동이 발생한다.

최근 족부내에서의 각 관절의 운동을 평가한 연구에서는 거주관절(talonavicular joint)이나 설주관절(cuneonavicular joint)의 움직임이 중요시된다.[7, 8] 따라서 주상골이나 설상골에 부착하는 **후경골근**이 중요하다. 또한, 거주관절을 제동하는 인대로 **저측종주인대(spring ligament, SL)**와 SL에 연속되는 내측측부인대가 중요시된다.

▸ **후경골근**
tibialis posterior m.

▸ **저측종주인대**
calcaneonavicular plantar ligament

▸ **장지굴근**
flexor hallucis longus m.

Tsutsumi 등[9]은 SL을 구성하는 거주관절부터 거퇴관절의 관절낭과 장지굴근, 후경골근건의 주행과 연속성을 검토하였다. 그 결과, 장지굴근건을 감싸는 건초가 거퇴관절 후내측의 관절낭을 구성하고, 재거돌기(sustentaculum tali)를 내측에서 지지하며, 거주관절 레벨에서는 저측으로 돌아 들어가는 것을 확인했다. 즉, **장지굴근**은 종골의 내측 이동을 제동하면서 거주관절의 배굴도 제동하고 있을 가능성이 있다.

2) 소지구 하중에 대한 대응(전족부의 외번 제한)

하중위에서 배굴 운동을 하면 거골이 과도하게 전내측으로 이동하여 거주관절이 외전위가 되는 증례가 있다. 이러한 증례에 대해 내측종아치를 올리기 위해 거주관절을 내전시키면 **소지구 하중**이 되어 불안정해진다. 이와 같은 경우에는 전족부 · 중족부의 외번 가동성이 저하된 증례도 많다. 소지구 하중에서의 스포츠 동작은 족관절 염좌를 유발할 수 있기 때문에 족부를 외번시켜 무지구 하중을 하는 전략도 있다. 이러한 상태가 지속되면 무지의 저굴 작용이 있는 단무지굴근이나 장무지굴근의 과사용 · 단축이 발생한다. 특히 **장무지굴근**은 건이 되어 거퇴관절의 후내측을 통과하며(**그림 18-12**), 족관절 배굴 시 거골의 후방 활주를 제한한다. 또한, 단무지굴근의 긴장을 증가시켜 아치를 유지하려는 증례도 있다.

즉, 족부 아치의 저하에 대해서는 근력 트레이닝에 그치는 것이 아니라 물리치료 평가 시 각 부위의 가동성을 평가하고, 저하된 부위에 대해 가동성을 향상시키는 치료를 하는 것이 중요하다. 이를 위해서는 족부 내재근과 후경골근의 트레이닝뿐만 아니라 장무지굴근이나 단무지굴근의 신장성을 획득할 필요가 있다.

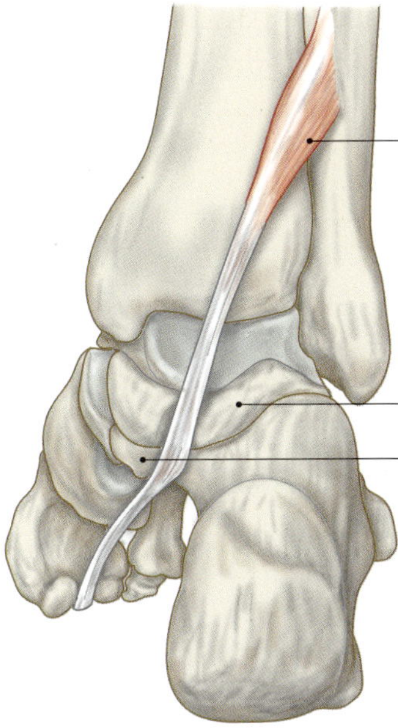

그림 18-12 족관절 후면에서 장무지굴근의 주행
장무지굴근건은 거퇴관절의 후면을 주행하기 때문에 이 근육의 단축으로 인해 거골의 후방 활주는 제한된다.

✓4 족저건막염에 대한 운동치료는?

족저건막염에 대한 물리치료는 통증이 발생하는 조직별로 고려해야 한다.

1) 족저건막

족저건막에 대한 과도한 신장력이 문제가 된다. 따라서 과도한 신장력을 피하기 위해 족저건막의 유연성을 높이는 스트레칭이 효과적이라고 생각된다(그림 18-13). 또한, **아킬레스건**의 장력은 종골을 저굴시키므로 족저건막의 부착부 사이 거리가 신장된다(그림 18-14). 따라서 아킬레스건을 구성하는 하퇴삼두근 및 아킬레스건의 유연성을 얻는 것도 효과적이다. 또한, 족저건막에 부착하는 **단지굴근**의 유연성 개선도 족저건막에 대한 장력을 약화시키는데 효과적이다.

▸ **아킬레스건**
Achilles tendon

▸ **단지굴근**
flexor digitorum brevis m.

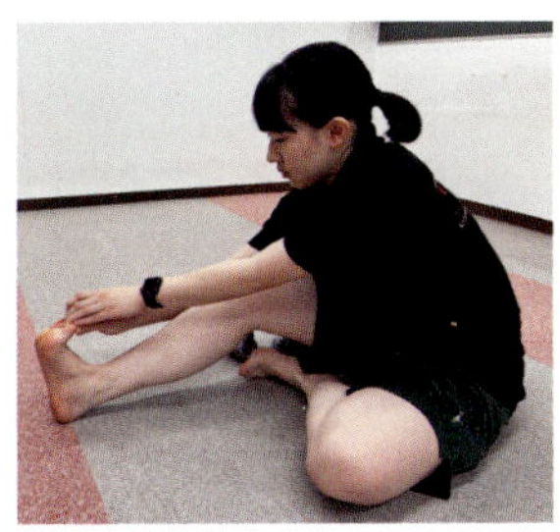

그림 18-13
족저건막의 스트레칭

2) 경골신경

경골신경에 대한 운동치료에서는 포착 부위에서 신경의 가동성을 유지하는 것과 경골신경 전체의 활주성을 높이는 것이 필요하다. 가장 흔한 포착 부위는 **족근관**이며, 장지굴근과 장무지굴근, 후경골동정맥 사이에서 활주 불량이 발생할 수 있다. 또한, **무지외전근의 진입부**에서 내측·외측족저신경이 압박되는 경우도 있다. 이러한 증례에서는 무지외전근의 과긴장이 발생하는 경우도 많아 인솔을 이용해 내측종아치를 지지하면 아치를 지지하는 근육인 무지외전근의 부하가 감소해 근긴장이 저하되므로 압박의 완화로 이어진다. 또한, 포착이 여러 부위에서 발생하는 경우도 흔하므로 이러한 부위와 함께 **가자미근건궁**

부에서의 포착 가능성도 고려한 평가와 운동치료도 중요하다.

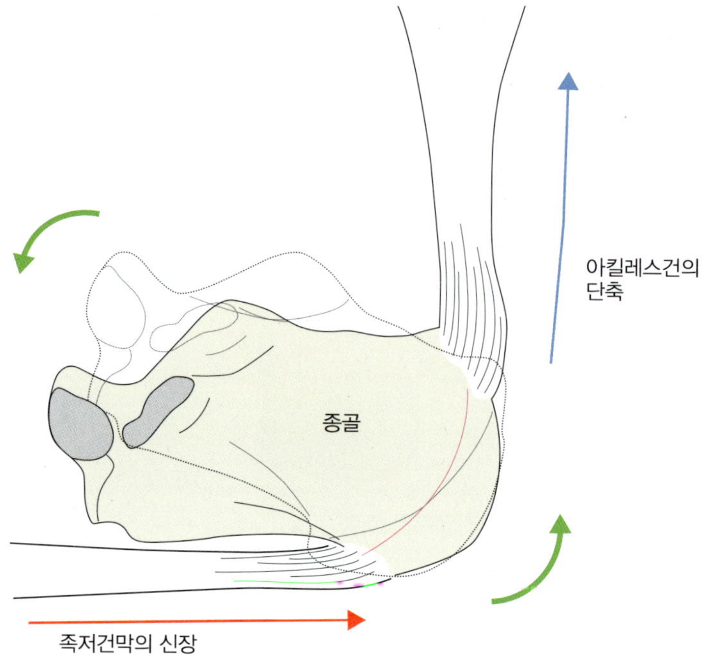

그림 18-14 아킬레스건의 단축에 의한 족저건막의 신장

아킬레스건이 단축되면 종골의 전방 부분이 하강하고, 후방 부분이 상승한다. 따라서 후방 부분에 부착하는 족저건막은 신장된다.

column

족저방형근과 claw toe

▸ **족저방형근**
quadratus plantae m.

족저방형근은 종골 내측면에서 기시하여 장지굴근건에 정지하는 근육으로, 내측두와 외측두로 구성된다. 외측두는 인간 이외의 포유류에도 존재하지만, 내측두는 인간 고유의 근속이다.

장지굴근건은 내과 후방에서 족저로 돌아 들어가 전방을 향해 비스듬히 주행한다. 따라서 장지굴근의 수축만으로는 순수한 발가락 굴곡 운동을 실시할 수 없고, 내측으로 굴곡하는 벡터를 생성하게 된다. 그러나 족저방형근이 장지굴근건에 정지하여 발가락 굴곡에 작용함으로써 장지굴근건에 의한 과도한 내측으로의 벡터를 제어하여 순수한 굴곡 운동을 가능하게 한다.

족저방형근은 발뒤꿈치 부위에서 가장 심층에 위치한 근육이므로 종골 골절 등으로 인해 구축이 일어나기 쉬운 근육이기도 하다. 족저방형근의 구축이 발생하면 장지굴근건을 과도하게 견인하여 발가락이 굴곡돼 **갈퀴발가락**이 된다.

▸ **갈퀴발가락**
claw toe

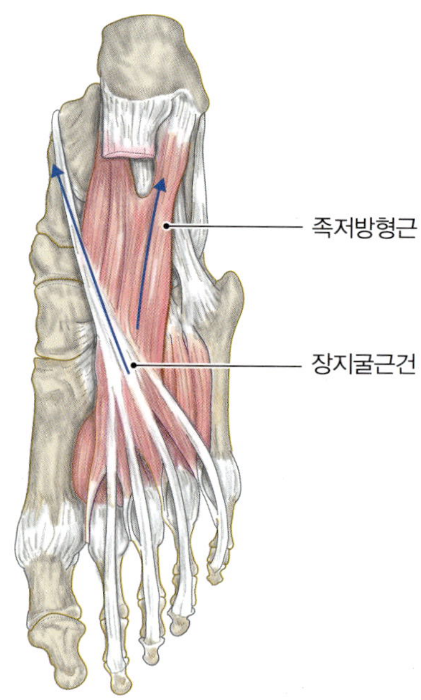

3) 종골하지방체

종골하지방체에 대해서는 지방체의 경도를 낮추기 위한 도수치료나 체외충격파 치료가 효과적이다. 종골하지방체는 하중에 의해 내외측이나 전후로 퍼지며 얇아진다. 따라서 지방체가 과도하게 퍼지지 않도록 테이핑을 이용해 지방체를 모으는 것도 유용하다.

족저건막염 : 정리

✓1 족저건막의 구조와 기능은?

발바닥 근육은 족저근막으로 덮여 있다. 내·외측근간중격 사이의 족저근막은 강한 종주섬유속으로 이루어져 있으며, 족저건막이라고 한다. 족저건막은 발바닥 근육들과 함께 족부 아치를 유지한다. 발가락을 신전하면 족저건막의 긴장이 증가해 전족부의 강성이 높아진다.

✓2 종골 부착부 통증의 발생기전은?

종골 부착부 통증의 발생기전은 크게 ① 족저건막의 긴장이 증가하여 종골 부착부에 강한 견인력이 반복되는 경우, ② 족근관내에서 경골신경이 포착되는 경우, ③ 종골하지방체의 유연성이 저하되어 발뒤꿈치 부위로의 하중 응력이 집중되는 경우로 크게 나눌 수 있다.

✓3 왜 내측종아치의 지지로 통증이 완화되었는가?

족부 아치의 저하에 대해서는 주상골의 높이를 측정하는 것뿐만 아니라 족부내의 움직임을 고려하여 족저건막이나 경골신경에 가해지는 부하를 검증할 필요가 있다. 내측종아치가 유지되면 족저건막의 신장 부하가 저하된다. 따라서 내측종아치의 지지가 족저건막염에 효과적인 경우가 많다.

✓4 족저건막염에 대한 운동치료는?

족저건막염의 통증은 크게 족저건막 유래, 경골신경 유래, 종골하지방체 유래로 나뉜다. 각각에 대한 물리치료를 실시해야 한다.

족저건막과 아킬레스건의 스트레칭은 족저건막의 긴장을 저하시킨다. 또한, 단지굴근은 족저건막에서 기시하므로 단지굴근의 근력강화 트레이닝을 통해 족저건막의 긴장을 증가시켜 종골 부착부에 가해지는 하중 응력을 감소시킬 수 있다. 경골신경의 활주성에 관해서는 경골신경의 가동술을 통해 경골신경의 활주성을 높이고 굴근지대나 무지외전근의 유연성을 향상시키며, 종골의 과도한 외번을 제동할 필요가 있다. 또한, 종골하지방체에 개입하여 하중 응력을 분산시킬 수 있다.

참고문헌

1. 平本嘉助：脛側足底腱膜の形態計量化. 産業医科大学雑誌5：55-60, 1983
2. Gray H, et al：Gray's anatomy. pp652-654, Churchill Livingstone, Edinburgh, 1989
3. Kumai T, et al：Heel spur formation and the subcalcaneal enthesis of the plantar fascia. J Rheumatol 29：1957-1964, 2002
4. Benjamin M, Ralphs JR：Fibrocartilage in tendons and Ligaments：an adaptation to compressive load. J Anat 193：481-491, 1998
5. 長岡正宏：足関節および足指周囲の絞扼性末梢神経障害. Orthop 16：61-65, 2003
6. Davis TJ, Schon LC：Branches of the tibial nerve：anatomic variations. Foot & ankle Int 16：21-29, 1995

7. Kido M : Load response of the medial longitudinal arch in patients with flatfoot deformity : in vivo 3D study. Clin Biomech 28 : 568-573, 2013

8. Yi-Jun Zhang, et al : Correlation between three-dimensional medial longitudinal arch joint complex mobility and medial arch angle in stage II posterior tibial tendon dysfunction. Foot Ankle Surg 25 : 721-726, 2019

9. Tsutsumi M, et al : Significance of the anatomical relationship between the flexor digitorum longus and sustentaculum tali for reconsideration of the talocalcaneonavicular joint stability mechanism. Sci Rep 12 : 15218, 2022

19 무지외반증
Hallux valgus

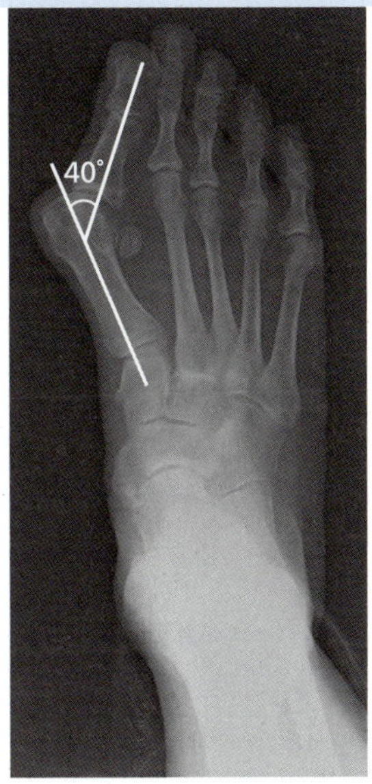

그림 19-1 오른발, X선 영상
무지외반각은 40°

영상 19-1

영상 19-2

증례

30세, 여성. 업무상 하이힐을 신고 이동하는 경우가 많고, 이전부터 하이힐을 신고 장시간 걸으면 우측 무지의 근위부가 아팠다(그림 19-1). 최근 들어 종창 · 통증이 심해지고, 하이힐을 신지 않아도 통증이 발생하여 정형외과를 내원하였다.

✓1 **무지외반증**으로 진단받고, 물리치료를 시작하였다. ✓2 **무지MTP관절 부위에 저명한 통증이 있었고**, 발적 및 종창이 확인되었다. static alignment에서는 전족부의 외전, 회내위, 횡아치 저하를 보였다. 무지외반각은 40°였고, 족부 내재근의 굴곡 근력도 현저하게 저하되어 있었다.

족부 아치를 유지하는 인솔을 제작하고, 통증이 심할 때는 하이힐을 피하도록 지도하였다. 동시에 장지굴근의 수축을 지지하는 테이핑을 하고(▶ 영상 19-1), ✓3 **운동치료로 족지굴곡근과 후경골근의 근력강화 트레이닝을 실시**하였다(▶ 영상 19-2). 그 결과, 1개월 후에는 하이힐을 신고 출근해도 통증을 느끼지 않게 되었다.

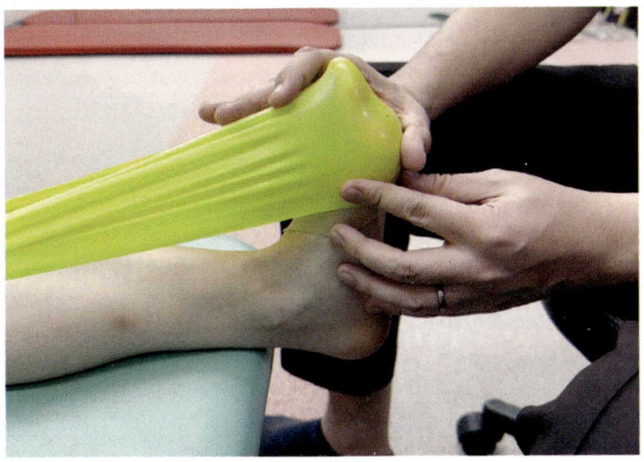

족지굴곡근의 근력강화 트레이닝

질환노트

무지외반증
무지의 외반과 제1중족골의 내반이 동반된 변형이다. 여성에게 흔하며 통증이 없는 경우도 있다. 외적 요인으로 하이힐 등 신발의 영향이 크며, 내적 요인으로는 편평족 등이 있다. 치료는 신발에 대한 지도나 발가락 스트레칭과 같은 보존적 치료를 주로 시행한다.

본 증례의 해부학적 접근

✓1 왜 무지외반증이 생기는가?
✓2 왜 전족부에 통증이 발생하는가?
✓3 무지외반증에 대한 운동치료는?

✓1 왜 무지외반증이 생기는가?

무지외반증은 10:1로 여성에게 많이 발생하는 대표적인 전족부의 변형이다. 변형이 심해지면 통증이 발생하여 치료가 필요한 경우도 많다. 통증의 발생에 족부의 변형이 관여하므로 변형에 대한 치료가 필요하다.

겉보기에는 무지가 소지 측으로 휘어진 것처럼 보이지만, 그렇게 단순한 변형이 아니다. 이 변형을 이해하기 위해서는 전족부의 상세한 해부를 알아야 한다.

1) 2개의 종자골

▸ **중족지절관절(MTP관절)**
metatarsal phalangeal joint

▸ **종자골**
sesamoid bone

▸ **내측종자골**
medial sesamoid bone

▸ **외측종자골**
lateral sesamoid bone

▸ **장무지굴근**
flexor hallucis longus m.

통증이 발생하는 **제1중족지절관절(MTP관절)**은 중족골두와 근위지골로 구성된 과상관절이다. 제1중족골과 무지가 이루는 각(**무지외반각**)은 정상에서는 10~15°이며, 20°이상이 되면 고도의 무지외반증으로 판단할 수 있다(그림 19-2).

제1MTP관절의 특징은 중족골두 바닥면에 존재하는 2개의 **종자골**이다. 다른 MTP관절에도 종자골이 존재할 수 있지만, 항상 존재하는 것은 제1MTP관절뿐이다. 이 두 종자골 중 내측에 존재하는 것을 **내측종자골**, 외측에 존재하는 것을 **외측종자골**이라고 한다. **장무지굴근**의 건은 이 종자골 사이를 주행하여 하중 시 중족골두에 눌리지 않는다(그림 19-3).

내 · 외측종자골은 반구 형태로 배측에 볼록한 관절면을 가지며, 중족골두의 바닥면과 관절을 구성한다(그림 19-3). 무지 근위지골에 부착하는 근육은 종자골을 통해 정지함으로써 중족골두부터의 레버암을 연장시켜 굴곡 근력을 높인다(그림 19-4).

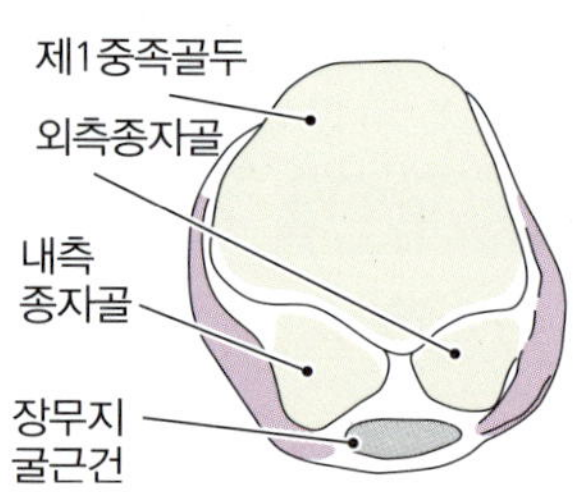

그림 19-3
제1중족골두의 수평단면
제1중족골두 하면에 내측·외측종자골이 존재하며, 두 뼈 사이를 장무지굴근건이 지난다.

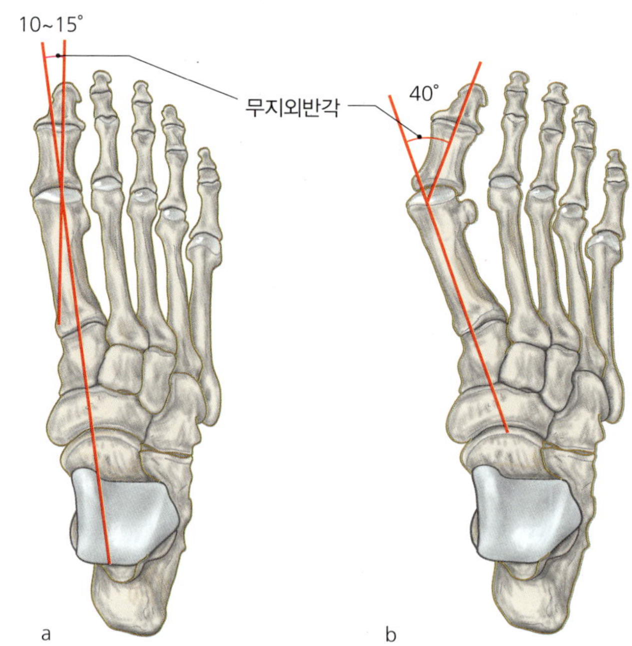

그림 19-2 정상 족부(a)와 무지외반(b)

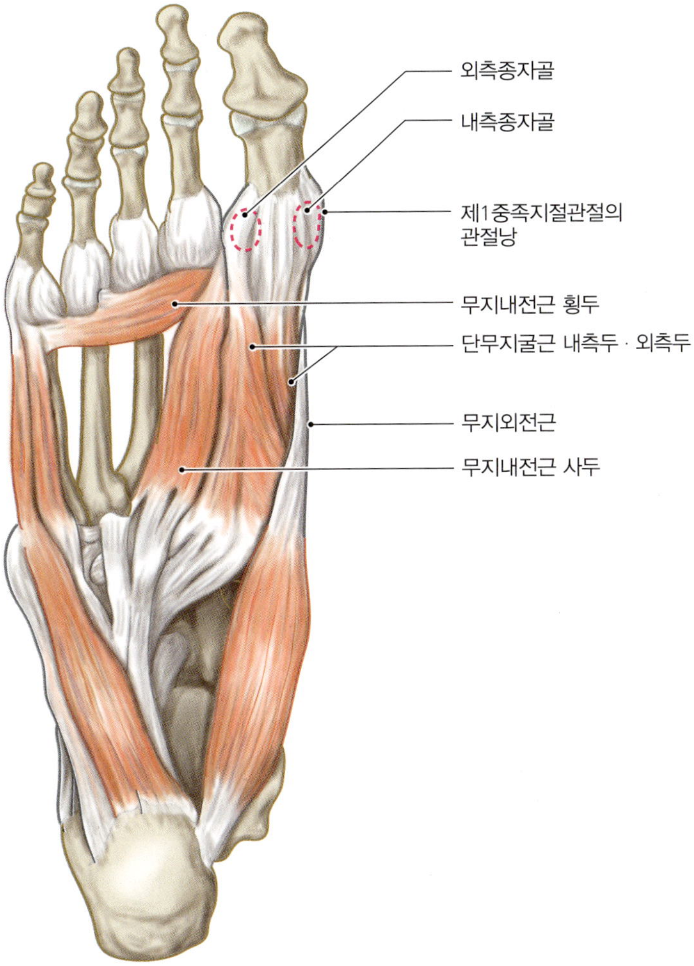

그림 19-4 종자골에 부착하는 근육
내측종자골 : 무지 근위지골에 정지하는 무지외전근과 단무지굴근 내측두가 결합되어 있다.
외측종자골 : 무지 근위지골에 부착하는 무지내전근과 단무지굴근 외측두가 결합되어 있다.

2) 족근중족관절의 안정성

제1중족골은 원위단에서 MTP관절을 구성하고, 근위단에서는 내측설상골과 **족근중족관절**을 구성한다. 이 관절은 배측/저측의 중족골간인대 및 전경골근과 장비골근의 건에 의해 안정성을 얻는다(그림 19-5).

▸ **족근중족관절**
tarsometatarsal joints, Lisfranc joints

여성에게 흔한 관절 이완성 등의 내인성 문제가 있으면 결합조직이 약해져 이 관절의 안정성은 저하된다. 이때 관절면이 외측에서 내측을 향해 경사져 있어 제1중족골은 **내반**되기 쉽다(그림 19-6). X선상에서는 제1중족골과 제2중족골의 각(제1 · 2중족골각 ; M1M2각)이 증가해 10° 이상이 될 수 있다.

무지외반증의 형성 과정은 다음과 같다.

제1중족골이 내반한다.

➡

- 내측종자골에 부착하는 무지외전근은 단축위가 된다.
- 외측종자골에 부착하는 무지내전근은 신전위가 된다.

➡

신장된 무지내전근은 정지 장력이 증가해 외측종자골을 외측으로 당기는 힘이 커진다.

➡

무지가 외반 방향으로 당겨져 변형이 발생한다.

3) 역학적 불균형에 의한 악순환

일단 무지외반증이 생겨 종자골 주위의 역학적 불균형이 발생하면 다음과 같은 악순환이 되어 무지외반증이 진행된다(**그림 19-7**).

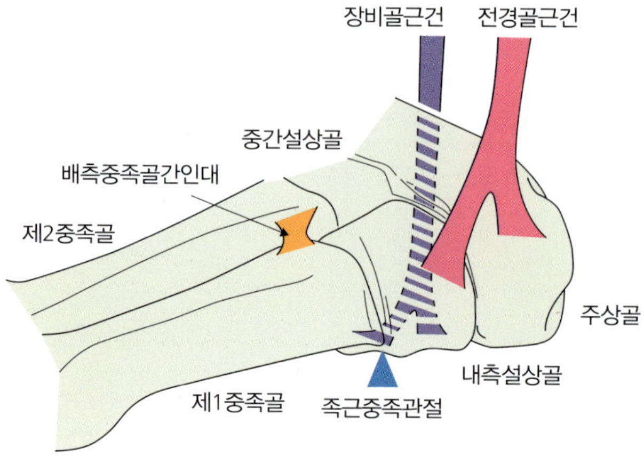

그림 19-5 족근중족관절의 안정화에 관련된 조직
배측/저측의 중족골간인대 및 전경골근건, 장비골근건에 의해 안정성을 얻는다.

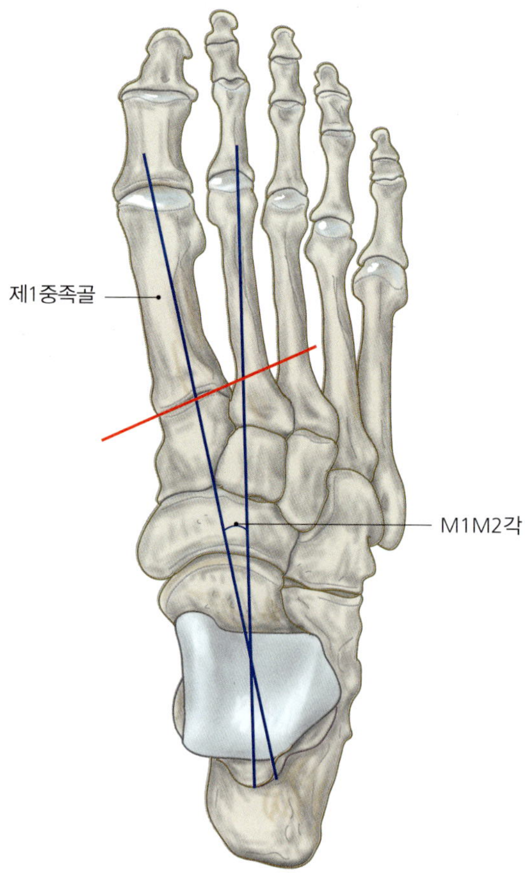

그림 19-6 족근중족관절의 관절면 내측 경사
족근중족관절면이 외측에서 내측을 향해 경사져 있어 제1중족골은 내반되기 쉽다.

종자골 주위의 역학적 불균형이 발생한다.	→	외측종자골을 외측으로 당기는 힘이 강화된다.	→	제1중족골이 회내하고, 내측종자골은 외측으로 변위된다.	→	무지외전근의 정지부가 저측으로 이동하고, 무지를 외전하는 힘을 발휘할 수 없게 된다.

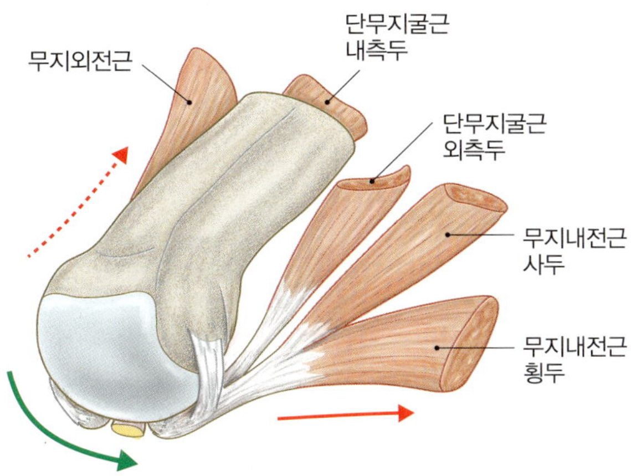

그림 19-7 종자골 주위의 역학적 불균형

제1중족골이 내반되면 내측종자골에 부착하는 무지외전근은 단축위가 되고, 외측종자골에 부착하는 무지내전근은 신장위가 되어 외측종자골을 외측으로 당기는 힘이 커지게 된다. 그 결과, 무지는 외반 방향으로 당겨진다. 이로 인해 무지외반 변형이 발생하게 된다. 또한, 제1중족골이 회내하고, 내측종자골은 외측으로 변위된다.

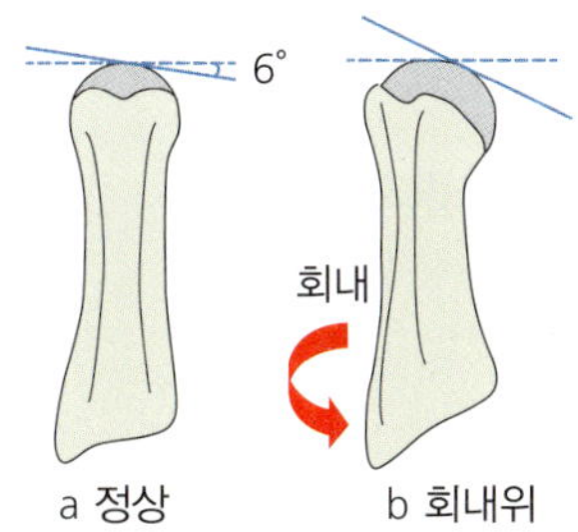

그림 19-8
제1중족골의 회내에 따른 중족지절관절면의 기울기 변화

a : 정상에서는 6° 정도 외측으로 경사져 있다.

b : 중족골이 회내하면 관절면은 상대적으로 커져 무지는 외반위가 되기 쉽다.

4) 제1중족골의 변형

제1중족골두의 관절면은 정상에서는 6° 정도 외측으로 경사져 있으며,[1)] **DMAA**가 커지면 무지는 외반되기 쉽다. 이 각도는 선천적으로 정해져 있어 바뀌지 않는다. 다만, 제1중족골두의 관절면은 저측에 큰 곡률을 가지므로 제1중족골이 회내하면 DMAA는 상대적으로 커져 **무지**는 **외반위**가 되기 쉽다(그림 19-8).

▸ DMAA
distal metatarsal articular angle

즉, 무지외반 변형은 단순히 무지가 외반되어 있을 뿐만 아니라 **제1중족골의 내반과 회내 변형**을 동반하고 있는 것이다.

✓2 왜 전족부에 통증이 발생하는가?

1) 신발의 영향

MTP관절은 하중위에서 발뒤꿈치를 들어 올릴 때 체중을 지지하는 역할을 한다. 그 중에서도 무지의 MTP관절은 다른 네 발가락에 비해 크기 때문에 기여도가 높다. 그러나 체중을 지탱할 만큼 큰 관절이 아니므로 역학적 부하가 강하면 변형이 발생하기 쉽다. 특히 하이힐은 발뒤꿈치 부분이 작아 MTP관절에서 체중을 지지하는 역할이 커진다.

또한, 일반적으로 하이힐은 발끝이 좁은 형태이기 때문에 무지는 외반이 강제된다. 무지가 외반이 강제되면 MTP관절 내측의 관절낭은 신장 자극에 노출된다. 더불어 딱딱한 신발의 압박 자극에도 노출되어 MTP관절 내측에 **건막류**가 생길 수 있다. 따라서 하이힐과 같이 발끝이 좁은 신발을 신으면 통증이 발생하기 쉽다.

▸ **건막류**
bunion

2) 고유저측지신경의 압박

▸ **고유저측지신경**
proper plantar digital nerves

▸ **내측족저신경**
medial plantar nerve

변형이 심해지면 신발을 신지 않은 상태에서도 무지에 통증이 발생하게 된다. 변형이 진행되면 제1중족골은 회내하고, 내측종자골이 외측으로 변위된다.

내측족저신경은 경골신경에서 분지된 후 무지외전근과 족저건막 사이를 통과해 고유저측지신경이 되어 내측종자골의 내측, 외측종자골의 외측을 통과한다. 종자골이 외측으로 변위되면 내측종자골의 바로 아래에 내측의 **고유저측지신경**이 위치하게 되고, 무지에 하중을 가하면 고유저측지신경을 압박하여 통증이 발생하기도 한다(**그림 19-9**).[2)]

3) 벌어진 발과 굳은살 형성

▸ **벌어진 발(개장족)**
splay foot

▸ **장붓구멍**
mortise

무지외반증에서는 제1중족골과 내측설상골 사이가 불안정해져 하중에 의해 제1중족골이 배굴하고, 상대적으로 제2 · 3중족골은 저굴위가 된다.

인접한 중족골끼리는 심횡중족인대로 연결되어 있으며, 다음과 같은 기전으로 **벌어진 발(개장족)**이 된다.

제1중족골의 내반 · 회내 변위로 인해 심횡중족인대가 긴장한다. ➡ 제2중족골에도 내반 · 회내 방향으로의 힘이 가해진다. ➡ 제2중족골은 3개의 설상골로 구성된 '장붓구멍'으로 들어가기 위해 저굴한다. ➡ 횡아치가 낮아져 벌어진 발이 된다. ➡ 제2 · 3중족골두에 하중이 집중된다.

횡아치는 내 · 외측의 종아치와 함께 하중을 분산시키는 역할을 한다. 정상적으로는 25° 정도인 **제1 · 5중족골각(M1M5각)**이 30° 이상이 된 벌어진 발에서는 전족부로의 하중을 분산시킬 수 없게 되어 제2 · 3중족골두에 과도한 압력의 집적이 일어난다. 이로 인해 제2 · 3중족골두 부위에 **굳은살**이 형성되어 **중족골통**이 발생하게 된다.

▸ **굳은살**
callosity

▸ **중족골통**
metatarsalgia

4) 망치 발가락과 굳은살 형성

무지의 외반이 현저해지면 무지가 제2 · 3족지 저측으로 돌아 들어갈 수 있다. 제2 · 3족지의 MTP관절은 배굴위가 되고, 지굴근건이 신장되므로 지절관절은 굴곡하고, **망치 발가락** 변형이 발생할 수 있다.

▸ **망치 발가락과**
hammer toe

망치 발가락으로 인해 제2 · 3족지의 지절관절 배측이 신발과 접촉하기 쉬워져 굳은살이 형성된다. 따라서 제2 · 3족지의 지절관절 배측에 통증이 발생하기도 한다.

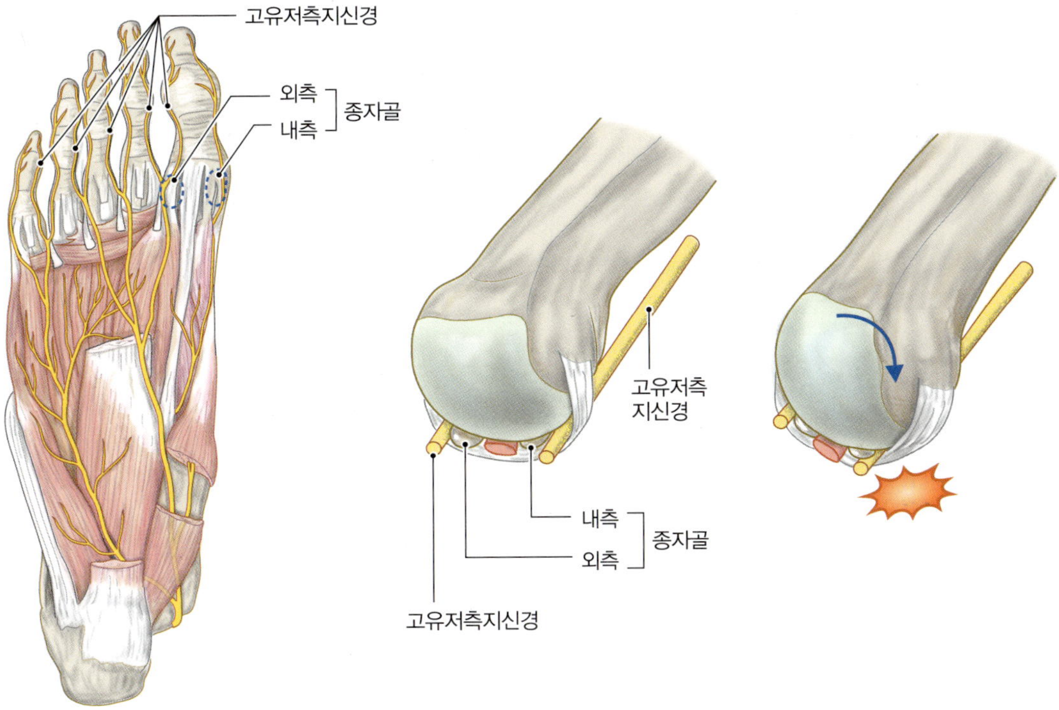

그림 19-9 고유저측지신경의 압박
고유저측지신경은 내측종자골의 내측, 외측종자골의 외측을 통과한다. 내측종자골이 외측으로 변위되면 내측종자골의 바로 아래에 내측의 고유저측지신경이 위치하게 되어 신경을 압박한다.

✓3 무지외반증에 대한 운동치료는?

무지외반증 자체는 무증상인 경우도 있으므로 그 변형을 교정하는 것이 치료의 목적은 아니다. 단지 무지외반증으로 인해 발생하는 통증에 대한 운동치료를 고려해야 한다. 적절한 신발의 선택이나 인솔, 테이핑도 효과적이지만, 여기서는 근육에 대한 접근법에 대해 설명한다.

무지외반의 통증은 특히 제1중족골의 내반·회내와 함께 심해진다.

제1중족골은 **두부**, **체부**, **저부**로 분류되며, 각각에 부착되는 근육에 의해 장력이 가해진다(그림 19-10). 아래에 각 근육과 무지외반증 병태와의 관계를 설명한다. 장비골근에 관해서는 '17장 전거비인대 손상(➡ p206)'에서, 후경골근에 관해서는 '18장 족저건막염(➡ p216)'을 참조한다.

1) 무지내전근

무지내전근은 **사두**와 **횡두**, 2개의 근두를 가지며, 내측족저신경으로부터 지배를 받는 발바닥의 심층에 존재한다(그림 19-4).

외측종자골에 부착된 두 근두는 제1근위지골 바닥에 정지한다. 사두와 횡두의 정지는 제1근위지골 바닥으로 일정하지만, 기시에는 변이가 많이 관찰된다. 사두는 제5중족골저나 주상골에서 기시하는 증례가 있고, 횡두는 제5중족골부터 기시하는 증례가 다수 보고되었다.[3)]

▸ **무지내전근**
adductor hallucis m.
▸ **사두**
oblique head
▸ **횡두**
transverse head

column

Morton병

내측족저신경은 내측족저근간중격을 통과하고 고유저측지신경이 되어 무지에서 제3족지까지의 피부를 지배한다.

고유저측지신경은 심횡중족인대의 심층을 통과하여 각 발가락에 분포한다. 심횡중족인대를 통과하는 부위에서는 신경의 활주성이 떨어진다. 그러나 그 원위부는 발가락의 저배굴 운동에 의해 크게 움직이기 때문에 활주성이 낮은 부위에서 포착이 발생하는데, 이를 Morton병이라고 한다.

특히 제3족지와 제4족지가 맞닿는 면에 통증이나 저림이 발생하는 경우가 많다. 이는 제3족지와 제4족지로 분기하는 고유저측지신경에는 내측족저신경과 외측족저신경이 모두 합류하므로 신경이 굵다는 해부학적 요인이 있다.

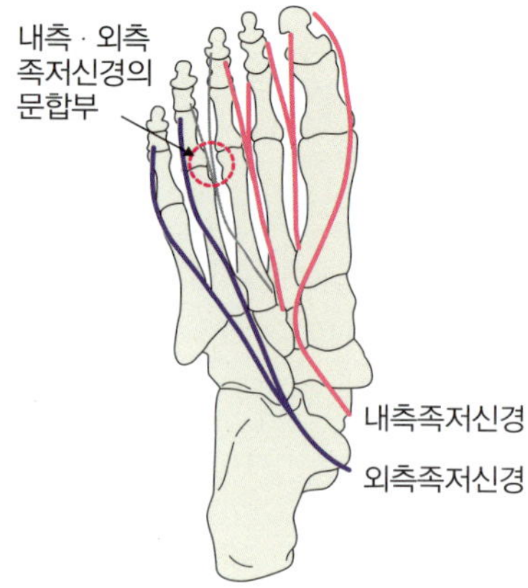

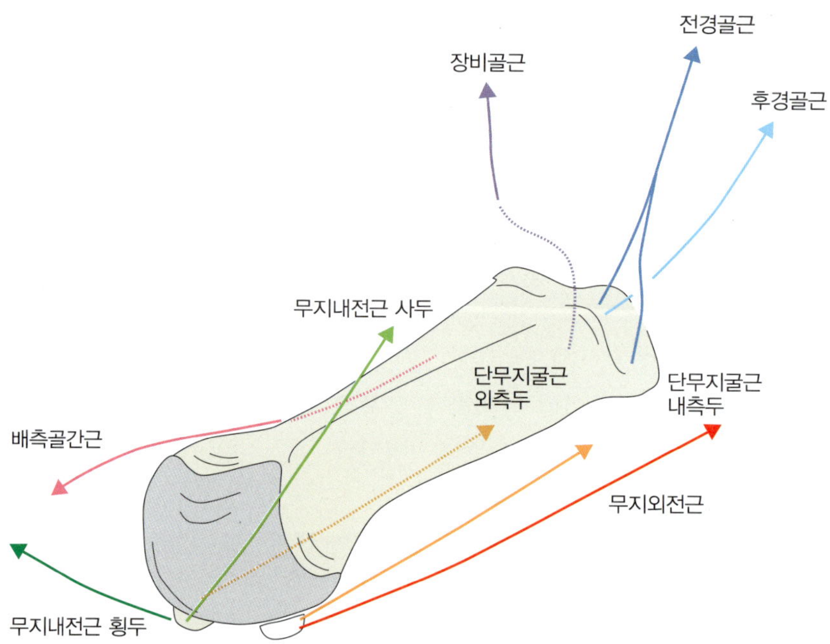

그림 19-10 제1중족골에 부착하는 근육

두부 : 내측 · 외측종자골을 통해 무지외전근, 무지내전근, 단무지굴근의 장력이 가해진다.
체부 : 배측골간근이 기시하므로 배측골간근의 장력이 가해진다.
저부 : 전경골근, 후경골근, 장비골근이 정지하므로 이 근육들의 장력이 가해진다.

사두 : 제2~4중족골저와 제2~4족지 사이에 존재하는 저측중족골간인대, 장족저인대, 입방골, 비골근 건초에서 기시하여 외측종자골로 향하며, 발달이 좋다.
횡두 : 제3-4중족골두 내측면과 중족지절관절의 관절낭, 심횡중족인대에서 기시하여 외측종자골로 향하며, 발달이 좋지 않다.

즉, 무지내전근은 외측종자골을 정점으로 하여 부채꼴로 퍼지며, 외측종자골을 내측으로 당기는 벡터를 갖는다(**그림 19-7**, ➡ p225). 따라서 제1중족골의 내반을 제한하고, 횡아치를 형성하는데 매우 중요한 근육이 된다. 또한, 발가락의 굴곡 근력에는 무지내전근 사두의 단면적과 부피가 가장 큰 영향을 미친다.[4)]

표 19-1 배측골간근의 부착부

근육	기시	정지
제1배측골간근	제1중족골 체부와 제2중족골 체부의 마주보는 면	제2근위지골 바닥 내측. 지배건막과 중족지절 관절의 관절낭에 정지하는 경우도 많다.
제2배측골간근	제2중족골 체부와 제3중족골 체부의 마주보는 면	제2근위지골 외측
제3배측골간근	제3중족골 체부와 제4중족골 체부의 마주보는 면	제3근위지골 바닥 외측
제4배측골간근	제4중족골 체부와 제5중족골 체부의 마주보는 면	제4근위지골 바닥 외측

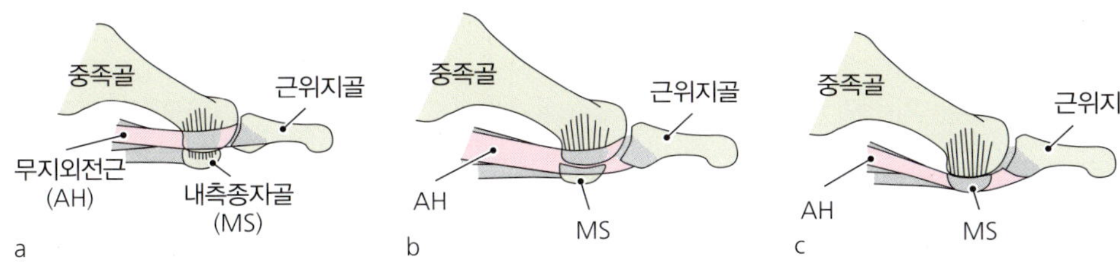

그림 19-11 무지외전근의 주행

a : 내측종자골에 부착하지 않고 근위지골에 부착하는 예.
b : 내측종자골에 부분적으로 부착하고 근위지골에 부착하는 예.
c : 모두 내측종자골에 부착한 후 근위지골에 부착하는 예.
〔Brenner E : Insertion of the abductor hallucis muscle in feet with and without hallux valgus. Anat Rec 254(3) : 429–434, 1999에서 인용〕

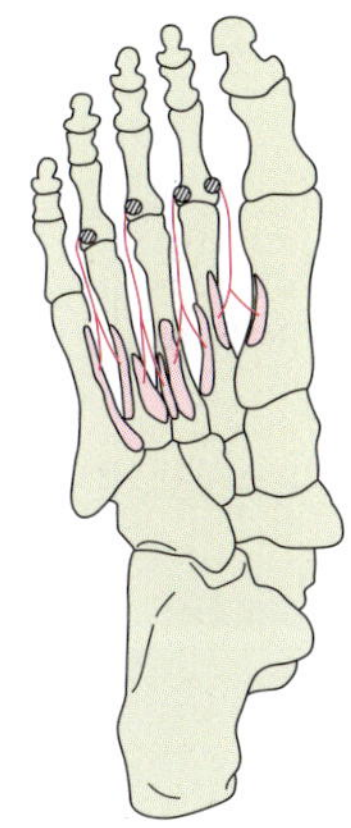

그림 19-12
배측골간근의 주행

2) 무지외전근

▸ **무지외전근**
abductor hallucis m.

무지외전근은 종골 융기, 주상골조면, 내측족저근간중격에서 기시한다.

이 근육의 정지건은 제1중족골 1~2횡지 근위부에서 기시해 1횡지 정도 원위에서 단지굴근 내측두의 건과 유합한다. 이 부위에서 정지건의 심층에 활액낭이 존재하는 경우도 있다.

정지건 중 심층의 섬유속은 내측종자골에 부착한다. 표층의 섬유속은 근위지골로 향하여 내측종자골과 내측종자골인대(내측종자골부터 중족골두를 연결)에 부착해 근위지골 바닥에 정지하는 것으로 알려져 있다. 그러나 내측종자골을 거치지 않고, 근위지골 바닥에 정지하는 예도 흔하다. 내측종자골에 정지하는 예도 드물게 존재하며, 이 정지건은 무지의 중족지절관절 굴신축의 하방을 통과하므로(**그림 19-11**)[5)] 무지의 외전과 굴곡에 작용한다. 또한, 내측종자골을 거치는 예에서는 중족골의 외전에도 작용하며, 이 근육의 신장성이 저하되면 제1중족골은 회내 · 외반위가 된다.

따라서 무지외반증의 운동치료에서는 무지외전근의 신장성을 획득할 필요가 있다.

3) 배측골간근

▸ **배측골간근**
dorsal interossei m.

체부에 부착하는 배측골간근은 4개가 존재한다(표 19-1, 그림 19-12).

제2족지에는 근위지골의 내측 · 외측에 배측골간근이 정지하므로 배측골간근이 수축하면 제2족지의 내전 · 외전 운동이 상쇄되어 제3 · 4족지가 외전한다. 즉, 제1배측골간근은 무지의 운동에는 관여하지 않는다.

그러나 배측골간근은 중족골 체부뿐만 아니라 중족골간인대에서도 기시하므로 이 근육의 수축은 걷기나 달리기 등에서 족근중족관절의 안정성을 향상시키는 기능을 하는 것으로 생각된다.

> 용어해설
> **Towel gathering**
> 발가락의 굴곡신전 운동으로 바닥에 펼쳐진 수건을 잡고, 당겨서 정리한다.

족근중족관절의 안정성을 향상시키기 위해서는 배측골간근의 근력강화가 중요하다. Towel gathering(수건 끌어당기기) 등 족지굴곡근의 근력강화 운동을 실시할 때는 단순히 발가락을 굴곡 · 신전하는 것뿐 아니라 신전과 함께 **발가락의 외전**을 의식하게 하는 것이 중요하다.

▸ **전경골근**
tibialis anterior m.

▸ **상신근지대**
superior extensor retinaculum

▸ **하신근지대**
inferior extensor retinaculum

▸ **후경골근**
tibialis posterior m.

▸ **장비골근**
peroneus longus m.

4) 전경골근

전경골근은 경골 외측면과 하퇴 골간막에서 기시하여 경골 전연의 외측을 하행한다. 하퇴 중앙부에서 표면을 편평한 정지건이 하행하고, 하퇴 원위부에서 **상신근지대**의 심층을 통과해 발등에 이른다. 이후 **하신근지대**의 심층을 통과해 내측설상골의 내측, 제1중족골저에 정지한다(그림 19-13).

전경골근의 근력강화는 내측설상골, **제1중족골**의 **회내**를 제한하는 데 중요하다. 제1중족골저에 정지하는 근육은 전경골근, **후경골근**, **장비골근**이다(표 19-2).

5) 단무지굴근

▸ **단무지굴근**
flexor hallucis brevis m.

단무지굴근은 내측두와 외측두로 나뉜다. 기시는 입방골과 설상골, 후경골근건이며, 내측두는 무지외전근건과 유합해 내측종자골, 외측두는 외측종자골을 거쳐 근위지골 바닥에 정지한다. Okamura 등[6]은 회내족에서 무지외전근과 단무지굴근의 두께가 보행 중 주

표 19-2 제1중족골저에 정지하는 근육의 주행과 기능

근육	주행	작용
전경골근	발등 외측에서 발바닥 내측으로 돌아 들어간다.	내측설상골과 제1중족골의 회외 작용을 한다.
후경골근	내측 후방에서 외측 전방으로 주행한다.	제1중족골의 회외 작용을 하지만, 저굴 작용이 더 강하다.
장비골근	발바닥에서 내측설상골, 제1중족골저로 돌아 들어간다.	제1중족골의 저굴과 회내 작용을 한다.

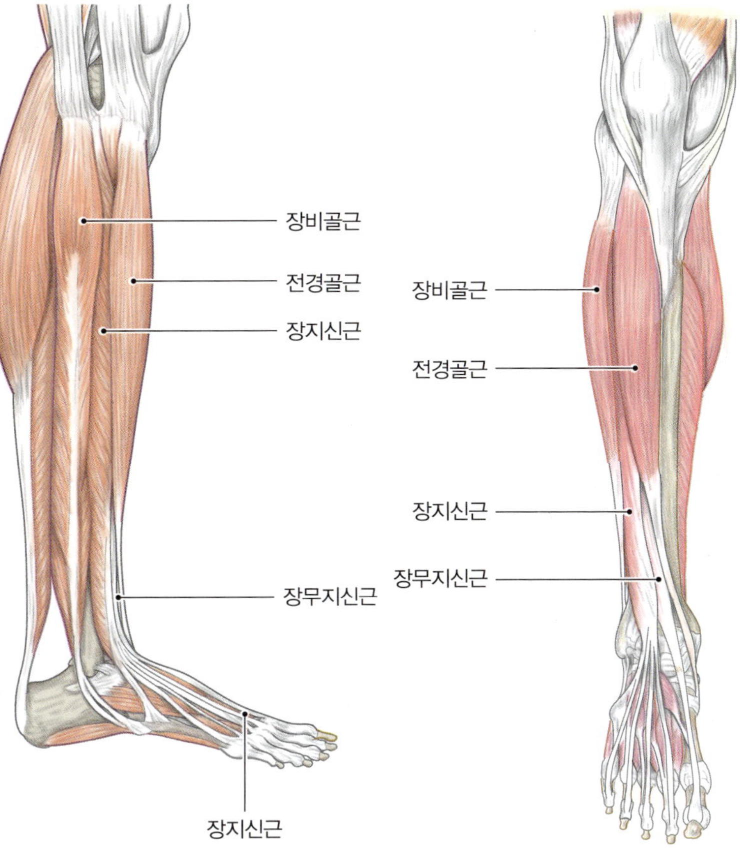

그림 19-13 전경골근의 주행

전경골근은 경골 외측면과 하퇴 골간막에서 기시하여 발등을 지나 내측설상골의 내측과 제1중족골저에 정지한다.

column

종자골 장애(sesamoid disorders)

종자골의 골절이나 피로 골절 등을 통칭하여 **종자골 장애**라고 한다.

종자골에는 무지의 운동에 관여하는 족부 내재근의 건과 인대가 부착된다. 무지외전근이 발달하였으므로 외측종자골에 비해 내측종자골에 더 큰 스트레스가 가해진다. 내측종자골에는 하중에 의한 부하도 가해지기 쉬워 종자골 장애는 내측종자골에 흔하다.

종자골 장애에 대한 운동치료에서는 종자골에 부착하는 근육의 유연성과 근력을 강화하는 트레이닝과 하중을 분산시키기 위한 횡아치의 형성이 중요하다.

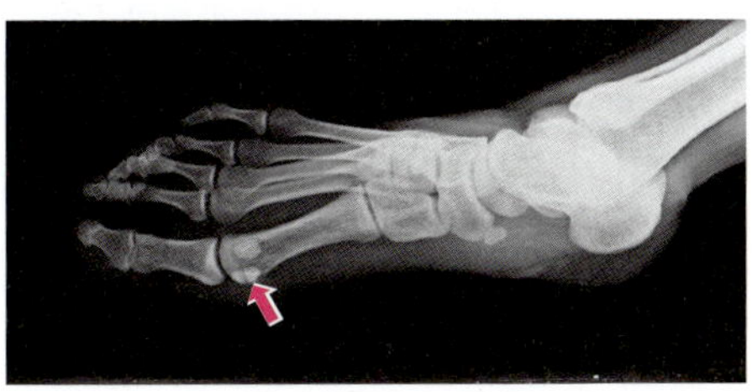

내측종자골의 골절

상골의 저하량(dynamic navicular drop)과 관련되며, Fukumoto 등[7)]은 지역거주 고령자에서 주상골 높이와 단무지굴근에 두께가 연관된다고 하였다. 이러한 연구들은 단무지굴근에 족부 내측종아치의 과도한 저하를 억제하는 기능이 있음을 보여준다.

무지외반증 : 정리

Q1 왜 무지외반증이 생기는가?

여성에게 많은 관절 이완성 등의 내인성 문제가 있으면 족근중족관절의 안정성은 저하된다. 족근중족관절의 관절면은 외측에서 내측을 향해 경사져 있어 제1중족골은 내반되기 쉽다. 제1중족골이 내반되면 내측종자골에 부착된 무지외전근은 단축위가 되고, 외측종자골에 부착된 무지내전근은 신장위가 된다. 이러한 종자골 주위의 역학적 불균형으로 인해 제1중족골이 회내하고, DMAA가 상대적으로 커져 무지는 외반위가 되기 쉬워진다.

Q2 왜 전족부에 통증이 발생하는가?

하이힐 등의 발끝이 좁은 신발을 신으면 MTP관절 내측의 bunion(건막류)이 과도한 역학적 자극에 노출되어 염증이 생기고, 통증이 발생할 수 있다. 변형이 심해지면 내측종자골의 바로 아래에 위치한 고유저측지신경을 압박해 통증이 발생한다. 또한, 벌어진 발(splay foot)이 동반되면 제2 · 제3중족골두부에 굳은살이 형성되어 중족골통이 발생한다. 그리고, 망치 발가락를 동반하면 제2 · 3족지의 지절관절 배측부에 굳은살이 형성되기도 한다.

Q3 무지외반증에 대한 운동치료는?

무지내전근은 외측종자골을 내측으로 당기는 벡터를 가지므로 제1중족골의 내반을 제동하기 위해 근력강화를 시행한다. 무지외전근의 신장성 저하는 제1중족골을 회내 · 외반위가 되게 한다. 따라서 무지외전근의 신장성 획득도 중요하다. 배측골간근과 전경골근은 족근중족관절의 안정성에 기여하므로 근력강화 트레이닝이 중요하다.

참고문헌

1. 奥田龍三：外反母趾の病態と治療．整形・災害外科53：1417-1425，2010
2. 加藤正：LS Practice シリーズⅡ　外反母趾．改訂第3 版，pp21-55，ライフ・サイエンス，1999
3. 荒川高光，ほか：ヒト足底の深層筋における起始の変異を力学的・機能的に再考する．理学療法 23(2)：424-427，2006
4. Kusagawa Y, et al : Associations between the size of individual plantar intrinsic and extrinsic foot muscles and toe flexor strength. J Foot Ankle Res 15(1) : 22, 2022
5. Brenner E : Insertion of the abductor hallucis muscle in feet with and without hallux valgus. Anat Rec 254(3) : 429-434, 1999
6. Okamura K : Relationship between foot muscle morphology and severity of pronated foot deformity and foot kinematics during gait : A preliminary study. Gait Posture 86 : 273-277, 2021
7. Fukumoto Y, et al : Navicular drop is negatively associated with flexor hallucis brevis thickness in community-dwelling older adults. Gait Posture 78 : 30-34, 2020

찾아보기

한글

ㄱ

ㄴ

ㄷ

ㅁ·ㅂ·ㅅ

ㅇ

ㅈ

ㅊ

영문

A

B · C

D · E · F

G · H · I

J · L · M

N · O · P

Q · R · S

T

U · V · W

기타